MANUEL

DE

NEUROLOGIE ══════

══════ OCULAIRE

PAR

F. de LAPERSONNE   A. CANTONNET

MASSON ET CIE, ÉDITEURS

LIBRAIRES DE L'ACADEMIE DE MÉDECINE

120, BOULEVARD SAINT-GERMAIN, PARIS

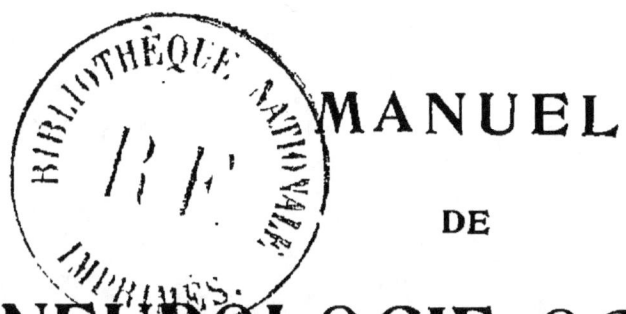

MANUEL

DE

NEUROLOGIE OCULAIRE

PRÉFACE

Le domaine toujours plus vaste de l'Ophtalmologie justifie
bien sa division en trois branches : optique, chirurgicale et
médicale. Aussi importantes les unes que les autres en pratique, il est certain que l'ophtalmologie médicale a fait les
progrès les plus considérables dans ces dernières années : par
elle se sont affirmés davantage les liens qui unissent l'Ophtalmologie avec la Pathologie générale et les services réciproques qu'elles doivent se rendre.

Malheureusement, dans notre éducation médicale actuelle,
une tendance trop grande à la spécialisation fait que l'étudiant
ou le jeune médecin ignore totalement, ou s'empresse d'oublier, tout ce qui pourrait l'intéresser et l'aider dans les
sciences médicales voisines de celle qu'il étudie. Il faut reconnaître, d'ailleurs, qu'il est trop souvent obligé de fouiller de
nombreux ouvrages, avant de connaître la question qui l'occupe, ce qui est loin de l'encourager. C'est afin d'aider l'étudiant et le médecin dans une tâche souvent ingrate, que nous
avons écrit ce MANUEL DE NEUROLOGIE OCULAIRE, d'après l'enseignement de la Clinique ophtalmologique de l'Hôtel-Dieu.

Malgré notre désir de faire court, nous avons été obligés
d'entrer souvent dans des détails techniques assez complets. En
effet, ce livre ne s'adresse pas seulement aux ophtalmologistes
et aux neurologistes; nous souhaitons qu'il permette aux mé-

decins non spécialistes de reconnaître les manifestations oculaires nerveuses de telle ou telle affection générale, que par
elles ils arrivent à un diagnostic précoce et puissent établir
une thérapeutique rationnelle. Aussi, après avoir étudié les
différents appareils nerveux de l'œil, les symptômes de leurs
lésions et la séméiologie de ces symptômes, nous avons, dans
une rapide synthèse, passé en revue les troubles oculaires dans
les différentes maladies.

Pour faciliter les recherches, nous avons fait suivre ce
Manuel d'un Index, dans lequel le lecteur trouvera rapidement
toutes les indications nécessaires à l'étude d'une question de
neuropathologie oculaire. L'attribution de noms d'auteurs à un
grand nombre de maladies, de syndromes ou de signes, nécessite de plus en plus un véritable effort de mémoire, aussi nous
a-t-il paru utile de rappeler les principaux à la fin de cet
ouvrage.

F. DE LAPERSONNE.   A. CANTONNET.

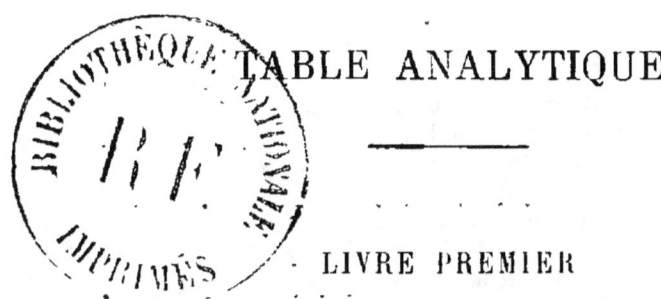

TABLE ANALYTIQUE

LIVRE PREMIER

LES DIFFÉRENTS APPAREILS NERVEUX DE L'ŒIL SYMPTOMES DE LEURS LÉSIONS SÉMÉIOLOGIE DE CES SYMPTOMES

PREMIÈRE PARTIE

APPAREIL OCULAIRE MOTEUR

DEUXIÈME PARTIE

APPAREIL OCULAIRE SENSORIEL (APPAREIL DE LA VISION)

LIVRE II

TROUBLES OCULAIRES NERVEUX
DANS LES DIVERSES AFFECTIONS

MANUEL

DE

NEUROLOGIE OCULAIRE

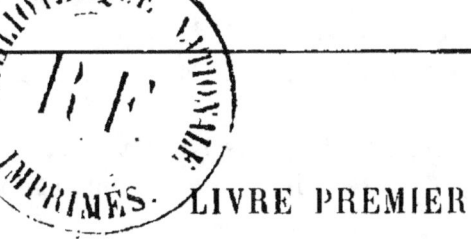

LIVRE PREMIER

LES DIFFÉRENTS APPAREILS NERVEUX DE L'ŒIL
SYMPTOMES DE LEURS LÉSIONS
SÉMÉIOLOGIE DE CES SYMPTOMES

PREMIÈRE PARTIE

APPAREIL OCULAIRE MOTEUR

CHAPITRE PREMIER

ÉTUDE ANATOMIQUE DE L'APPAREIL OCULAIRE MOTEUR

L'appareil oculaire moteur est l'ensemble de tous les organes moteurs, dont la mise en jeu est liée à la fonction visuelle.

Son étude doit être divisée, comme celle de tous les appareils moteurs, en : A, *appareil d'exécution* (constitué par les *muscles* exécutant les ordres reçus) ; B, *appareil de transmission* (constitué par les *nerfs* où chemine l'incitation motrice), et C, *appareil de commandement* (constitué par l'ensemble des *centres* intra-encéphaliques).

A. — ANATOMIE DE L'APPAREIL MOTEUR D'EXÉCUTION
(MUSCLES OCULO-MOTEURS)

Les *muscles extrinsèques* sont les muscles non compris à l'intérieur du globe oculaire; sept d'entre eux (les 4 droits, les 2 obliques et le releveur palpébral) sont dans la cavité orbitaire; un huitième, l'orbiculaire des paupières, s'épanouit en avant de l'orbite.

Les **muscles droits** prennent leur *insertion postérieure ou fixe* au niveau du sommet de l'orbite. On sait que le sommet de la cavité,

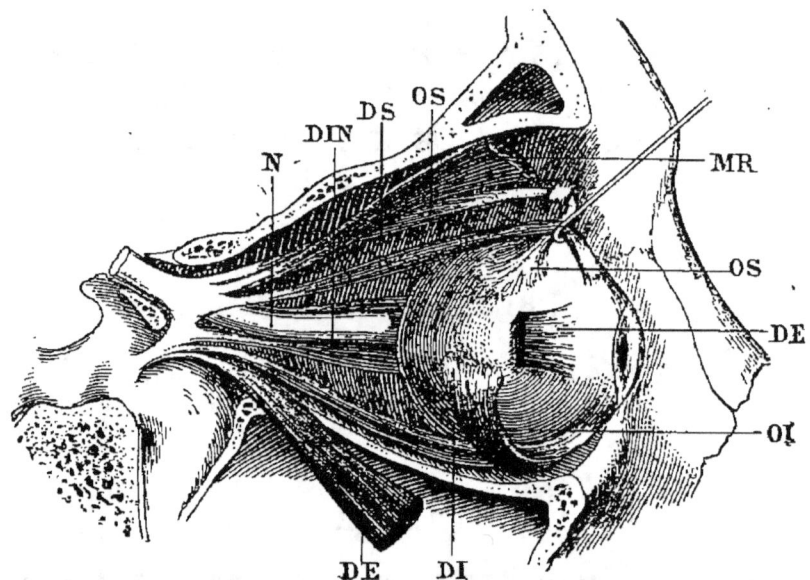

Fig. 1. — Muscles de l'œil; face externe. (D'après Motais.)

DE, DE, muscle droit externe sectionné. — DI, muscle droit inférieur. — DIN, muscle droit interne. — DS, muscle droit supérieur, écarté pour découvrir l'insertion du muscle oblique supérieur. — OS, muscle oblique supérieur ou grand oblique. — OI, muscle oblique inférieur ou petit oblique. — MR, muscle releveur de la paupière, dont le tendon est excisé. — N, nerf optique. — Le tendon de Zinn, non désigné, se reconnaîtra facilement par l'insertion des trois muscles droits externe, inférieur et interne.

approximativement pyramidale qu'est l'orbite, présente deux orifices : l'un supérieur et interne, à la base des petites ailes du sphénoïde, est le trou optique, plutôt canal que trou, où cheminent le nerf optique enveloppé de ses gaines, l'artère ophtalmique qui longe son côté inféro-externe et quelquefois des veinules. L'autre orifice, plus vaste, est en forme de virgule à grosse extrémité· inféro-interne; c'est la fente sphénoïdale, dans son ensemble au-dessous et en dehors du trou optique, et limitée en haut par les petites ailes, en bas par les grandes ailes sphénoïdales.

Les muscles droits forment, par leurs insertions très rapprochées, un cercle incomplet autour du trou optique. Le *droit supérieur* s'insère sur la gaine du nerf optique et sur la petite aile du sphénoïde, selon une ligne allant du trou optique à la lèvre supérieure de la fente sphénoïdale. Les trois autres droits, le droit interne, le droit inférieur et le droit externe, tirent origine commune d'un robuste trousseau fibreux, implanté dans une fossette du corps du sphénoïde, le tendon de Zinn. Il se trifurque bientôt en une branche interne, recourbée en dedans, une branche moyenne et une branche externe, qui se recourbe en dehors pour traverser la fente sphénoïdale qu'elle coupe en deux segments : l'un supéro-externe, très effilé, où s'étagent les nerfs lacrymal, frontal et pathétique et la veine ophtalmique; l'autre inféro-interne, presque arrondi et par où les nerfs nasal, oculo-moteur commun et oculo-moteur externe font leur entrée dans l'orbite; ce dernier orifice est dit anneau de Zinn.

Le *droit interne* naît de la branche interne du tendon commun et de la gaine du nerf optique; le *droit inférieur* prolonge la branche moyenne du tendon; enfin, le *droit externe* s'implante sur un petit tubercule sphénoïdal, la branche externe du tendon de Zinn et la gaine du nerf oculo-moteur externe.

Les quatre droits s'écartent à mesure qu'ils gagnent vers la partie antérieure, formant dans leur ensemble un éventail, ou mieux un entonnoir musculaire ouvert en avant, inscrit dans la pyramide orbitaire.

Leur extrémité antérieure est tendineuse; l'*insertion antérieure ou mobile* des droits se fait, en effet, par des tendons larges et rubannés, qui s'étalent sur la sclérotique en se moulant sur sa courbure et la pénètrent de leurs fibres, qui se glissent tangentiellement parmi les fibres propres de cette membrane. Les tendons des muscles droits ont environ 1 centimètre de long et 1 centimètre de large. Ils s'insèrent à une distance du limbe scléro-cornéal qui varie de

6 millimètres (droit interne) à 10 millimètres (droit supérieur) ([1]).
L'insertion des tendons des droits supérieur et inférieur ne se fait
pas selon une ligne rigoureusement parallèle au limbe; ces deux
tendons ont, en effet, une insertion d'obliquité telle, que leur bord
interne est plus près de la cornée que leur bord externe. Ce point
particulier n'a pas seulement une valeur anatomique; il a un intérêt
opératoire, dont nous n'avons pas à tenir compte ici, et un intérêt phy-

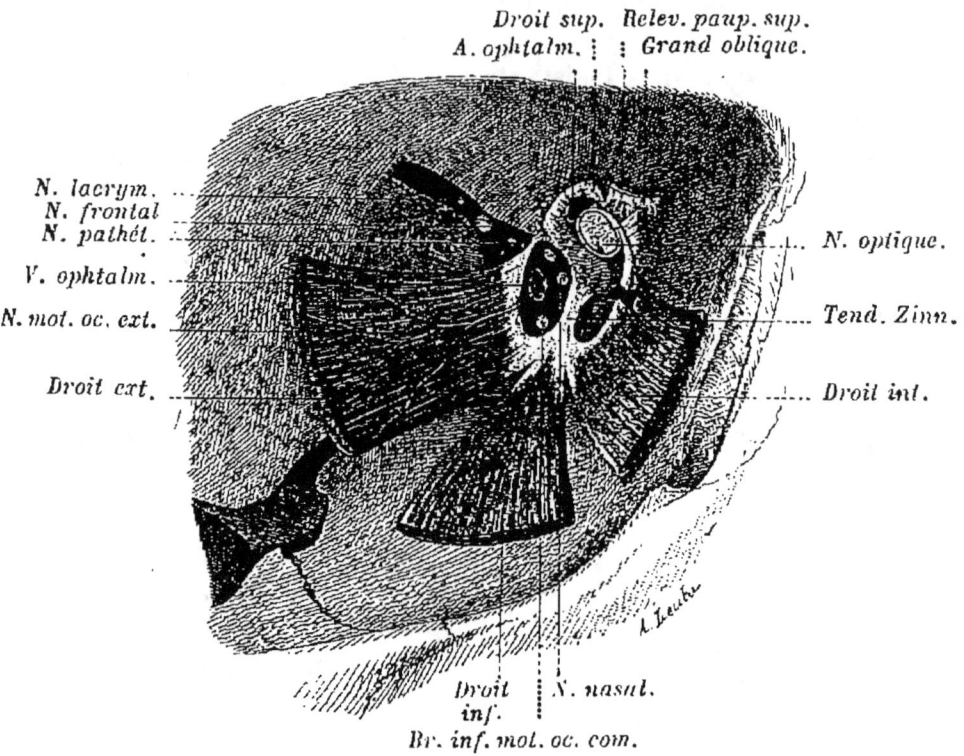

Fig. 2. — Rapports au sommet de l'orbite (fente sphénoïdale et anneau de Zinn,
canal optique). (D'après Cunéo.)

siologique sur lequel nous reviendrons; il est clair que les muscles
droits supérieur et inférieur, s'insérant obliquement par rapport
aux axes cardinaux du globe, le déplaceront dans des plans obliques
par rapport à ces axes cardinaux et que leur mode d'action sera

([1]) En réalité, ces chiffres ne sont que des moyennes; voici, d'après Motais, les
distances extrêmes du point le plus rapproché et du point le plus éloigné du
limbe : droit interne, 5mm,5 à 7 millimètres; droit inférieur, 5mm,5 à 8 millimètres;
droit externe, 6mm,7 à 7 millimètres; droit supérieur, 6mm,5 à 11 millimètres.

plus complexe que celui des droits externe et interne, qui se tiennent dans le plan horizontal.

Cette insertion légèrement oblique des droits supérieur et infé-rieur est une conséquence d'une disposition anatomique qu'il ne faut pas ignorer : le *désaxement du globe par rapport à l'orbite*. Les deux yeux, à l'état de repos ou position primaire, regardent paral-lèlement et droit devant eux ; autrement dit, leur axe antéro-posté-rieur est parallèle au plan médian du corps ; les deux orbites, au contraire, ont leur grand axe antéro-postérieur dirigé en dehors (et même en bas et en dehors) ; ils sont divergents au point que, prolongés en arrière, ces axes se rencontreraient au niveau de l'apophyse basilaire ; ils forment avec le plan médian, et par consé-quent aussi avec l'axe de l'œil, parallèle à la ligne médiane, un angle d'environ 21°, ouvert en avant et en dehors. Or, le nerf optique, les muscles droits, la partie postérieure du grand oblique, le releveur palpébral ont une orientation d'ensemble centrée par rapport à l'axe de l'orbite, donc oblique par rapport à l'axe du globe ; c'est dans le plan vertical que les conséquences anatomiques et physiolo-giques de ce désaxement se feront surtout sentir, c'est-à-dire sur les droits supérieur et inférieur.

Les quatre muscles droits sont de dimensions à peu près égales en ce qui concerne leur longueur (40 millimètres). mais non en ce qui concerne leur volume : le plus épais est le droit interne (surface de section : 17^{mm},5), le plus grêle, le droit supérieur (11^{mm},5).

Les **muscles obliques** sont des muscles très superposables au point de vue physiologique, mais anatomiquement très différents. L'un, le *grand oblique*, ou *oblique supérieur*, prend son insertion fixe au sommet de l'orbite, à la partie supéro-interne du trou optique et à la gaine du nerf optique, entre le droit supérieur et le droit interne. Son corps charnu, long de 4 centimètres, se tient accolé à l'angle supéro-interne de la cavité orbitaire et donne un tendon ar-rondi, qui s'engage dans un anneau fibreux, fixé sur une éminence osseuse située à la partie supéro-interne du rebord orbitaire. Le tendon se réfléchit en arrière, comme une corde sur une poulie, faisant avec le corps charnu du muscle un angle de 45° ouvert en arrière et en dehors, et vient s'étaler, selon une ligne d'insertion

large de 12 millimètres, dans le quadrant postéro-externe de l'hémisphère supérieur du globe.

Le *petit oblique*, ou *oblique inférieur*, est un muscle plus court, ne
répondant qu'à la partie réfléchie du grand oblique; il prend son
insertion fixe à l'angle inféro-interne de la base de l'orbite, immédiatement en dehors de la loge osseuse du sac lacrymal, et étale son
corps charnu sur la partie antérieure du plancher orbitaire, en dé-
crivant une courbe à concavité supérieure; il vient ainsi fixer son
tendon assez près de celui du grand oblique, mais dans le quadrant
postéro-externe de l'hémisphère inférieur du globe.

Le petit oblique et le tendon réfléchi du grand oblique forment
donc une fronde, dont le globe serait la pierre, une sangle, s'écartant
en dedans et en avant de l'œil, pour se fermer et s'attacher à sa
partie postéro-externe.

Le **muscle releveur de la paupière supérieure**, ou **releveur
palpébral**, a des connexions anatomiques, physiologiques et em-
bryologiques très étroites avec le droit supérieur. Il naît sur la
petite aile du sphénoïde, du rebord supérieur du trou optique et de
la gaine du nerf optique. Il se porte en avant, accolé à la voûte
orbitaire en haut, au droit supérieur en bas, puis il étale et dissocie
les fibres de son éventail tendineux, pour passer à travers le septum
orbitale, sangle fibreuse, aponévrose obturatrice de l'orbite, qui forme
le squelette des paupières et les fixe au rebord orbitaire. Cette
membrane franchie, il est hors de l'orbite, dans la paupière supérieure; il donne quelques fibres au cul-de-sac supérieur de la
conjonctive et distribue les autres en fibres tarsales, qui renforcent
le septum orbitale, là où il se continue par le fibrocartilage tarse,
et en fibres cutanées, perforant le plan du muscle orbiculaire, pour
gagner la peau de la paupière.

Ces muscles sont fixés par des aponévroses, ou mieux par une for-
mation d'ensemble qui est l'**aponévrose oculo-orbitaire**. C'est
une gangue fibreuse destinée à fixer, non seulement les muscles oculaires, mais le globe lui-même dans la cavité de l'orbite. Supposons
une capsule (*capsule de Ténon*), ouverte en avant et dans laquelle
nous placerons l'œil; séparée de l'œil par une cavité séreuse,
elle sera perforée en divers endroits, pour permettre aux muscles
et au nerf optique d'atteindre l'œil. Pour fixer entre eux ces

divers organes, elle enverra des *gaines aponévrotiques*, la prolongeant sur les muscles, et se continuera avec les gaines méningées du nerf optique ; les muscles pourront agir sans que les connexions réciproques de ces organes soient modifiées. Mais l'ensemble pourrait se déplacer par rapport à l'orbite ; aussi, de la capsule de Ténon, partent des *expansions ligamenteuses*, rayonnant vers les parois orbitaires où elles se fixent ; elles sont, au niveau de chaque muscle, renforcées en un robuste trousseau fibreux, dit *aileron*, que nous verrons jouer un rôle important lors de la contraction du muscle.

De la disposition de cette aponévrose orbitaire, il résulte que l'œil peut se mouvoir librement, sans effectuer jamais que des rotations, sans déplacements en arrière.

Les **rapports** des muscles orbitaires sont complexes, par le fait du nombre et de l'importance des organes situés dans l'orbite ; il faut les bien connaître, afin de comprendre les associations morbides et pouvoir, par la combinaison des symptômes, localiser exactement le siège d'une lésion orbitaire. L'orbite est une pyramide osseuse ouverte en avant ; à son intérieur est un entonnoir formé par les muscles déjà décrits ; au centre enfin est le nerf optique, que l'on peut considérer comme l'axe commun de ces deux entonnoirs, inscrits l'un dans l'autre. Nous avons à distinguer les rapports de l'*espace ostéo-musculaire*, compris entre la pyramide osseuse et l'entonnoir musculaire, et ceux de l'*espace névro-musculaire*, compris dans l'entonnoir musculaire, entre les muscles et le nerf optique. Mais l'entonnoir musculaire n'est pas continu ; il présente, entre les divers muscles, de nombreuses solutions de continuité, par où des organes pourront passer d'un espace dans l'autre.

L'espace ostéo-musculaire contient surtout les nerfs sensitifs, branches de l'ophtalmique : le lacrymal dans la partie externe, le frontal en haut ; quant au nasal, il est dans l'entonnoir interne, au contact du grand oblique. Dans cet espace, on trouve aussi un nerf moteur, le pathétique, qui, venant de la fente sphénoïdale, suit le plafond orbitaire, en croisant obliquement la face supérieure du releveur palpébral, pour venir se jeter dans le grand oblique. Tout à fait en avant et en dehors est la glande lacrymale.

Dans l'espace névro-musculaire on trouve : l'artère ophtalmique étalant ses branches (lacrymale, centrale de la rétine, musculaires, sus-orbitaire, ciliaires, ethmoïdales, palpébrales, frontale, nasale) au-dessus du nerf optique ; puis les branches de la veine ophtalmique ; le ganglion ciliaire sur la face externe du nerf optique ; le nerf oculo-moteur externe, le nerf oculo-moteur commun, divisé en une branche supérieure et une branche inférieure, le tout plongé dans du tissu adipeux : enfin un nerf sensitif, le nerf nasal, accolé au grand oblique.

En somme, au point de vue mnémotechnique, on peut dire ceci : *en dehors des muscles* : glande lacrymale, nerfs sensitifs (moins le nasal), nerf pathétique ; *en dedans des muscles* : système vasculaire, ganglion ciliaire, nerfs moteurs (moins le pathétique), nerf nasal.

Les organes, qui se glissent dans les interstices pour passer d'un espace dans l'autre, sont surtout des vaisseaux et n'offrent pas d'intérêt clinique spécial.

Le muscle **orbiculaire des paupières** est un sphincter, en forme de disque, percé en son centre d'une ouverture ovale, qui est précisément la fente palpébrale. Cet anneau plat dépasse en largeur l'orifice orbitaire. Il prend ses *insertions osseuses ou fixes* à la partie interne du rebord orbitaire, depuis l'apophyse interne de l'os frontal jusqu'à la branche montante du maxillaire supérieur. La partie moyenne de cette insertion se fait d'une façon très puissante, par l'intermédiaire du ligament palpébral interne, qui se continue en dehors avec le tarse des deux paupières et se bifurque en dedans en deux branches, dont l'une, antérieure, passe au-devant du sac lacrymal, l'autre, postérieure, en arrière de ce sac. Le sac lacrymal est donc pris dans la fourche de ce ligament palpébral interne, véritable tendon d'insertion du muscle orbiculaire ; la branche postérieure de cette fourche est même renforcée par une languette de fibres musculaires, le *muscle de Duverney-Horner*. On conçoit combien les paralysies de l'orbiculaire pourront retentir sur la circulation des larmes.

Les *insertions mobiles* de ce muscle se font à la peau de la région orbitaire externe et sur un tendon, le ligament palpébral externe. Au niveau des paupières, les fibres musculaires s'étalent en un plan, situé entre la peau et l'appareil suspenseur de la paupière (septum orbitale et tarse).

Les *muscles intrinsèques*, ou intra-oculaires, sont au nombre de trois : le sphincter pupillaire, le muscle ciliaire (muscles à fibres lisses) et la membrane dilatatrice.

Le **sphincter pupillaire** est un petit anneau musculaire percé d'un orifice, qui est la pupille ; il a une épaisseur de 50 µ et une hauteur de 1 millimètre ; il est logé dans le stroma de l'iris, en arrière de l'endothélium antérieur, en avant de la couche noire (portion irienne de la rétine) qui forme la face postérieure de l'iris.

Le **muscle ciliaire**, sur une coupe antéro-postérieure de l'œil, peut être comparé à un éventail demi-ouvert, dont le centre serait le tendon, attaché à la face profonde du limbe scléro-cornéen, et dont les lames seraient les fibres, s'étendant en arrière dans la partie antérieure de la choroïde, où elles se terminent insensiblement. A côté de ces fibres longitudinales, qui constituent le muscle de Brücke, il en est d'autres, mélangées à elles et à disposition circulaire, dont l'ensemble (muscle de Müller) forme comme un grand anneau, dont le plan est perpendiculaire à l'axe antéro-postérieur de l'œil.

Le muscle ciliaire est situé en arrière de la racine de l'iris, en rapport en avant avec l'iris, en arrière avec la choroïde, en dehors avec la sclérotique, en dedans avec les pelotons vasculaires des procès ciliaires.

De la région des procès ciliaires partent de fines et nombreuses fibrilles élastiques dont l'ensemble (zonule de Zinn), forme une nappe étendue entre les procès ciliaires et la périphérie du cristallin. En arrière du plan de l'iris et parallèle à lui est donc un plan, constitué au centre par le cristallin, d'où irradie la zonule de Zinn, insérée périphériquement au cercle des procès ciliaires ; on conçoit que le muscle ciliaire, qui leur est immédiatement sous-jacent, puisse facilement relâcher ou tendre cette zonule de Zinn.

A côté de ces deux muscles intra-oculaires, nous décrirons le **muscle dilatateur de la pupille**, qui mérite une place un peu à part. Il n'est pas constitué par des fibres musculaires, mais par l'ensemble des cellules de la face postérieure de l'iris, dont seul le pôle antérieur est différencié au point de vue musculaire ; ce sont de véritables cellules myo-épithéliales. Si donc, il ne s'agit pas, au point de vue anatomique, d'un véritable muscle, il n'en est pas moins vrai qu'au point de vue de la fonction, il existe probable-

ment un appareil dilatateur de la pupille, nié longtemps, aujour-
d'hui admis par presque tous les auteurs.

Les trois muscles intrinsèques sont d'origine ectodermique.

B. — ANATOMIE DE L'APPAREIL MOTEUR DE TRANSMISSION
(NERFS OCULO-MOTEURS)

Les nerfs oculo-moteurs sont des nerfs céphaliques et non des nerfs branchiaux; primitivement mixtes, ils ont perdu, au cours de l'évolution ontogénique et phylogénique, leurs territoires sensitifs, qui sont venus grossir celui du trijumeau.

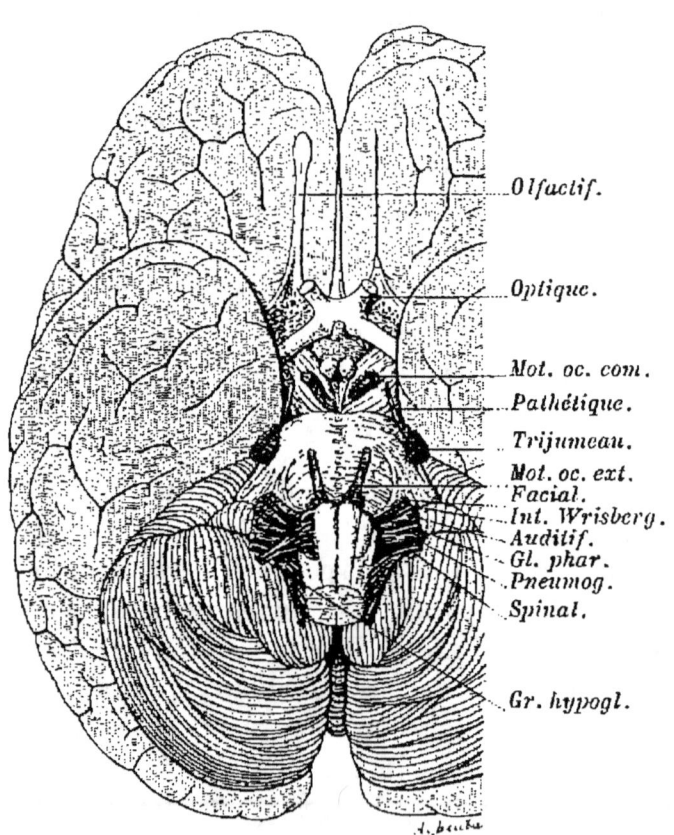

Olfactif.
Optique.
Mot. oc. com.
Pathétique.
Trijumeau.
Mot. oc. ext.
Facial.
Int. Wrisberg.
Auditif.
Gl. phar.
Pneumog.
Spinal.

Gr. hypogl.

Ils sont au nombre de trois : *oculo-moteur commun, pathétique, oculo-moteur externe* ; nous y joindrons le *facial*, qui, sans être un oculo-moteur, nous intéresse cependant par son rôle dans les mouvements des paupières, et le *sympathique*, qui intervient dans les mouvements de l'iris.

Fig. 3. — Base de l'encéphale; origine apparente des nerfs crâniens. (D'après Cunéo.)

Les nerfs du système ventral sont en rouge; ceux du système dorsal en bleu.

L'*oculo-moteur commun*, ou *IIIe paire*, naît de noyaux situés dans les pédoncules cérébraux, autour de l'aqueduc de Sylvius; les fibres radiculaires, fort nombreuses, quelques-unes croisées, les plus nombreuses directes, traversent par un trajet incurvé l'épaisseur du pédoncule, c'est-à-dire la partie interne du faisceau longitudinal postérieur et du noyau rouge, pour venir émerger par une trentaine de filets, dont une moitié sort du pédoncule lui-même, l'autre moitié de l'espace interpédonculaire.

La réunion de ces filets radiculaires, distincts à leur émergence (fig. 6) et pouvant être altérés isolément, forme le tronc du nerf, dont la pie-mère réfléchie constitue le névrilème. Il chemine alors dans les espaces sous-arachnoïdiens, se glissant entre le pédoncule, en arrière, et l'apophyse basilaire, en avant; dans

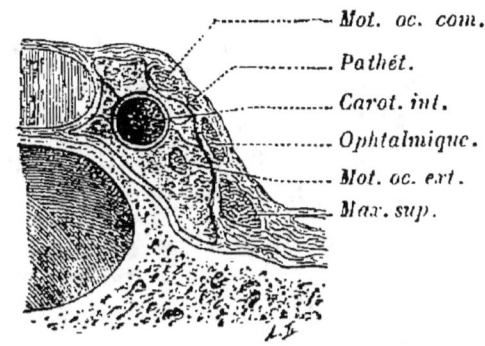

Fig. 4. — Coupe transversale du sinus caverneux. (D'après Langer.)

ce trajet, l'artère cérébrale postérieure passe au-dessus de lui et la cérébelleuse supérieure au-dessous. Il perfore la dure-mère qui, par la jonction des deux circonférences de la tente du cervelet, forme la paroi externe du sinus caverneux; il chemine dans cette paroi en compagnie du pathétique et de l'ophtalmique, branche du trijumeau, et pénètre dans l'orbite par la partie interne de la fente sphénoïdale ou anneau de Zinn. C'est au moment même de sa pénétration dans l'orbite, ou quelquefois avant, qu'il se bifurque. Il donne : une branche supérieure, qui s'avance dans l'entonnoir musculaire, au-dessus du nerf optique, et se divise en deux rameaux pour le muscle droit supérieur et pour le releveur palpébral; une branche inférieure, plus importante, contenue dans l'entonnoir musculaire au-dessous du nerf optique et se distribuant au droit interne, au droit inférieur et au petit oblique. Du rameau de ce dernier muscle part un filet anastomotique, allant se jeter dans le ganglion ophtalmique.

Le *pathétique*, ou *IVe paire*, prend origine de son noyau pédonculaire par des radicules, qui se dirigent, non vers la face ventrale du névraxe, comme les autres nerfs que nous étudions, mais vers sa face dorsale; ils sont très obliquement inclinés vers la ligne médiane et s'entre-croisent à l'intérieur du pédoncule. Le tronc nerveux émerge tout constitué au niveau de la valvule de Vieussens, au-dessous du tubercule quadrijumeau postérieur. Cette émergence franchement dorsale et cet entre-croisement des pathétiques constituent des particularités uniques dans la série des nerfs crâniens.

Le pathétique, pour passer en avant, doit contourner la face latérale du pédoncule, à laquelle il est accolé; dans ce trajet circumpédonculaire, il est au-dessus du bord supérieur de la protubérance et au-dessous de la bandelette optique. Il chemine dans les espaces sous-arachnoïdiens, pour pénétrer dans la paroi externe du sinus caverneux, un peu au-dessous du point de pénétration de l'oculomoteur commun. Il entre dans l'orbite par la partie supéro-externe de la fente sphénoïdale, c'est-à-dire en dehors de l'anneau de Zinn; il se porte en dedans en suivant le plafond orbitaire, passant au-dessus du releveur palpébral et du nerf frontal, pour gagner le bord supérieur du muscle grand oblique, dans lequel il pénètre aussitôt.

L'oculo-moteur externe, ou **VI⁰ paire**, ou **nerf abducens**, naît d'un noyau protubérantiel par des racines qui ne s'entre-croisent pas et traversent toute l'épaisseur de la protubérance, en passant sur le bord externe du faisceau pyramidal; elles viennent émerger dans le sillon bulbo-protubérantiel, au-dessus des pyramides et en dedans de l'émergence du facial; l'artère cérébelleuse moyenne passe soit au-dessus, soit au-dessous de lui. Ce nerf, sortant du névraxe plus bas que les III⁰ et IV⁰ paires, perfore la dure-mère plus bas, c'est-à-dire, non pas à la jonction des deux circonférences de la tente du cervelet, mais au-dessous, juste au bord supérieur de la pyramide du rocher, qu'il est obligé de surcroiser pour pénétrer dans l'étage moyen de la base du crâne. Il est au contact direct de la crête osseuse, sur laquelle le tiennent appliqué le sinus pétreux supérieur et surtout le ligament pétro-sphénoïdal, trousseau fibreux étendu de la pointe du rocher à l'apophyse clinoïde postérieure. On comprend que dans les traumatismes crâniens où le rocher tend à « jouer », même imperceptiblement, sur son articulation avec le sphénoïde, le nerf puisse être lésé (Panas); de même, l'inflammation de la pointe du rocher (ostéite apexienne) peut s'accompagner de paralysie de la VIe paire.

Aussitôt après ce contact osseux, il ne pénètre pas comme les autres nerfs dans la paroi externe du sinus caverneux, mais dans la cavité de ce sinus; il baigne dans le sang veineux et y côtoie la face externe de la crosse carotidienne, enlacée par le plexus sympathique péricarotidien. Il entre dans l'orbite par l'anneau de Zinn (comme tous les autres nerfs qui sont contenus dans l'enton-

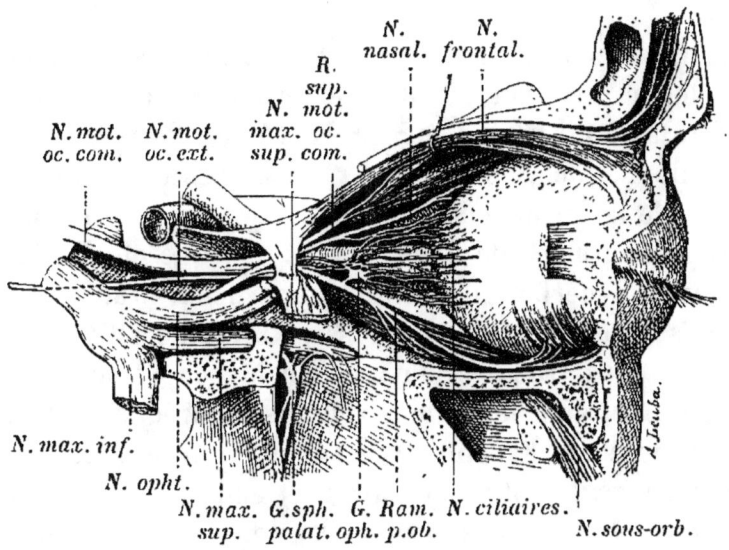

Fig. 5. — Nerfs de l'œil dans la paroi externe du sinus caverneux et dans l'orbite.
(D'après Hirschfeld.)

noir musculaire; tandis que les nerfs qui sont en dehors de cet entonnoir passent par la partie externe de la fente sphénoïdale, en dehors de cet anneau). Dans l'orbite, il s'applique contre le droit externe et s'y termine aussitôt.

Les nerfs oculo-moteurs contractent, pendant leur passage dans le sinus caverneux ou sa paroi externe, des anastomoses avec les plexus sympathiques péricarotidiens. On a aussi décrit des anastomoses, non absolument prouvées, avec le trijumeau.

Le **facial**, ou **VIIe paire**, est un nerf mixte, dont la portion sensitive, ou nerf intermédiaire de Wrisberg, ne nous intéresse pas ici.

Sa portion motrice naît d'un noyau bulbo-protubérantiel par des
fibres qui, en grande majorité, sont directes et forment un faisceau se coudant deux fois à l'intérieur du névraxe, pour décrire une
figure à 3 branches, en forme d'U, dont la concavité enserre étroitement le noyau d'origine de la VI⁰ paire (fig. 6); nous verrons qu'à ces
rapports anatomiques étroits correspondent des associations pathologiques fréquentes. On avait pensé que les filets du facial destinés au
muscle orbiculaire des paupières, et qu'on groupait sous le nom de
« facial supérieur » ou de « facial oculaire », tiraient leur origine
d'autres noyaux que celui dont nous avons parlé; il est démontré
actuellement que ce noyau est bien celui de toutes les fibres de la
VII⁰ paire.

Le tronc du facial émerge au niveau de la fossette latérale du
bulbe, en dehors de l'oculo-moteur externe, en dedans du nerf de
Wrisberg et de l'auditif; il s'engage dans le conduit auditif interne
et le canal de Fallope, dont il suit les sinuosités; dans ce trajet
intrapétreux, le facial présente un renflement, le ganglion géniculé,
qui appartient au nerf de Wrisberg et n'a que des rapports de
contiguïté avec le nerf grand pétreux superficiel, branche du facial
moteur. Nous devons signaler en passant la vulnérabilité du tronc
du facial dans les fractures du rocher et son voisinage avec la
caisse du tympan, dont les lésions retentissent fréquemment sur lui.
Il sort du crâne entre l'apophyse mastoïde en arrière et la styloïde
en avant; il s'engage, oblique en avant et en bas, dans la parotide et
s'y partage en deux branches terminales, dont seule la supérieure, ou
temporo-faciale, est à étudier ici. Elle se divise immédiatement en
de nombreux rameaux, qui s'anastomosent entre eux pour constituer
le plexus parotidien, d'où naissent des filets destinés aux muscles
peauciers de la moitié supérieure de la face; les filets palpébraux
forment deux groupes : l'un supérieur, qui innerve la moitié supérieure de l'orbiculaire, le sourcilier et le pyramidal ; l'autre inférieur, qui se rend à la moitié inférieure de l'orbiculaire et au muscle
de Horner.

Parmi les anastomoses du facial, l'une surtout nous intéresse ; c'est
le nerf grand pétreux superficiel, unissant le facial au ganglion
sphéno-palatin, annexé au nerf maxillaire supérieur; nous en reparlerons à propos de la sécrétion des larmes (p. 249 et fig. 92).

Le **nerf grand sympathique**, en ce qui nous concerne, est constitué par le tronc sympathique cervical et les racines qu'il reçoit de la moelle par l'intermédiaire des VIIIe paire cervicale, Ire et IIe paires dorsales. Du ganglion cervical supérieur part le plexus péricarotidien qui, arrivé dans le sinus caverneux, émet des

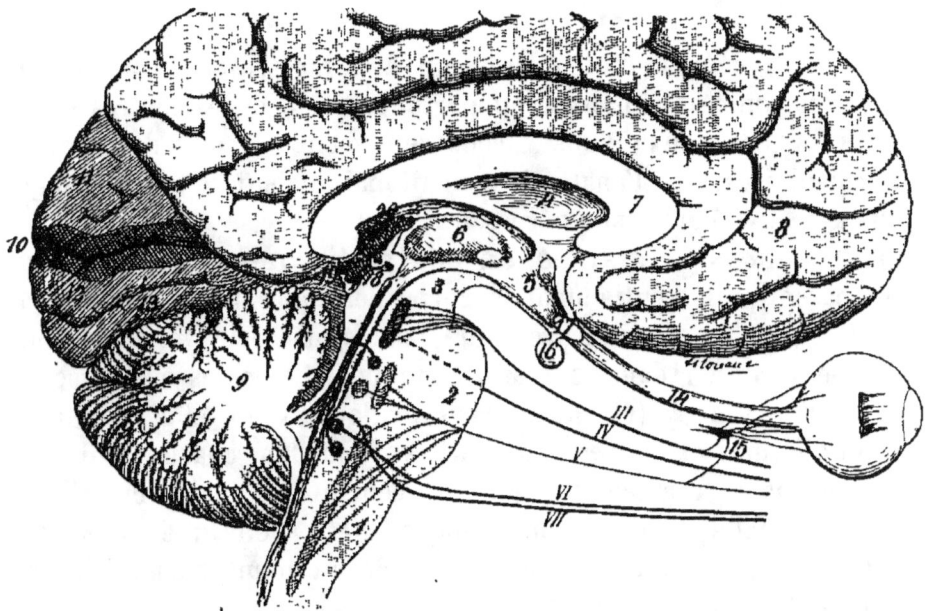

Fig. 6. — Vue d'ensemble des appareils nerveux de l'œil (voies et centres moteurs, sensoriels, sensitifs).

1, bulbe. — 2, protubérance. — 3, pédoncule cérébral. — 4, septum lucidum. — 5, infundibulum du 3e ventricule. — 6, couche optique. — 7, corps calleux. — 8, lobe frontal. — 9, cervelet. — 10, scissure calcarine gauche. — 11, cuneus. — 12, lobule lingual. — 13, lobule fusiforme. — 14, nerf optique gauche. — 15, ganglion ophtalmique, ses racines motrice et sensitive et les nerfs ciliaires courts. — 16, glande pituitaire. — 17. coupe du chiasma optique. — 18, glande pinéale. — 19, corps genouillé externe (un peu en dehors de la coupe). — 20, pulvinar de la couche optique (un peu en dehors de la coupe.) — III, IV, V, VI, VII : paires crâniennes correspondantes. — Le sympathique n'a pas été représenté.

branches pénétrant dans l'orbite par deux ordres de voies : la voie vasculaire (plexus entourant l'artère ophtalmique) et la voie nerveuse. Celle-ci est représentée par des filets anastomotiques envoyés aux nerfs moteurs et sensitifs de l'orbite; ils arrivent au ganglion ophtalmique par le rameau du petit oblique et par le nerf nasal, mais aussi par un tronc distinct, racine sympathique du ganglion; enfin, des filets sympathiques atteignent l'œil par la voie des nerfs ciliaires longs (filets du nasal), sans passer par le ganglion ophtalmique.

Les centres oculo-moteurs doivent être classés en deux catégories : les centres primaires, ou périphériques, et les centres supérieurs, ou corticaux ; nous dirons seulement un mot des centres intermédiaires, que l'anatomie connaît mal, mais dont la physiologie nous a prouvé l'existence nécessaire.

Les **centres primaires, ou périphériques**, sont ainsi nommés parce qu'ils contiennent le corps cellulaire du neurone périphérique, dont le cylindraxe court dans le nerf oculo-moteur, pour aller se terminer dans le muscle commandé. On les a divisés en *centres musculaires* (chaque muscle oculaire a, en effet, son petit noyau distinct) et *centres radiculaires*, répondant chacun à une racine ou paire crânienne ; l'idée de centre radiculaire étant plus vaste que celle de centre musculaire, c'est à elle que nous nous en tiendrons ; il y a donc un centre, ou noyau, pour chacun des nerfs oculo-moteurs.

Le **noyau de l'oculo-moteur commun** forme une petite masse longue d'un centimètre, située dans la substance grise formant le plancher de l'aqueduc de Sylvius, au-dessous des tubercules quadrijumeaux antérieurs ; son extrémité postérieure répond à l'interstice qui sépare les tubercules quadrijumeaux antérieurs des postérieurs (fig. 6). On s'est ingénié à décrire de petits noyaux distincts pour chacun des sept muscles innervés par l'oculo-moteur commun (centres musculaires). Il est évident qu'il en est ainsi, mais l'anatomie ne nous a encore montré que les grandes lignes de ces divisions ; on sait cependant que la partie antérieure et médiane de ce noyau commande à la musculature intrinsèque, que la grande majorité des fibres sont homolatérales ou directes, tandis que d'autres, une partie de celles allant probablement aux droit interne, petit oblique et droit inférieur, sont au contraire croisées (v. fig. 7).

Le fait que les noyaux des muscles intrinsèques sont groupés près de la ligne médiane, séparés des autres et vascularisés de façon distincte, permet de concevoir une lésion vasculaire n'atteignant pas à la fois les musculatures extrinsèque et intrinsèque. Leurs rapports de voisinage expliquent les synergies fonctionnelles de ces deux musculatures; leur indépendance vasculaire fait prévoir la possibi-

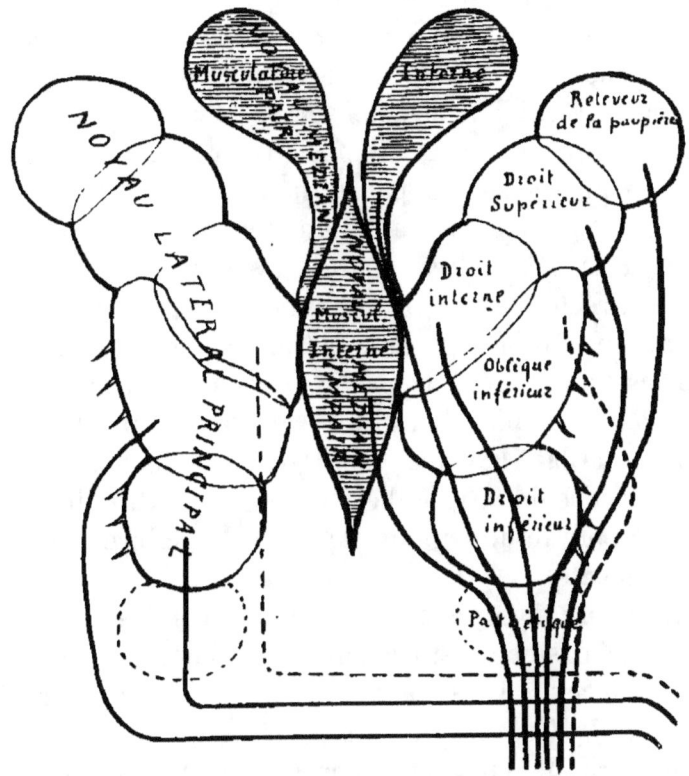

Fig. 7. — Noyaux de l'oculo-moteur commun et du pathétique.
(D'après Bernheimer.)

Origines des fibres, en majorité directes, en minorité croisées, de l'oculo-moteur commun; les lignes pointillées indiquent les fibres les moins nombreuses. (*Revue neurologique*, 1898.)

lité de lésions isolées. Ajoutons que le groupement, près de la ligne médiane, des noyaux des muscles intrinsèques, fait comprendre leurs associations bilatérales (l'accommodation de même que la contraction pupillaire sont toujours bilatérales) et leurs associations entre eux (l'accommodation est toujours accompagnée de contraction pupillaire; l'inverse cependant n'est pas vrai).

Le **noyau du pathétique**, ou **noyau trochléaire**, est un petit amas arrondi, presque au contact de l'extrémité postérieure de celui de la III° paire, qu'il semble continuer en bas (fig. 7) ; chez l'embryon, même, ces deux noyaux ne forment qu'une masse. Toutes les fibres du pathétique sont croisées.

Le **noyau de l'oculo-moteur externe** est plus bas, dans la région dorsale de la calotte protubérantielle ; il fait saillie dans le plancher du 4° ventricule (d'où son nom d'*eminentia teres*), directement recouvert par l'épendyme (fig. 6) ; il est donc presque baigné par le liquide céphalo-rachidien et nous verrons les altérations qu'il peut subir du fait de ce voisinage. Rappelons encore que ce noyau est compris dans l'anse décrite par le facial à l'intérieur de la protubérance (fig. 6) ; une même lésion pourra atteindre simultanément la VI° et la VII° paires. Toutes les fibres de l'oculo-moteur externe sont directes.

Le **noyau du facial** est une petite masse ovoïde, longue de 5 millimètres, située dans la partie dorsale de la protubérance, à quelque distance du plancher du 4° ventricule ; il est plus latéral que le noyau de la VI° paire ; son extrémité inférieure répond à la limite inférieure de la protubérance et son extrémité supérieure voisine avec le noyau du trijumeau moteur. Les fibres sont directes, en grande majorité.

Les **centres du sympathique** sont au nombre de deux : l'un *bulbaire*, dont l'existence est certaine, mais l'emplacement mal délimité, est placé assez haut dans le bulbe, l'autre *spinal* : *centre cilio-spinal de Budge*, est plus important. On le localise dans la moitié inférieure de la moelle cervicale, surtout au niveau des VIII° paire cervicale et I° dorsale.

Les voies efférentes de ces centres sont des fibres qui, pour le centre bulbaire, vont gagner l'œil, d'une part directement, en suivant le trijumeau, d'autre part indirectement, en descendant dans la moelle pour se mêler aux fibres du centre spinal. Celles-ci sortent de la moelle par les rami communicantes des racines cervicales et par les premiers nerfs dorsaux, d'où elles gagnent le cordon sympathique cervical par l'intermédiaire de l'anse de Vieussens (fig. 11).

Le **ganglion ophtalmique** est un centre, à la fois cérébro-spinal et sympathique, placé dans l'orbite ; c'est une petite masse longue de 2 millimètres et épaisse de 1 mm., située sur le côté externe du nerf optique, à la jonction de son tiers postérieur et de ses deux tiers antérieurs. Il reçoit une racine du filet du petit oblique, une du nerf nasal, une du plexus péricarotidien sympathique ; il émet des filets, nerfs ciliaires courts (fig. 52), au nombre de 12 à 15, qui pénètrent le globe par son pôle postérieur et viennent se terminer

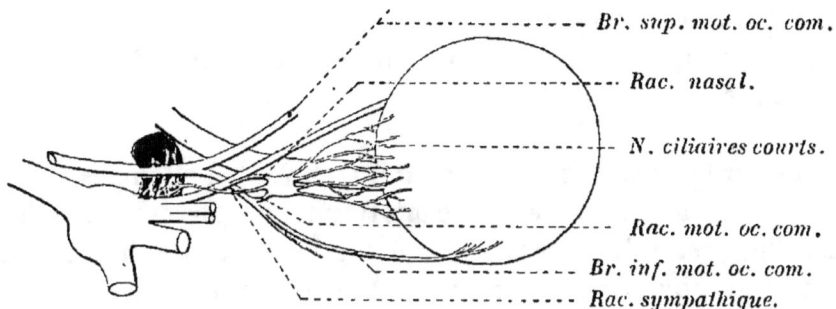

Br. sup. mot. oc. com.

Rac. nasal.

N. ciliaires courts.

Rac. mot. oc. com.

Br. inf. mot. oc. com.
Rac. sympathique.

Fig. 8. — Ganglion ophtalmique ; ses racines et ses branches. (D'après Cunéo.)

au niveau des muscles intrinsèques [1]. Il ne joue, au point de vue moteur, aucun rôle vis-à-vis des muscles oculaires extrinsèques, pas plus que dans l'irido-dilatation ; il ne nous intéresse ici que comme centre moteur intervenant dans la contraction des muscles ciliaire et sphincter pupillaire.

Toutes les fibres qu'il reçoit, sauf les fibres sensitives qui le traversent de part en part, se terminent à son intérieur et s'articulent

---

[1] **Les nerfs intra-oculaires** forment un système composé de *nerfs mixtes* où cheminent des ordres moteurs, vaso-moteurs, sécrétoires, ou des impressions sensitives. Ce système est constitué par les *nerfs ciliaires : nerfs ciliaires longs*, au nombre de deux, émanés directement du nasal, *nerfs ciliaires courts*, ou racines efférentes du ganglion ophtalmique, au nombre de 12 à 15. Tous ces nerfs pénètrent l'œil par son pôle postérieur, autour du nerf optique ; ils cheminent dans l'espace supra-choroïdien, entre la sclérotique et la choroïde, qu'ils innervent richement. Arrivés au niveau du muscle ciliaire, ils se divisent et forment un plexus serré (plexus ciliaire), d'où émanent des fibres pour l'iris (motrices cérébro-spinales et sympathiques, vaso-motrices, sensitives) et pour la cornée. Autour de la cornée est un plexus annulaire d'où partent 60 à 80 filets, se ramifiant à son intérieur pour y constituer le plexus fondamental, donnant naissance à des branches perforantes, qui traversent la membrane basale de Bowmann. Celles-ci forment, entre elle et l'épithélium, le plexus sous-épithélial et le plexus intra-épithélial, qui émettent des fibres terminées en bouton entre les cellules.

2*

avec les corps cellulaires d'un autre neurone, dont les cylindraxes sont les nerfs ciliaires courts.

Les **artères** des centres périphériques sont constituées par des rameaux perforants qui, pour le pédoncule cérébral, viennent surtout de la cérébrale postérieure (allant ensuite irriguer l'écorce visuelle); au niveau de la protubérance, elles proviennent du tronc basilaire; au niveau du bulbe, des vertébrales et, au niveau de la moelle cervicale, des spinales.

Les **veines** sont plus ou moins directement tributaires des veines basilaires.

Les *centres supérieurs, ou corticaux*, sont doubles (J. Roux) : l'un **postérieur, ou sensorio-moteur**, qui correspond à l'écorce visuelle, c'est-à-dire à la face interne du lobe occipital (fig. 6), l'autre **antérieur, ou sensitivo-moteur**, moins bien localisé, mais répondant à la zone sensitivo-motrice de l'écorce, placé au pied de la 2ᵉ frontale et au pli courbe (mouvements de la paupière). De ces deux centres, le premier commande aux mouvements oculaires liés à la sensation visuelle, le second aux mouvements liés à des impressions sensitives générales. Mott et Schæffer ont montré que l'excitation du centre antérieur produit, dans sa partie moyenne, la latéralité des globes, dans sa partie supérieure, la latéralité avec abaissement et, dans sa partie inférieure, la latéralité avec élévation.

Les centres corticaux sont irrigués, le premier par la cérébrale postérieure, le second par la sylvienne.

Le centre du facial est à la partie inférieure de la zone péri-rolandique et accessoirement au pli courbe. Quelques auteurs admettent qu'à ce centre sensitivo-moteur il faudrait ajouter un centre sensorio-moteur, superposable à celui des oculo-moteurs.

Les *centres intermédiaires* sont multiples; ce ne sont ni des centres trophiques vrais et indispensables à toute fonction du nerf, comme les centres périphériques, ni des centres volontaires, comme les centres corticaux: il parait nécessaire de les classer en trois catégories : *centres réflexes, centres coordinateurs* et *centres inhibiteurs*.

Les **centres réflexes** sont constitués surtout par les *tubercules*

quadrijumeaux antérieurs et accessoirement par la *couche optique*,
ou *thalamus* (fig. 6 et 53); à ces centres aboutissent des fibres
venues de la rétine, qui se mettent en connexion avec d'autres
neurones, portant directement aux centres périphériques l'ordre
réflexe de diriger le regard de telle façon; nous en parlerons
plus longuement au chapitre II.

Les *tubercules quadrijumeaux postérieurs* sont les centres réflexes
des ordres émanés de la voie acoustique.

Les **centres coordinateurs** répondent à deux besoins : les uns
devront coordonner entre eux les mouvements simultanés des deux
yeux dans le regard binoculaire, ou ceux des paupières, les autres
les coordonneront avec ceux de l'équilibre et de l'orientation générale.

Les *centres de coordination des mouvements binoculaires avec
parallélisme des axes*, sont au nombre de deux, droit et gauche;
leur siège exact n'est pas encore établi anatomiquement, bien que
leur existence soit certaine et qu'on puisse même affirmer qu'ils sont
dans le mésocéphale. Quelques auteurs les placent dans les tubercules quadrijumeaux antérieurs, d'autres, plus nombreux, dans le
noyau même de la VI⁰ paire, ou dans son voisinage immédiat.

Le *centre de coordination des mouvements binoculaires sans parallélisme des axes (convergence)* siège aussi dans cette même région;
bien que son existence ne fasse aucun doute, on n'a pu encore le
localiser exactement.

Le *centre de coordination des mouvements des paupières*, ou *centre
du clignement* (Nickell, Exner), a été placé au niveau du bord supérieur de la protubérance.

Les *centres de coordination générale*, liant les mouvements oculaires au phénomène subjectif de l'orientation et au phénomène objectif de l'équilibre, sont mal connus; ils sont certainement en
rapport étroit avec les connexions centrales de l'appareil vestibulaire et doivent siéger au niveau du noyau de Deiters.

De plus, le cervelet intervient pour une part très large dans ces
fonctions de coordination. L'anatomie n'a pas, jusqu'à présent, pu
préciser davantage.

Tous ces centres coordinateurs ont été aussi nommés *centres
supra-nucléaires*.

Des **centres inhibiteurs** ont été décrits, en particulier dans la moelle et le bulbe, pour les mouvements de l'iris; il n'y a peut-être pas de centre inhibiteur spécial et le centre coordinateur pourrait être à la fois moteur pour le muscle commandé et frénateur vis-à-vis de l'antagoniste.

Les **connexions** et **voies d'association** des centres oculo-moteurs entre eux sont extrêmement nombreuses; pour plus de clarté, nous les classerons de la façon suivante :

a. **Voies d'association des centres périphériques entre eux.** — Elles vont, soit d'un noyau à son congénère du côté opposé, soit d'une paire nerveuse à l'autre.

Les *associations d'un noyau à son congénère du côté opposé* sont nombreuses pour les oculo-moteurs communs; des prolongements dendritiques vont du noyau droit au noyau gauche; de plus, nous savons qu'il y a des fibres radiculaires croisées (surtout pour les muscles droit interne, droit inférieur et petit oblique) qui vont grossir le nerf du côté opposé.

Les noyaux des pathétiques n'ont aucune voie d'union entre eux; ceux des oculo-moteurs externes non plus; les IVe et VIe paires n'ont en effet jamais à fonctionner simultanément avec leur congénère du côté opposé.

Les *associations d'une paire à l'autre* se font par des fibres unissant les IIIe, IVe et VIe paires d'un même côté (associations inter-nucléaires homolatérales), appartenant au faisceau longitudinal postérieur, et par des fibres franchissant la ligne médiane (associations internucléaires croisées); ces dernières sont multiples. Le point intéressant est que le tronc ou le noyau de la IIIe paire reçoivent des fibres du noyau de la VIe du côté opposé.

b. **Voies d'association des centres corticaux entre eux.** — Les *centres oculo-moteurs corticaux d'un même hémisphère sont unis entre eux* par des fibres d'association, appartenant aux faisceaux longitudinaux supérieur et inférieur et au faisceau occipito-frontal.

Les *centres corticaux d'un hémisphère sont unis à ceux du côté opposé* par des fibres commissurales, dont les plus importantes passent par le corps calleux.

Les *centres oculo-moteurs corticaux sont unis aux centres du langage*, pour le côté gauche par des fibres homolatérales, pour le côté droit par des fibres commissurales, appartenant aux systèmes ci-dessus décrits.

c. **Voies d'association des centres corticaux avec les centres périphériques.** — Elles se font par des fibres, dont le trajet a pu être établi par des données physiologiques et anatomo-cliniques. Elles convergent vers la capsule interne, groupées en deux faisceaux, dont l'un, antérieur, venu du centre sensitivo-moteur, voisine avec les fibres du frontal, et l'autre, postérieur, venu du centre sensorio-moteur, ou sphère visuelle occipitale, est intimement mélangé aux radiations optiques. Au niveau de la capsule interne, le faisceau antérieur passe à la partie postérieure du bras antérieur de cette capsule, tandis que le faisceau postérieur occupe la partie postérieure de la région capsulo-thalamique, en contournant, avec les radiations optiques, la face postéro-inférieure de la couche optique.

De là, les fibres oculo-motrices cortico-mésocéphaliques (dont les mieux connues sont les *fibres oculogyres*) gagnent le centre de coordination des mouvements binoculaires, qui est dans le voisinage ou au niveau du noyau de la VIe paire. Elles suivent pour cela la partie dorsale, ou calotte, du pédoncule, puis de la protubérance ; elles se décussent et franchissent la ligne médiane au milieu de la hauteur de la protubérance ; on peut considérer le croisement comme un véritable *chiasma oculo-moteur* (Grasset). La protubérance peut donc être divisée, au point de vue qui nous occupe, en trois étages, qui sont, en allant du pédoncule vers le bulbe :

1. *Étage pédonculaire* : les fibres oculogyres, céphalogyres, faciales et pyramidales ne sont pas encore décussées.

2. *Étage protubérantiel supérieur* : les fibres oculogyres et céphalogyres sont décussées ; les fibres faciales et pyramidales ne le sont pas encore.

5. *Étage protubérantiel inférieur* : les fibres oculogyres, céphalogyres et faciales sont décussées : les fibres pyramidales ne le sont pas encore.

La connaissance de cette systématisation permettra de résoudre bien des problèmes cliniques.

Des noyaux mésocéphaliques, les fibres oculogyres se distribuent aux noyaux périphériques : elles vont à tous ces noyaux, car elles ont à fonctionner sur les uns d'une façon inhibitrice, sur les autres d'une façon motrice. Mais la grande majorité des fibres venues du centre coordinateur droit vont au noyau de la VI⁰ paire droite et au noyau de la III⁰ paire gauche, destiné au muscle droit interne gauche ; tandis que le centre coordinateur gauche commande le droit externe gauche et le droit interne droit.

Nous avons vu que les fibres oculogyres se sont décussées ; donc *l'hémisphère droit commande au centre coordinateur gauche, qui transmet les ordres au muscle droit externe gauche ainsi qu'au droit interne droit, — et vice versa.*

d. Voies d'association des centres intermédiaires avec les centres périphériques. — Ces associations se font (comme les associations d'une paire à l'autre) par l'important faisceau longitudinal postérieur, qui longe les noyaux oculo-moteurs et facial. C'est une grande voie réflexe, apportant à ces noyaux et au noyau coordinateur les incitations involontaires (conscientes ou inconscientes) venues des appareils *visuel, auditif, vestibulaire* (voy. p. 121), *cérébelleux* et *sensitif général.*

En outre, le noyau de la VI⁰ paire reçoit de l'olive supérieure, ou olive protubérantielle, un faisceau de fibres, dit pédoncule de l'olive, servant probablement à unir fonctionnellement l'appareil moteur de direction du regard aux appareils sensoriels auditif et vestibulaire.

CHAPITRE II

ÉTUDE PHYSIOLOGIQUE DE L'APPAREIL OCULAIRE MOTEUR

A. — PHYSIOLOGIE DE L'APPAREIL MOTEUR D'EXÉCUTION
(MUSCLES OCULO-MOTEURS)

A cet appareil sont dévolues trois grandes fonctions : celle du jeu des paupières, celle de la mobilisation du globe et celle de mise au point des impressions visuelles.

a. *Jeu de paupières*. — Les paupières protègent l'œil contre tous les agents nuisibles (traumatismes, vent, lumière excessive), le soutiennent en avant dans les congestions de l'orbite et les efforts, suppriment les images extérieures (pensée, isolement des sensations, sommeil), étalent les larmes à la surface de l'œil et, par des mouvements spiroïdes de dehors en dedans, les conduisent vers les poin's lacrymaux. Elles servent dans la vision normale, pour permettre d'apprécier les différences d'éclairage et les reliefs, dans la vision anormale, pour pallier aux vices de réfraction. Elles ont aussi un rôle manifeste dans l'expression du visage.

Elles se ferment, soit d'une façon *lente* : la portion palpébrale de l'orbiculaire se resserre, puis l'ensemble des paupières est porté en dedans ; — soit d'une façon *rapide*, qui est le *clignement*; il dure environ quatre dixièmes de seconde et se produit 5 à 6 fois par minute ; — soit d'une façon *forcée*; tout l'orbiculaire y prend alors part; d'autres muscles faciaux peuvent même y concourir.

La fermeture lente est surtout un mouvement volontaire, le clignement surtout un mouvement réflexe. L'ouverture des paupières se fait par l'action du releveur palpébral ; la paupière ne s'élève pas verticalement, comme un rideau, mais par un mouvement d'enroulement autour du globe. En cas de paralysie de ce muscle, le muscle frontal peut le suppléer en partie, mais en ne donnant qu'un mouvement d'élévation simple.

b. *Mobilisation du globe*. — Elle est obtenue par le jeu des muscles droits et obliques; mais elle a pour condition de.bon fonctionnement l'*équilibration du globe* : celle-ci est assurée à l'état statique, c'est-à-dire au repos, par la capsule aponévrotique, par les muscles des paupières et les muscles droits, qui s'opposent au déplacement en avant, par les obliques, qui s'opposent au déplacement en arrière. A l'état dynamique, lorsqu'un ou plusieurs muscles oculaires se contractent, l'aileron tendineux, que nous avons vu renforcer l'aponévrose oculo-orbitaire au niveau de chaque muscle, se tend; il joue donc, par rapport à son muscle en travail, le triple rôle de tendon de renvoi, modifiant l'angle d'application du muscle, d'agent modérateur et finalement de tendon d'arrêt. C'est par l'ensemble de toutes ces actions que le globe est équilibré, c'est-à-dire que son centre de rotation (à 14 millimètres derrière la cornée et à 10 millimètres en avant du pôle postérieur) reste immuable pendant tous les mouvements.

Les six muscles oculo-moteurs doivent, pour la facilité de l'exposition, être classés deux par deux, en trois couples.

1° *Couple des mouvements simples de latéralité*; ce sont le droit externe et le droit interne. Le *droit externe* porte la pupille directement en dehors; le *droit interne* la porte directement en dedans. Ces muscles n'ont pas d'autre action; ils n'agissent aucunement sur l'axe vertical de l'œil. Si ces muscles ont une action unique, nous allons voir que les quatre autres muscles ont chacun une action triple.

2° *Couple des mouvements complexes d'adduction*; il est formé par le droit supérieur et le droit inférieur. Nous connaissons déjà le désaxement du globe par rapport à l'orbite (v. page 5); nous savons qu'il y a entre leurs axes un écart d'environ 21°; par conséquent, les droits supérieur et inférieur, qui suivent l'axe de l'orbite, ont une direction générale oblique par rapport au globe; ils sont donc presque autant des muscles obliques que des muscles droits et, comme le grand et le petit oblique, ils auront chacun une action triple.

Le *droit supérieur*, en se contractant, c'est-à-dire en rapprochant son insertion mobile de son insertion fixe, va : 1° élever la pupille; 2° la porter en dedans; 3° incliner en dedans la partie supérieure de l'œil.

Le *droit inférieur* va : 1° abaisser la pupille; 2° la porter en dedans; 5° incliner en dehors la partie supérieure de l'œil.

Ces muscles sont donc synergiques pour une de leurs fonctions, la fonction d'adduction; ils sont antagonistes pour les deux autres, puisque l'un, le droit supérieur, est élévateur et rotateur interne, l'autre, le droit inférieur, abaisseur et rotateur externe. Ce couple mérite donc bien le nom de muscles adducteurs complexes.

5° *Couple des mouvements complexes d'abduction*; il est formé par le grand oblique et le petit oblique. Nous rappelons que le *grand oblique* part du fond de l'orbite pour se réfléchir sur une poulie, si- tuée à la partie su-

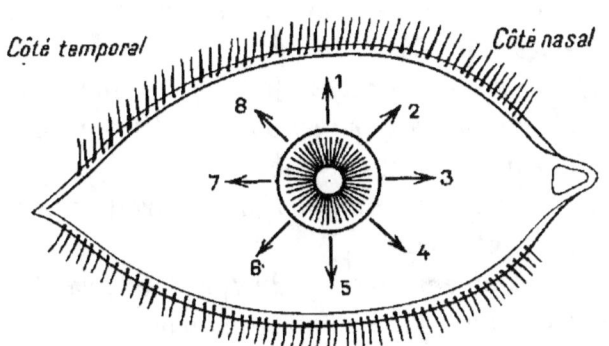

Fig. 9. — Action des muscles moteurs de l'œil.

Le droit externe agit dans la direction 7. — Le droit interne agit dans la direction 5. — Le droit supérieur agit dans les directions 1, 2, 3. — Le droit inférieur agit dans les direc- tions 3, 4, 5. — Le grand oblique agit dans les directions 5, 6, 7. — Le petit oblique agit dans les directions 7, 8, 1. (Comparez avec la figure 22.)

péro-interne du rebord orbitaire; au point de vue physiologique, la portion réfléchie compte seule; l'insertion mobile se fait au quadrant postéro-externe de l'hémisphère supérieur du globe. Il portera donc le globe : 1° en dehors; 2° en bas; 5° il inclinera sa partie supérieure en dedans (il donnera ainsi à l'œil une expres- sion tragique, qui a valu au nerf qui le commande le nom de nerf pathétique).

Le *petit oblique*, qui va de la partie inféro-interne du rebord orbi- taire au quadrant postéro-externe de l'hémisphère inférieur du globe, portera donc celui-ci : 1° en dehors; 2° en haut; 5° il incli- nera sa partie supérieure en dehors.

Ces muscles sont synergiques pour une de leurs fonctions, la fonction d'abduction, et antagonistes pour les deux autres, puisque l'un, le grand oblique, est abaisseur et rotateur interne, l'autre, le petit oblique, élévateur et rotateur externe.

Ce couple mérite donc bien le nom de muscles abducteurs complexes.

Si maintenant nous laissons l'étude analytique de la fonction de chacun des muscles, pour considérer synthétiquement les résultats de leurs actions, c'est-à-dire les diverses directions du globe, nous arrivons à ces données :

L'*abduction directe* est due au droit externe et aux deux obliques.

L'*adduction directe* aux droits interne, supérieur et inférieur.

L'*élévation directe* au droit supérieur et au petit oblique.

L'*abaissement direct* au droit inférieur et au grand oblique.

L'*élévation avec abduction* au petit oblique et accessoirement aux droits supérieur et externe.

L'*élévation avec adduction* au droit supérieur et accessoirement au droit interne.

L'*abaissement avec abduction* au grand oblique et accessoirement aux droits inférieur et externe.

L'*abaissement avec adduction* au droit inférieur et accessoirement au droit interne.

Tous les mouvements intermédiaires à ces huit positions sont possibles par combinaisons successives.

L'étendue des principaux mouvements du globe est la suivante : élévation 44°, adduction 44°, abaissement 50°, abduction 46° (Landolt).

Bien entendu, chaque fois qu'un muscle ou un groupe de muscles se contracte, les muscles à action antagoniste se relâchent par inhibition, pour faciliter le mouvement; nous verrons plus loin le mécanisme central de cette inhibition.

c. **Mise au point des impressions lumineuses.** — Elle est dévolue surtout aux muscles intrinsèques, bien qu'accessoirement les paupières puissent cligner, pour diminuer une lumière trop vive (mise au point quantitative), ou pour ne laisser passer les rayons que par les parties centrales de la cornée, afin d'améliorer la vision (mise au point qualitative) dans le cas de myopie ou d'astigmatisme.

L'iris est percé en son centre d'un orifice, la *pupille*. Celle-ci est en état de modifications incessantes ; on peut cependant dire qu'une pupille n'est pas pathologique au-dessus de 2 millimètres et au-dessous de 6 millimètres de diamètre avec un éclairage moyen. Pendant le sommeil elle est rétrécie (rétrécissement cathypnique, Lafon); elle est plus large chez l'enfant, plus étroite chez le vieillard. L'anisocorie, ou inégalité pupillaire, peut exceptionnellement être congénitale; elle est, à part ces cas, toujours due à un état pathologique général ou local; l'inégalité de réfraction des deux yeux ne produit pas d'anisocorie. Nous verrons (chapitre V) que des influences vasculaires peuvent produire des modifications pupillaires (dans l'agonie, le sommeil anesthésique dangereux, la pupille se dilate par faible pression sanguine), mais les influences de beaucoup les plus actives sur ses dimensions dépendent de l'appareil oculaire moteur.

Le **sphincter pupillaire** se contracte différemment selon le genre de réflexe mis en jeu; nous étudierons plus loin les sources d'excitation réflexe des mouvements iriens; disons seulement ici que la contraction pupillaire a tous les caractères d'un vrai réflexe lorsqu'elle est liée à la projection de lumière sur l'œil (réflexe photomoteur) : elle est rapide, durant 1/3 ou 1/4 de seconde, elle est involontaire, irrésistible et inconsciente; souvent elle dépasse le but et ne revient aux dimensions nécessaires qu'après quelques brèves oscillations.

Chez l'homme et les mammifères, ce réflexe ne peut être mis en jeu par la lumière du jour que si tout l'arc réflexe est intact; mais chez tous les animaux à iris, sauf les mammifères, cette contraction se fait par simple projection de la lumière sur l'iris, le globe étant énucléé, ou même sectionné, et le pôle postérieur de l'œil enlevé. Ce n'est donc pas un réflexe, mais une impression directe de la lumière sur les fibres musculaires (Neveu). Ce réflexe périphérique peut cependant, et sous l'influence d'autres lumières, se produire chez l'homme complètement aveugle; on voit la pupille se contracter si l'on projette sur elle la lumière d'un puissant arc électrique; cet effet serait dû à l'action locale sur l'iris des rayons ultra-violets, que cette lumière contient en abondance (Schanz).

La contraction pupillaire, chez l'homme, a beaucoup moins le caractère d'un réflexe pur, lorsqu'elle est liée à l'accommodation et à la convergence; elle est alors moins rapide (3/4 de seconde à 1 seconde) et, quoique inconsciente, a plutôt les caractères de mouvement associé; elle en a la précision.

Le **dilatateur pupillaire**, dont l'existence est actuellement à peu près démontrée, agit par sa contraction propre; mais son action est facilitée par l'inhibition qui porte alors sur le sphincter, son antagoniste. Si, en effet, on coupe le sympathique, la pupille se contracte; mais, si, pendant ce temps, on provoque une douleur aiguë (que nous verrons suffisante par elle-même pour provoquer la dilatation), on voit la dilatation se produire malgré la section du sympathique; la douleur n'a pu évidemment agir qu'en produisant une inhibition sur le sphincter.

Les modifications de la pupille servent à une mise au point, à la fois quantitative (intensité lumineuse) et qualitative (netteté des images fournies par les parties centrales du cristallin).

Les collyres agiraient en des points différents; l'ésérine produirait la contraction pupillaire en agissant directement sur le sphincter ou les terminaisons nerveuses qu'il contient (car le myosis a lieu même si le tronc de la IIIe paire est coupé); par contre l'atropine agirait plus haut, sur le ganglion ciliaire.

Le **muscle ciliaire** ne met pas au point la quantité de lumière pénétrant dans l'œil, mais la courbure du cristallin qu'il adapte, accommode à la distance de l'objet fixé, de façon que les rayons qui en émanent forment foyer exactement sur la rétine, condition de la vision nette. Il est donc le muscle de l'*accommodation*, fonction de mise au point qualitative.

Le mécanisme de l'accommodation, d'après Helmholtz et un grand nombre d'auteurs, serait le suivant : le muscle prend son point d'appui sur son tendon antérieur et, par la contraction de ses fibres, tant longitudinales que circulaires, il porte sa masse en avant, rétrécissant l'anneau qu'il forme dans son ensemble; la zonule de Zinn se relâche et le cristallin, en vertu de son élasticité propre, tend à prendre une forme plus voisine de la sphère. — Pour d'autres, au contraire (Tscherning, Brücke), il n'existe pas de point d'appui antérieur pour le muscle ciliaire; sa contraction fait gonfler sa partie moyenne et tend la zonule au lieu de la relâcher (Tscherning); il en résulte un aplatissement général du cristallin, mais la partie centrale ou noyau, de consistance plus grande, bombe davantage; l'accommodation est obtenue par le jeu de la partie centrale du cristallin, seule utilisée pour la vision rapprochée.

Plus l'objet fixé est proche, plus l'accommodation doit entrer en j eu; nous verrons plus loin comment s'évalue et se mesure la puissance de l'accommodation. On sait qu'elle diminue avec l'âge (presbytie), mais la cause en réside beaucoup plus dans la perte d'élasticité du cristallin, que dans une diminution de puissance du muscle ciliaire (voy. fig. 10). Comme pour lire à 55 centimètres il faut une

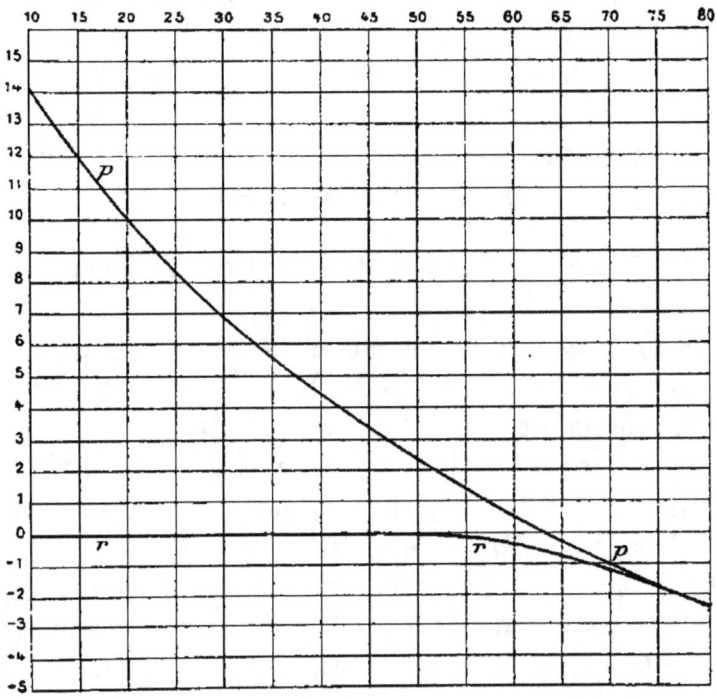

Fig. 10. — Décroissance de la puissance de l'accommodation avec l'âge
(Schéma de Donders.)

Les chiffres supérieurs indiquent l'âge, les chiffres latéraux l'amplitude accommodative exprimée en dioptries. La ligne *pp* donne la valeur de l'accommodation (punctum proximum), la ligne *rr* celle de la réfraction statique; celle-ci est représentée nulle car l'œil est supposé emmétrope. La réfraction statique, elle-même, commence à baisser à partir de 55 ans.

accommodation de 5 dioptries, l'homme emmétrope commence à devenir presbyte au delà de 45 ans.

Chez l'homme, étant donné le genre de travail oculaire qu'il fournit, l'accommodation se produit assez lentement (pour passer du repos de l'accommodation à l'accommodation maxima, il faut environ 1 seconde 7 dixièmes; pour le passage en sens inverse 1 seconde), mais elle peut être très longtemps soutenue. Il y a là un facteur de supériorité de la race humaine, au moins aussi important que celui de l'opposition du pouce (Rochon-Duvigneaud). Chez l'homme, le muscle ciliaire est composé de fibres lisses et le cristallin est assez déformable ; chez l'oiseau, au contraire (Berlin), le muscle ciliaire est strié et le cristallin dur ; l'accommodation est donc extrèmement rapide et précise (oiseau en plein vol gobant un moucheron), mais ne peut être soutenue (Rabl). Le degré d'accommodation déployée servirait à l'oiseau à apprécier la distance, tandis que l'homme l'apprécie surtout par le degré de convergence nécessaire.

B. — PHYSIOLOGIE DE L'APPAREIL MOTEUR DE TRANSMISSION (NERFS OCULO-MOTEURS)

Leur rôle est extrèmement simple ; c'est celui d'agents de transmission.

L'*oculo-moteur commun* commande aux mouvements des droits supérieur, inférieur, interne et petit oblique, du releveur palpébral, du ciliaire et du sphincter pupillaire. Son action totale produit l'adduction (car il commande deux adducteurs contre un abducteur) et l'élévation (deux élévateurs contre un abaisseur), l'accommodation maxima et le myosis, l'élévation palpébrale.

Le *pathétique* met en jeu le grand oblique, qui porte l'œil en dehors et en bas, avec rotation en dedans de sa partie supérieure.

L'*ocu o-moteur externe* commande au droit externe ; l'œil est placé en abduction directe.

Le *facial*, par contraction de l'orbiculaire, ferme les paupières (avec adjonction des muscles voisins, s'il en est besoin), fait cheminer les larmes vers le lac lacrymal et provoque des modifications de capacité du sac lacrymal, qui aspirent les larmes. Le facial a d'autres fonctions oculaires, d'ordre non moteur (rôle dans la sécrétion des larmes).

Le *grand sympathique* meut le dilatateur pupillaire ; il a d'autres fonctions oculaires (vaso-motricité).

C. — PHYSIOLOGIE DE L'APPAREIL MOTEUR DE COMMANDEMENT (CENTRES OCULO-MOTEURS)

Les **centres primaires**, ou **périphériques**, donnent aux nerfs, dont les cylindraxes sont le prolongement de leurs corps cellulaires, des ordres, dont ils ne sont pas les auteurs, qui leur viennent d'autres centres, et dont ils ne sont guère que les transmetteurs, en dernier ressort.

Les auteurs des ordres qui leur arrivent sont les centres réflexes ou les centres corticaux. Les **centres réflexes** recueillent les impressions de toutes les voies sensitives et sensorielles, mais surtout celles des voies visuelle, acoustique et vestibulaire. Les ordres émanés de ces centres sont des ordres réflexes et donnent lieu aux mouvements oculaires automatico-réflexes, c'est-à-dire inconscients ou conscients, mais, dans tous les cas, involontaires.

Les **centres corticaux**, mis en jeu par la volonté propre ou par le besoin d'une réponse à une excitation consciente, soit visuelle (centre sensorio-moteur), soit sensitive (centre sensitivo-moteur), envoient des ordres conscients et volontaires.

Mais, tout au moins pour les mouvements extrinsèques des globes, ces ordres, tant réflexes que volontaires, ne vont pas directement aux noyaux primaires. Ils doivent passer par les **centres supra-nucléaires de coordination**, chargés d'assurer l'ensemble de la manœuvre entre les divers muscles de chaque œil et la synergie des mouvements binoculaires; ce sont des centres répartiteurs, transformant l'ordre global reçu (de regard binoculaire à droite, par exemple) en ordres de détail, qu'ils envoient aux centres primaires des muscles ayant à se contracter.

Ce n'est là qu'un exposé très général de la division du travail entre les divers centres oculo-moteurs. Il faut le compléter par l'étude du jeu spécial de ces centres dans chacune des **fonctions oculo-motrices**.

Ces fonctions oculo-motrices sont : les modifications de la pupille; l'accommodation; les mouvements palpébraux; les mouvements binoculaires sans parallélisme des axes (convergence, divergence); les mouvements binoculaires avec parallélisme des axes (latéralité, élévation, abaissement). De nombreuses synergies associent ces diverses fonctions oculo-motrices.

a. **Modifications de la pupille.** — La contraction et la dilatation pupillaires, dont le mécanisme musculaire est différent, ont aussi un mécanisme nerveux, ou central, très spécial.

L'irido-constriction ne parait pas se faire par la simple mise en action du ganglion ophtalmique (F. Franck); disons cependant que Marina admet que ce ganglion peut jouer le rôle de centre périphérique dans l'irido-constriction à la lumière.

Elle se fait par la mise en jeu d'un *arc basilaire*, dont les voies centripètes sont le trijumeau (myosis dans les irritations cornéennes), et surtout le nerf optique (myosis quand la lumière est un peu intense). Certaines grosses fibres du nerf optique, de fonction visuelle et à cours centripète, mais particulièrement affectées au réflexe pupillaire, les « fibres

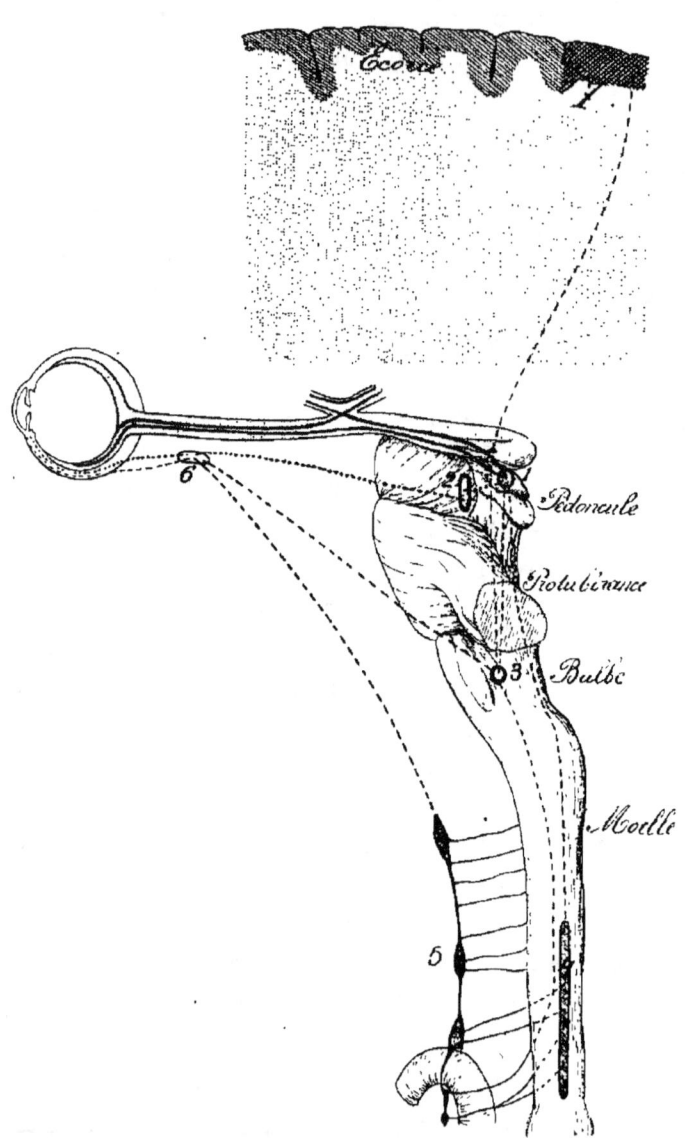

Fig. 11. — Centres et voies de la motricité de la pupille.

. . . . . .   Voies de l'irido-constriction (voie centrifuge).
– – – –   Voies de l'irido-dilatation (voie centrifuge).
————   Fibres optiques pupillaires (voie centripète).

1, tubercule quadrijumeau antérieur. — 2, centre de l'oculo-moteur commun. — 3, centre bulbaire. — 4, centre médullaire. — 5, cordon sympathique cervical et anse de Vieussens. — 6, ganglion ophtalmique. — 7, centre cortical.

pupillaires » vont, directement pour certains auteurs, ou après un relai au tubercule quadrijumeau antérieur pour d'autres, se mettre en rapport avec les noyaux des sphincters pupillaires (p. 141).

Les voies centrifuges de cet arc basilaire de l'irido-constriction se font par la III° paire, son filet du petit oblique, l'anastomose de ce filet au ganglion ophtalmique, ce ganglion et les nerfs ciliaires courts. Le ganglion ne sert pour elles que de lieu de relai (car il y a changement de neurone), et non de centre.

La synergie entre la contraction des deux pupilles est assurée, pour certains physiologistes, par la semi-décussation des fibres pupillaires centripètes, pour d'autres, par celle des fibres pupillo-motrices centrifuges.

L'irido-constriction se ferait aussi par un *arc cortical* (donc volontaire) branché sur le premier : son existence n'est pas prouvée.

L'irido-dilatation peut se faire par un *arc orbitaire*, si l'on entend par là que les voies centripètes, le centre et les voies centrifuges sont contenues dans une seule orbite ; les nerfs ciliaires courts en sont les voies afférentes et efférentes, et le ganglion ophtalmique en est le centre (F. Franck).

Elle peut avoir lieu aussi par *arc basilaire*.

Les voies centripètes de ce réflexe sont : le nerf optique (dilatation de la pupille quand l'intensité lumineuse décroît), le trijumeau (dilatation dans les irritations douloureuses de la cornée), les voies sensitives générales (dilatation par douleur périphérique).

Les centres de cet arc basilaire sont multiples ; ce sont les centres bulbaire et spinal (centre de Budge), que nous connaissons déjà (p. 18).

Quant aux voies centrifuges, elles suivent, nous le savons, soit le tronc du trijumeau, soit celui du sympathique. Celles du centre cilio-spinal vont gagner le 1er ganglion thoracique par le cordon dorsal, recevant les *rami communicantes* des six premiers nerfs dorsaux, par les rami communicantes directs des 1er et 2e nerfs dorsaux et 8e cervical (Mme Déjerine-Klumpke), et par le nerf vertébral de F. Franck. De là, ces fibres gagnent, par le tronc du sympathique cervical, le ganglion cervical supérieur, d'où, par un filet distinct (filet sympathico-gassérien de F. Franck), elles rejoignent le ganglion de Gasser. Les voies centrifuges du centre bulbaire se font partie directement par le trijumeau, partie indirectement en descendant se joindre dans la moelle à celles du centre cilio-spinal.

Du ganglion de Gasser, elles suivent le nerf nasal, puis les nerfs ciliaires courts, en passant par le ganglion ophtalmique ; nous verrons (p. 249) que les fibres vaso-motrices du sympathique n'ont pas le même trajet que ses fibres irido-dilatatrices. Les voies de cet arc basilaire sont reliées entre elles d'un côté à l'autre (bilatéralité du mouvement par excitation unilatérale), ce qui n'existe pas pour celles de l'arc orbitaire.

On a décrit pour l'irido-constriction et l'irido-dilatation des centres inhibiteurs spéciaux, dont nous ne parlerons pas, car ils sont mal connus.

L'irido-dilatation pourrait aussi se faire par *arc cortical* volontaire ; on en a localisé le centre dans l'écorce occipitale. Les recherches de Haab, Bechterew, Piltz (celles de ce dernier sur des aveugles) prouvent que la seule idée de penser à l'obscurité peut provoquer de la mydriase.

Faisons remarquer, en terminant, la multiplicité et l'éparpillement des centres irido-dilatateurs, en opposition avec la condensation du centre unique de l'irido-constriction.

Lafon a tout récemment proposé une nouvelle théorie des mouvements pupillaires : il n'existe pas de muscle dilatateur et l'iris se dilate quand le sphincter se relâche ; la IIIᵉ paire et le sympathique sont tous deux irido-constricteurs, mais dans des conditions différentes : la IIIᵉ paire est le nerf de la fonction sensorio-motrice (réflexes pupillaires liés à l'appareil de la vision), le sympathique est le nerf de la fonction sensitivo-motrice (réflexes pupillaires liés à l'appareil sensitif général et d'origine psychique). Le ganglion ciliaire (où les deux nerfs s'arrêtent) est le centre de l'irido-constriction, que l'un ou l'autre nerf irido-constricteur met en activité (selon la fonction en jeu).

b. **Accommodation.** — Le mécanisme nerveux, ou central, de l'accommodation est simple. Le ganglion ophtalmique ne joue pas vis-à-vis d'elle le rôle de centre. Les réflexes accommodateurs se font par un *arc basilaire*, dont les voies centripètes sont le nerf optique (cercles de diffusion sur la rétine indiquant que les images ne sont pas au point), et les autres voies, sensorielles ou sensitives générales, indiquant que l'objet fixé est à courte distance. Il semble que les fibres du nerf optique, liées à ce réflexe, soient semblables aux autres et n'en soient pas différenciées, comme le sont les « fibres pupillaires ».

Le centre est au niveau du noyau de la IIIe paire; il y a association entre les noyaux des deux côtés (bilatéralité du mouvement par excitation unilatérale).

Les voies centrifuges suivent le tronc de l'oculo-moteur commun, le filet du petit oblique et se terminent dans le ganglion ophtalmique; elles se mettent là en connexion avec un autre neurone, dont le cylindraxe suit les nerfs ciliaires courts; le ganglion n'agit donc pas comme centre accommodatif, mais comme relai des fibres accommodatives, venues de plus haut.

Existe-t-il un *arc cortical* de l'accommodation? Bien que l'expérimentation chez l'animal n'ait jamais montré un centre cortical, dont l'excitation provoquerait l'accommodation, il est certain qu'il en existe un et que nous pouvons accommoder par la simple action de la volonté.

Tel est le mécanisme nerveux de l'accommodation. Mais quel est celui du relâchement de l'accommodation? comment le muscle une fois contracté se relâche-t-il? le sympathique intervient-il comme antagoniste de la IIIe paire, de même que dans les modifications de la pupille? Il semble que non, et que l'accommodation se relâche simplement lorsque la IIIe paire cesse de la commander.

c. **Mouvements palpébraux**. — Les voies centripètes des mouvements palpébraux sont les mêmes, qu'il s'agisse du mouvement d'ouverture ou de celui de fermeture; elles se font par le nerf optique, par les autres voies sensorielles, par les voies sensitives, en particulier le trijumeau (sensibilité des cils, de la conjonctive, de la cornée; blépharospasme par irritation des nerfs ciliaires; réflexe de Mac Carthy: contractions fibrillaires de l'orbiculaire par percussion d'un point de la région circum-oculaire et surtout du nerf sous-orbitaire à son émergence). Le plexus cervical intervient aussi; le trijumeau étant coupé, Cl. Bernard a observé l'occlusion des paupières par pincement du pavillon de l'oreille.

Les *centres basilaires* sont ceux des IIIe et VIIe paires; au-dessus d'eux sont les centres réflecteurs (tubercules quadrijumeaux, centres des nerfs sensitifs), où se réfléchissent les impressions venues par les

voies centripètes. Nickell et Exner ont aussi décrit un centre coordinateur, dit *centre du clignement*, chargé d'équilibrer les rapports
fonctionnels entre les nerfs de fermeture (VII⁰ paire) et d'ouverture (III⁰ paire). Ce centre serait au niveau du bord supérieur de
la protubérance; il est uni à celui du côté opposé, pour la synergie
bilatérale.

Les voies centrifuges se font par les troncs des III⁰ et VII⁰ paires.
La suppléance du facial par le spinal, pour les mouvements de fermeture, a été réalisée chirurgicalement, par anastomose entre ces
deux nerfs.

L'*arc cortical* des mouvements palpébraux s'établit par la mise en
fonction des centres corticaux, que nous avons décrits aux III⁰ et
VII⁰ paires. Nous avons vu qu'il n'y a pas lieu de distinguer un
« facial supérieur » et que toutes les fibres centrifuges du centre
facial cortical suivent le même chemin.

Ces centres corticaux fonctionnent synergiquement avec ceux du
côté opposé, mais cependant pas d'une façon absolue; il nous est
facile d'ouvrir ou de fermer tantôt un œil, tantôt l'autre, tandis que
les mouvements accommodatifs et pupillaires, même lorsqu'ils sont
de nature volontaire, sont toujours bilatéraux.

d. **Mouvements binoculaires sans parallélisme des
axes, ou mouvements associés de distance** (Parinaud). —
Dans cette catégorie de mouvements, les globes rapprochent l'extrémité antérieure de leurs axes, qui se croisent (convergence) ou
s'éloignent (divergence). Ces mouvements se produisent quand varie
la distance à laquelle est fixé notre regard.

La **convergence** est due à la contraction simultanée des deux
muscles droits internes. L'*arc basilaire* du réflexe est formé par les
voies centripètes sensorielles et sensitives, déjà mentionnées pour
les autres mouvements oculaires, et par les voies centrifuges de
l'oculo-moteur commun. Les centres sont les centres primaires, ou
noyaux, des droits internes; pour assurer la synergie bilatérale,
il existe un centre intermédiaire, ou coordinateur (centre de la convergence), qui dirige le mouvement binoculaire.

Ce centre entre en jeu dans tous les mouvements de convergence,
qu'ils soient d'ordre réflexe (arc basilaire) ou que l'*arc cortical*
volontaire intervienne. Les centres corticaux sont doubles (l'un

antérieur, ou sensitivo-moteur, l'autre postérieur, ou sensorio-moteur); ce sont les mêmes que pour les autres mouvements oculaires : ils se relient au centre coordinateur de la convergence.

Nous verrons un peu plus loin que les centres primaires des droits internes ont des connexions avec un autre centre coordinateur (celui des mouvements binoculaires avec parallélisme des axes). Cette double innervation des droits internes nous montre bien que les centres primaires ne font que transmettre les ordres que les centres répartiteurs, ou coordinateurs, leur envoient, combinant leur mise en action, tantôt avec celle du droit interne du côté opposé (mouvement binoculaire sans parallélisme des axes), tantôt avec le droit externe du côté opposé (mouvement binoculaire avec parallélisme des axes) (voy. fig. 12).

La **divergence** n'est pas une fonction binoculaire à proprement parler : les yeux n'ont pas, normalement, à se placer en divergence : lorsque la convergence cesse, les yeux reprennent le parallélisme de leurs axes, sans qu'il y ait de divergence réelle.

e. Mouvements binoculaires avec parallélisme des axes, ou mouvements associés de direction du regard (Parinaud). — Nous savons déjà que tous les mouvements oculaires, même d'un seul œil considéré isolément, sont des mouvements associés, exigeant le concours de plusieurs actions musculaires, soit synergiques, soit antagonistes, dont la résultante est le mouvement oculaire en question. A plus forte raison, des associations fonctionnelles doivent-elles entrer en jeu dans les mouvements binoculaires. Nous venons d'en voir un exemple dans le mouvement de convergence; lorsque les deux yeux conservent leur parallélisme, il en est de même. Parinaud appelait ces diverses synergies fonctionnelles : *mouvements associés des yeux vers la droite, vers la gauche, en haut, en bas.* Tout en conservant cette dénomination, on peut, par surcroît, leur appliquer aussi celle-ci : *fonction du regard vers la droite, vers la gauche,* etc., pour bien montrer qu'il s'agit là, non de mouvements de tel ou tel muscle de chaque œil, s'associant pour la circonstance, mais bien de fonctions oculo-motrices binoculaires. Dans le cas de paralysies, ce ne seront ni tels muscles, ni tels nerfs, ni tels noyaux primaires qui seront impotents, mais bien une fonction véritable, qui sera perdue, malgré l'intégrité de

l'appareil moteur périphérique; il s'agira, non de plusieurs lésions
des neurones périphériques, mais d'une lésion unique de l'appareil
coordinateur, chargé de répartir le travail entre les éléments moteurs périphériques. Aussi, pour compléter le terme de « paralysies
des mouvements associés des yeux » (Parinaud), a-t-on proposé
celui de « paralysies oculaires de fonction » (Cantonnet et
Taguet).

Fonction (ou mouvements associés) du regard en haut. —
Bien que l'élévation des yeux se fasse par les filets d'un même nerf
(filets du droit supérieur et du petit oblique, tous deux branches de
la IIIe paire), il est indispensable de considérer ces filets, groupés
anatomiquement dans un seul tronc nerveux, comme distincts
physiologiquement. Il faut entre eux un *centre coordinateur de la
fonction d'élévation*, que la physiologie nous porte à placer dans la
région du mésocéphale; à lui, arriveront des voies réflexes, engen-
drant les ordres du regard binoculaire en haut, ainsi que des voies
corticales, lui conduisant les ordres volontaires de regard en haut,
émanés du lobule pariétal inférieur et de la région périrolandique
des deux hémisphères. Grasset groupe cet appareil coordinateur
cortico-mésocéphalique de la fonction d'élévation binoculaire sous
le nom de *nerf suspiciens*. Ce terme, évidemment, met très en relief
le fonctionnement des mouvements d'élévation, mais il faut bien
entendre que ce n'est là qu'une expression physiologique, à remplacer peut-être avec avantage par celle d'*appareil suspiciens*, dé-
signant l'ensemble des voies groupées pour la fonction, mais non
isolées anatomiquement. Il en est de même pour les termes de nerf
despiciens et de nerfs oculogyres.

Fonction (ou mouvements associés) du regard en bas. —
Les ordres envoyés au droit inférieur et au grand oblique des deux
globes, et destinés à produire le regard en bas, sont coordonnés,
comme ceux du regard en haut, par un centre et un *nerf* (ou *appareil*) *despiciens*.

Fonction (ou mouvements associés) de latéralité. — Les
globes peuvent se porter ensemble, soit vers la droite (fonction du
regard à droite, ou fonction oculo-dextrogyre), soit vers la gauche
(fonction du regard à gauche, ou fonction oculo-lévogyre).

Elles sont plus complexes que les fonctions d'élévation ou d'abaissement, car, dans ces dernières, les deux yeux se déplacent par rapport à un plan commun, le plan horizontal, tandis que dans les fonctions de latéralité, chaque œil se déplace par rapport à son plan vertical et antéro-postérieur, qui est distinct, naturellement, de celui de l'autre œil. Le déplacement latéral ne se fait pas, en effet, par rapport au plan médian du corps, mais par rapport à l'axe antéro-postérieur de chaque œil.

Prenons le *regard à droite*; il est assuré par la contraction des *muscles droit externe de l'œil droit, et droit interne de l'œil gauche*, et par les noyaux primaires moteurs de ces deux muscles. Ces deux noyaux moteurs sont coordonnés entre eux, pour cette fonction du regard à droite, par un centre coordinateur mésocéphalique (dit supranucléaire, car il est hiérarchiquement et anatomiquement au-dessus des noyaux primaires), que Grasset appelle *centre oculo-dextrogyre*, placé à droite de la ligne médiane; il commande au droit externe de son côté (le droit), et au droit interne du côté opposé (le gauche). Ce centre coordinateur est relié à l'*écorce gauche* par des voies dont nous avons parlé (page 25). Donc, *un ordre venu de l'écorce gauche portera les deux globes vers la droite*. Bien entendu, s'il s'agit, non d'ordres volontaires, mais d'ordres réflexes venus des voies sensorielles ou sensitives, ils agiront de même sur le noyau coordinateur, qui transmettra aux noyaux périphériques appropriés.

L'ensemble de cet appareil cortico-mésocéphalique du regard binoculaire à droite est appelé par Grasset *nerf* (ou *appareil*) *oculo-dextrogyre*.

Naturellement, l'*appareil oculo-lévogyre* est calqué sur le dextrogyre, mais orienté en sens inverse.

La comparaison suivante fera mieux comprendre ces dispositions : considérons les deux globes oculaires comme deux chevaux attelés à une même voiture; le timon qui les sépare représente le plan médian du corps. Chaque cheval est guidé par une petite rêne droite et une petite rêne gauche (chaque petite rêne représente un muscle, son nerf et son noyau primaire). La petite rêne droite de chaque cheval se réunit avec la petite rêne droite de l'autre cheval, pour constituer la rêne commune droite, tenue par la main droite du cocher; il en est de même pour les deux petites rênes gauches, réunies en rêne commune gauche, tenue par la main gauche

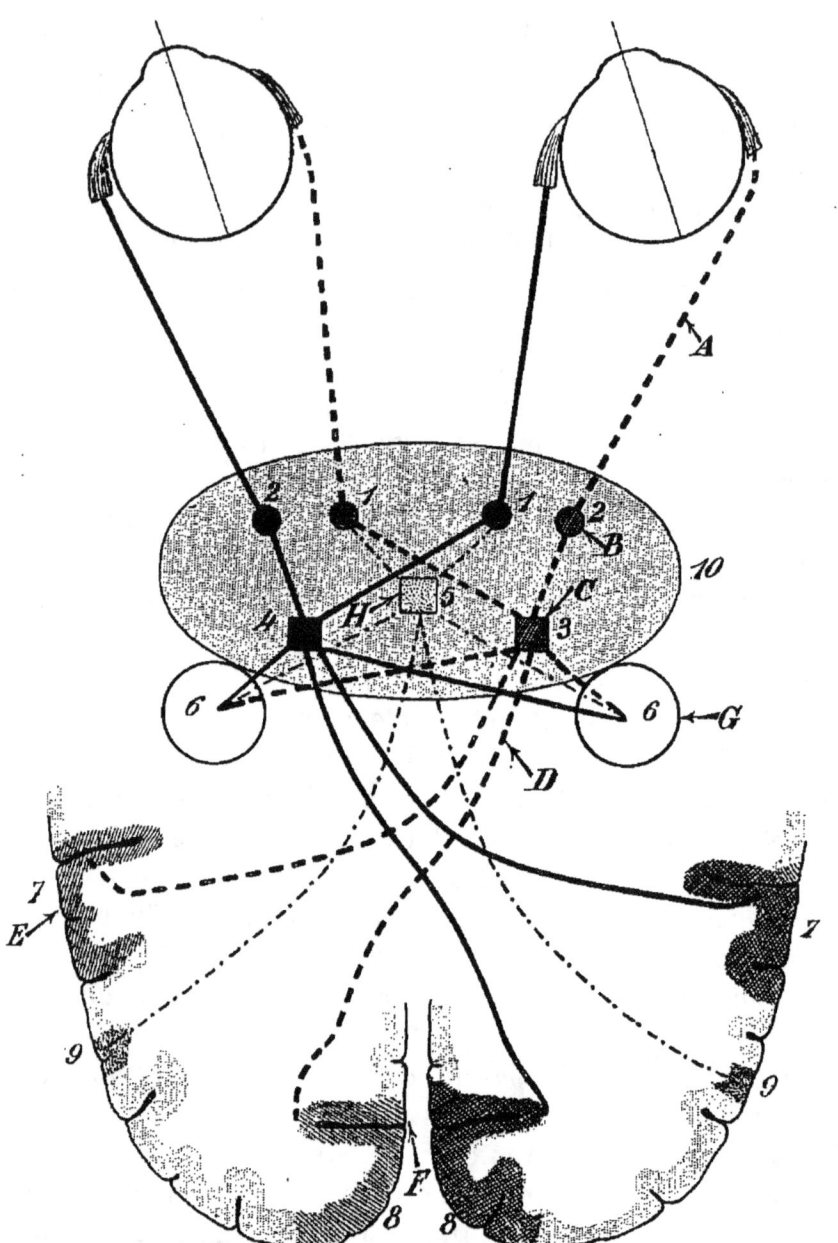

Fig. 12. — Appareils des mouvements associés de latéralité (oculogyres)
et de convergence.

——— Appareil du regard à gauche (lévogyre), en action dans cette figure.
━ ·━ ·━ Appareil du regard à droite (dextrogyre). — ·····• Appareil de la convergence.
1, noyaux des muscles droits internes.— 2, noyaux des muscles droits externes.— 3, centre
coordinateur de l'appareil dextrogyre. — 4, centre coordinateur de l'appareil lévogyre.
— 5, centre coordinateur de la convergence. — 6, tubercules quadrijumeaux antérieurs. — 7, centres corticaux antérieurs, ou sensitivo-moteurs, des appareils oculogyres.
— 8, centres corticaux postérieurs, ou sensorio-moteurs, des oculogyres. — 9, centre
cortical de la convergence. — 10, mézocéphale. — A, B, C, D, E, F, G, H, lésions diverses
frappant ces appareils.

du cocher. La main droite du cocher est le centre coordinateur oculo-dextrogyre (car il meut les appareils périphériques, les petites rênes droites, qui dirigent les deux chevaux à droite); sa main gauche est le centre coordinateur oculo-lévogyre. Mais la main droite du cocher obéit à son hémisphère gauche, et inversement. On peut donc dire que *le cerveau gauche du cocher dirige les deux chevaux à droite*, et que le cerveau droit les dirige tous deux à gauche.

On pourrait encore pousser plus loin la comparaison et dire que les impressions visuelles, acoustiques, d'équilibration. sensitives, éprouvées par le cocher, donneront des ordres *réflexes* à l'une des deux mains, c'est-à-dire à l'un des deux centres coordinateurs.

Associations synergiques entre ces diverses fonctions oculo-motrices. — *a*. **La contraction pupillaire est associée à l'accommodation.** — Une observation de Graefe, où la convergence était paralysée, montre bien que l'association du sphincter irien et du muscle ciliaire est réelle, quoique le premier mette trois quarts de seconde à se contracter, tandis que le deuxième ne met qu'un tiers de seconde.

b. **La contraction pupillaire est associée à la convergence.** — La pupille se contracte chaque fois que les yeux convergent.

c. **La convergence et l'accommodation sont associées.** — Elles le sont dans un rapport étroit, au point que, pour une distance donnée de l'objet fixé, les yeux convergent d'un nombre d'angles métriques (unité de mesure de la convergence) égal au nombre de dioptries (unité de mesure de l'accommodation). Cependant ce parallélisme souffre quelques écarts, surtout dans les cas de vices de réfraction (amplitude relative de l'accommodation à la convergence de Donders).

d. **L'élévation palpébrale est associée à l'élévation du globe.** — De même, la paupière s'abaisse en même temps que le globe; la dissociation de cette synergie dans les mouvements d'abaissement porte le nom de *signe de Graefe.*

e. **L'élévation palpébrale est associée à la convergence.** — Elle est même très énergique.

f. **L'élévation du globe est associée à la fermeture forcée**

des paupières. — Lorsque les paupières se ferment énergiquement, le globe se porte en haut et en dehors; c'est là un phénomène de défense, qu'il est facile de constater dans la paralysie faciale (signe de Bell), lorsqu'on commande au sujet de fermer les yeux.

g. **L'élévation et l'abduction du globe sont associées à la fermeture des paupières pour repos des yeux.** — Dans le sommeil, anesthésique ou naturel, les globes divergent et s'élèvent; c'est la position de repos des globes oculaires.

h. **Rotation des globes dans les inclinaisons de la tête et du tronc.** — Un objet vertical peut être vu vertical, même si la tête est inclinée latéralement; ceci est dû aux muscles droit supérieur et grand oblique du côté où la tête s'incline, et aux droit inférieur et petit oblique de l'autre côté. Si, au lieu d'une simple inclinaison latérale, on fait décrire à la tête ou à l'ensemble du corps une circonférence complète, les choses commencent d'abord comme nous venons de le dire, c'est-à-dire qu'il y a retard du déplacement de l'axe vertical des yeux sur celui de l'axe de la tête (rotation oculaire en sens inverse de l'inclinaison céphalique), retard qui atteint un maximum, puis décroît et disparaît pour se transformer en une avance (rotation oculaire dans le même sens que l'inclinaison céphalique) et les yeux arrivent à la position primaire avant la tête.

À côté de ces synergies constantes et indissolubles, il en est d'autres, qui n'ont pas le même caractère de nécessité ni de constance, mais que nous devons signaler car elles sont très fréquentes :

i. **Associations habituelles des mouvements abaisseurs-convergeurs,** d'une part, **des mouvements élévateurs-divergeurs,** d'autre part. — Bien que les mouvements d'abaissement puissent se faire sans convergence et ceux d'élévation sans divergence, souvent ils s'associent entre eux, pour former les synergies habituelles, mais non constantes, que nous signalons.

j. **Associations des mouvements oculaires et céphaliques de latéralité.** — Il en est ici de même : les yeux peuvent bien se porter latéralement sans que la tête bouge ; le plus souvent cependant, l'étendue du mouvement de latéralité des yeux est augmenté par celui de même sens qu'exécute la tête. Les mouvements de la tête sont dus à la mise en jeu d'appareils centraux, les *appareils cé-*

phalogyres, commandant les mouvements à droite (céphalo-dex-trogyre) et à gauche (céphalo-lévogyre). Leur constitution est sensiblement la même que celle des oculogyres ; leurs centres et leur trajet voisinent avec les leurs. Il s'en suit que leur mise en action simultanée est presque constante et que la formule donnée plus haut doit s'élargir ainsi : *le cerveau gauche porte la tête et les deux yeux vers la droite.* On conçoit qu'une lésion, atteignant à la fois le centre oculogyre et le centre céphalogyre d'un même hémisphère, produise la paralysie simultanée de ces deux appareils (déviation conjuguée de la tête et des yeux.)

CHAPITRE III

EXAMEN CLINIQUE DE L'APPAREIL OCULAIRE MOTEUR

A. — EXAMEN DE LA MOTILITÉ DES PAUPIÈRES

Cet examen est fort simple : il se fera d'abord à l'*état statique*, par observation du sujet. Si les paupières sont écartées, la fente palpébrale élargie, il y a lieu de supposer que l'occlusion palpébrale n'est pas normale ; inversement, l'élévation palpébrale pourra être atteinte si la paupière supérieure est plus basse que celle du côté opposé.

L'examen à l'*état dynamique* se fera, pour l'occlusion, en commandant la fermeture simple et la fermeture forcée. Pour l'élévation palpébrale, il faudra commander l'ouverture de l'œil. Si l'exécution en paraît faible, il sera nécessaire de rechercher si le releveur n'est pas paralysé et suppléé par le muscle frontal : on appliquera fortement le pouce sur le sourcil, ainsi immobilisé sur le rebord de l'orbite : si la paupière ne peut plus s'élever, la preuve est donnée que le frontal suppléait au releveur insuffisant.

On devra étudier aussi les *mouvements associés* des paupières et du globe.

B. — EXAMEN DE LA MOTILITÉ DES YEUX

A l'état statique, l'examen sera d'abord fait par simple inspection, après écartement des paupières.

On recherchera si l'œil est à sa place **dans le sens antéro-postérieur** ; autrement dit, s'il n'est pas porté en avant (exophtalmie) ou en arrière (énophtalmie). En général, si le déplacement est suffisamment marqué, il est facile de s'en rendre compte, sans autre mensuration précise, par comparaison avec l'œil opposé. Si le déplacement est minime, des mensurations précises (ophtalmostato-

métric) pourraient être faites. Étant donné que, d'une part,
l'exophtalmie ou l'énophtalmie sont exceptionnellement dues à un
trouble de l'appareil moteur de l'œil ; que, d'autre part, lorsqu'elles
dépendent de lésions de cet appareil, elles sont toujours minimes
en comparaison des autres symptômes de ces paralysies, nous n'y
insisterons pas davantage.

**La recherche des déviations statiques dans le plan verti-
cal ou dans le plan horizontal** donnera des renseignements bien
plus utiles. Le déplacement statique sera minime ou marqué ; dans

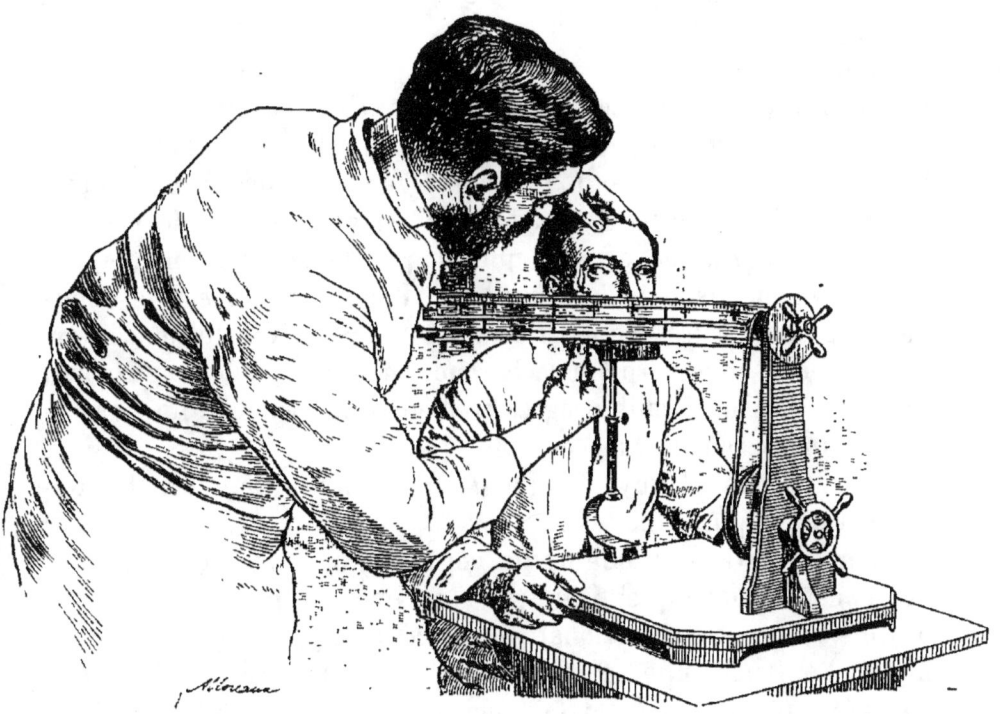

Fig. 13. — Mensuration au périmètre de la déviation strabique.

L'œil gauche, normal, fixe un point éloigné de quelques mètres et situé dans le prolongement de la ligne qui unit cet œil au centre du périmètre. L'observateur se déplace
et déplace la bougie, jusqu'à ce que le reflet lumineux se forme au centre de la cornée
de l'œil droit, strabique.

les deux cas, on devra procéder à la mesure de la déviation. On aura
recours au *périmètre*.

Le sujet est assis devant l'arc périmétrique, qu'on oriente dans le
plan horizontal ou le plan vertical selon le genre de déviation qu'il

s'agit de mesurer; il est placé devant le centre de l'instrument et fixe, à une distance de quelques mètres, un objet situé de telle sorte que l'axe du regard de l'œil non dévié passe par le zéro du périmètre; il suffit alors de noter, à quel degré du périmètre répond l'axe du regard de l'œil dévié. Pour déterminer ce degré, on déplacera une petite source lumineuse (allumette enflammée ou bougie) en dedans de l'arc périmétrique, en se déplaçant soi-même derrière cet arc, jusqu'au moment où l'image de la flamme sur la surface de l'œil observé se formera exactement au centre de la pupille. On dira, selon les résultats obtenus, que l'œil est dévié de 5, 18, 40°, etc.. par rapport à l'autre.

La déviation pourra être divergente, les deux axes oculaires ne se rencontrant pas, ou convergente, dans le cas contraire.

A l'état dynamique, l'examen sera pratiqué de la façon suivante : on fermera un œil du malade et on lui fera fixer le doigt déplacé en haut, en bas, en dehors et en dedans, afin de voir s'il existe une limitation de l'un quelconque de ces mouvements; on fera de même vis-à-vis de l'autre œil. Puis on examinera les mouvements binoculaires de latéralité, enfin le mouvement de convergence; pour cette dernière recherche, on fera fixer le doigt tenu à un mètre du sujet, puis progressivement rapproché de lui, jusqu'à 15 centimètres environ de son nez.

Cet examen n'est qu'approximatif; il faudra le compléter par des mensurations plus précises :

La mensuration du **champ du regard** a pour but de déterminer exactement jusqu'à quel degré peut être porté le globe dans chacun des méridiens (ou directions). On place le sujet au centre du périmètre, l'œil non observé étant bandé et la tête restant immobile pendant tout l'examen. On fait mouvoir (comme dans la recherche de la déviation statique) une source lumineuse le long de l'arc du périmètre, en engageant le patient à faire tous ses efforts pour la suivre du regard le plus longtemps possible vers la périphérie; l'observateur, placé derrière le périmètre, et se déplaçant en même temps que la source lumineuse, note le degré correspondant à l'excursion périphérique maxima du globe, dans le méridien étudié. On répète cet examen dans huit directions au moins (supérieure, inférieure, externe, interne et les quatre directions obliques intermédiaires); il suffit ensuite de réunir par des traits les points notés, pour obtenir un graphique reproduisant le champ du regard. L'examen est répété pour l'autre œil.

Au lieu de mesurer le champ du regard au moyen d'une source lumineuse (procédé objectif), on peut déplacer une lettre le long de l'arc du périmètre, du centre vers la périphérie, et demander au

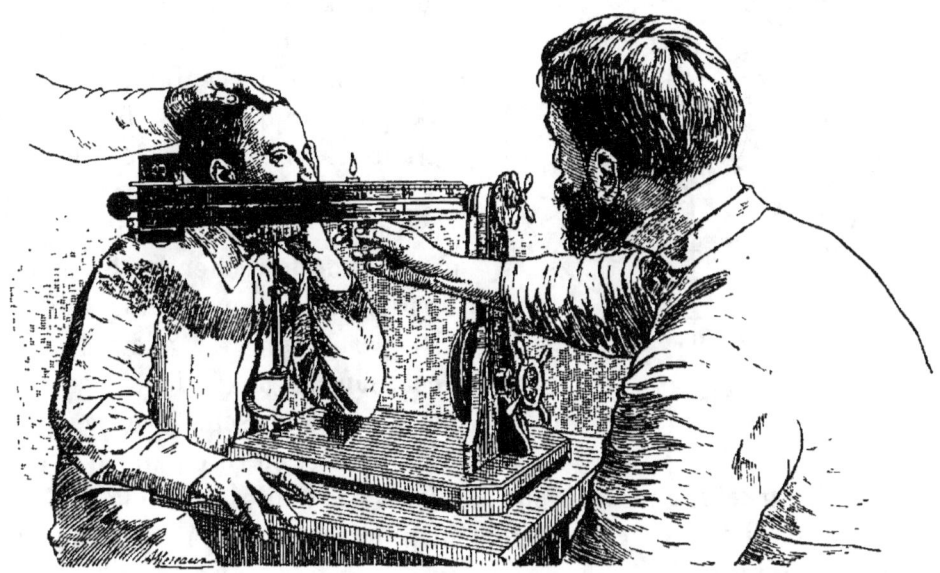

Fig. 14. — Examen du champ du regard au périmètre.

L'œil gauche étant masqué, l'œil droit fixe la bougie placée d'abord au centre; puis l'observateur se déplace, et déplace progressivement la bougie, vers la périphérie, en engageant le patient à la suivre du regard le plus loin possible; un aide immobilise la tête du sujet.

sujet de faire ses efforts pour la lire le plus périphériquement possible. Ce procédé subjectif est un peu plus précis que le procédé objectif; mais ce dernier est très suffisant en clinique et offre l'avantage de n'avoir pas à tenir compte des réponses du patient, quelquefois peu intelligent ou émotif.

'Le champ du regard normal s'étend à 45° dans les méridiens externe, supérieur, interne, obliques inféro-externe, supéro-externe et supéro-interne, à 52° dans le méridien oblique inféro-interne et à 50° dans le méridien inférieur. Ces chiffres ne concordent pas exactement avec ceux déjà donnés de la force de chaque muscle (p. 28): c'est qu'il ne s'agit plus de la puissance d'un muscle considéré isolément, mais de l'étendue d'un mouvement complexe, pour lequel plusieurs actions musculaires interviennent.

Il ne faut pas omettre de rechercher si la **coordination binocu-laire** existe toujours. On placera devant un œil (celui dont l'acuité

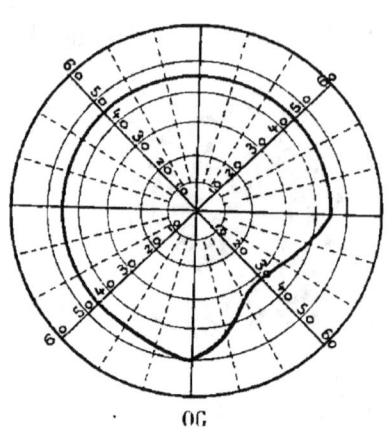

Fig. 15.
Champ du regard normal.

visuelle est la meilleure, s'ils sont inégaux) un verre rouge et, dans une chambre obscure, on tiendra en face du sujet, à quelques mètres de lui, une source lumineuse. On la déplacera dans les diverses directions et on engagera le sujet à la fixer dans ces déplacements, sans que sa tête quitte la position prise au début de la recherche. Si la coordination des mouvements binoculaires est bonne, si aucun muscle n'est fautif, le patient ne verra jamais qu'une seule source lumineuse teintée en rose ; si, par contre, un ou plusieurs muscles sont paralysés, il manifestera de la *diplopie*, ou vision double, et verra une flamme rouge foncé et une flamme de teinte normale.

L'étude de la diplopie et la séméiologie de ses diverses modalités seront développées plus loin (p. 64).

L'examen clinique de la **convergence** se fait en déterminant le nombre d'*angles métriques* dont le sujet peut converger. L'angle métrique, unité de mesure de la convergence, répond à la fixation d'un objet placé à un mètre des yeux (qui doivent accommoder de 1 dioptrie). Si l'objet est à 50 centimètres, la convergence est de 2 angles métriques (et l'accommodation de 2 dioptries) ; si l'objet est à 33 centimètres, la convergence est de 3 angles métriques et l'accommodation de 3 dioptries, etc.... Un sujet normal peut dévelop-per environ 11 à 12 angles métriques, c'est-à-dire converger cor-rectement jusqu'à 8 ou 9 centimètres de ses yeux. Lorsque la con-vergence devient insuffisante, il s'établit de la diplopie croisée. En pratique, on fait fixer au sujet le doigt, progressivement approché du nez ; au moment où le doigt est vu double, la convergence maxima

dont il est capable, est dépassée ; on mesure, en centimètres, la
distance entre l'objet et la racine du nez ; le chiffre 100, divisé par
le nombre de centimètres trouvés, donne le nombre d'angles métri-
triques dont il converge. L'ophtalmo-dynamomètre de Landolt, basé
sur le même principe, rend l'examen plus précis : le malade, un œil
recouvert d'un verre rouge, fixe une raie lumineuse progressivement rapprochée, tandis qu'un ruban, étendu entre les yeux et la
flamme, indique à chaque instant la distance qui les sépare, le
nombre de dioptries dont les yeux doivent accommoder et le nombre
d'angles métriques dont ils convergent. Au moment où apparaît la
diplopie croisée, il suffit de lire sur le ruban le nombre d'angles métriques déployés, pour connaître le maximum de convergence dont le
sujet est capable.

L'examen de la motilité oculaire doit être complété par celui de
la **vision binoculaire**, fonction sensorielle, mais unie cependant si
étroitement aux fonctions oculo-motrices que nous devons en parler
ici. On sait que la sensation de relief naît de la superposition, de la
fusion, des images d'un même objet vu par les deux yeux. Dans certains cas anormaux, bien que les deux yeux aient une acuité visuelle
normale, ils ne fusionnent pas leurs images ; c'est le cas de *vision
simultanée*. La vision binoculaire n'est donc obtenue que si les deux
yeux, non seulement voient, mais fusionnent. Le fonctionnement régulier de l'appareil moteur des yeux, en particulier de la convergence, est naturellement indispensable ; nous pourrons donc conclure qu'une vision binoculaire normale est l'indice d'un état
normal de cet appareil. L'inverse cependant n'est pas vrai et la
motilité oculaire peut être normale, sans que la vision binoculaire le
soit aussi.

On obtient de très bons résultats par le *diploscope de Rémy*. Cet
appareil se compose d'une tige de 1^m,20 ; une extrémité supporte
un carton où sont figurées 4 lettres, deux consonnes et deux
voyelles (K O L A, par exemple) ; à l'autre extrémité, le malade appuie
la racine du nez : vers le milieu de la tige est un écran percé de
plusieurs trous. Si l'on emploie le premier dispositif, ou épreuve à
4 lettres (2 trous espacés de 6 centimètres), le sujet voit de l'œil
droit les consonnes KL et du gauche les voyelles OA, et par le fait
du fusionnement KOLA. Si l'on emploie le deuxième dispositif, ou

épreuve à 3 lettres (2 trous espacés de 4 centimètres), le sujet voit de l'œil droit KO et du gauche OL, au total KOL.

Si le sujet ne voit dans la première expérience que KL et dans la seconde que KO, l'œil droit seul fixe ; c'est l'inverse s'il ne voit que OA ou OL ; dans tous ces cas la vision binoculaire n'existe pas et il faudra en rechercher les causes.

Le *procédé de la lecture contrôlée* consiste à tenir le doigt ou un crayon à mi-distance d'un texte de grosseur moyenne, placé à la dis-

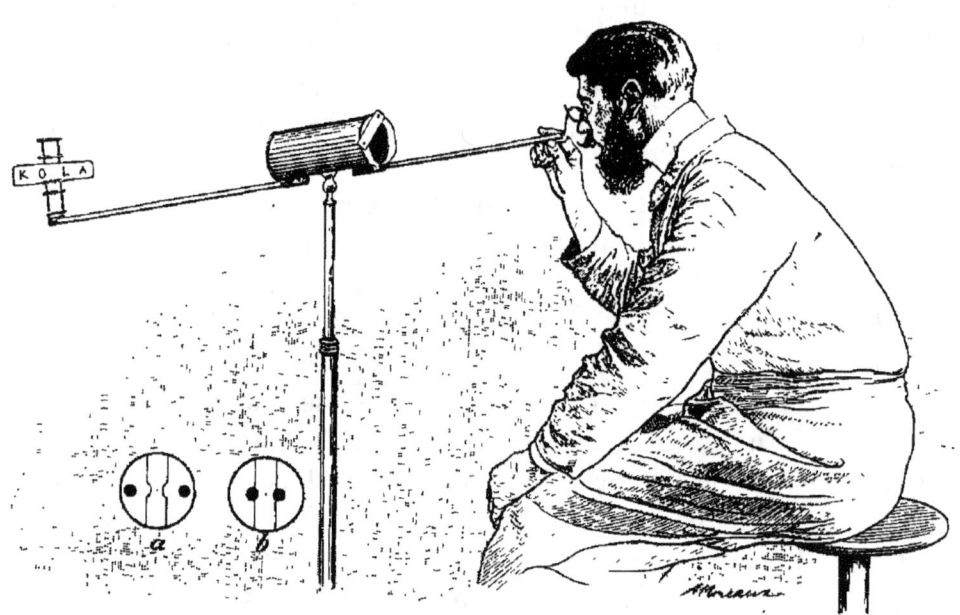

Fig. 16. — Examen au diploscope de Rémy.

a, disposition des orifices pour l'épreuve à 4 lettres. — *b*, disposition des orifices pour l'épreuve à 3 lettres.

tance normale de la lecture. Si le sujet ne peut tout lire, sans que la tête ou le livre soient déplacés, c'est que le crayon masque, pour un œil, certains mots ; l'autre œil ne fixe donc pas et le sujet ne jouit pas de la vision binoculaire.

Quant à l'examen par le *stéréoscope*, il permet évidemment de juger de la vision binoculaire, mais il a moins de valeur, car la vision au stéréoscope s'éloigne des conditions musculaires ordi-naires. Rappelons qu'il consiste essentiellement à faire fixer à travers des prismes, augmentés ou non de verres convexes, des tests, dont l'un représente, par exemple, un cheval et l'autre un cavalier; si le sujet a la vision binoculaire, il fusionnera les images de chaque œil et verra le cavalier en place sur le cheval; s'il a la vision simultanée, il verra ces deux images plus ou moins superposées, mais non fusionnées; s'il a seulement la fixation monoculaire, l'autre œil étant exclu de la vision commune, il ne verra qu'une des images.

C. — EXAMEN DE L'ACCOMMODATION

Il se fait de la manière suivante : on masque un œil et, devant l'autre, on approche progressivement un texte de grosseur moyenne : lorsque la vision commence à devenir indistincte, on note en centimètres la distance du texte à l'œil; il suffit, comme pour l'évaluation des angles métriques, de diviser le chiffre 100 par le nombre de centimètres notés, pour obtenir, en dioptries, la puissance accommodative déployée (exemple : un sujet emmétrope qui voit net jusqu'à 20 centimètres accommode de 5 dioptries).

Si le sujet est myope ou hypermétrope, il faut au préalable corriger exactement son vice de réfraction par des verres, car l'état de *réfraction statique* de l'œil influe sur la *réfraction dynamique* (ou accommodation).

Un dispositif spécial permet de se servir, pour cette recherche, de l'ophtalmo-dynamomètre de Landolt.

D. — EXAMEN DE LA PUPILLE

Il se fait à l'état statique ou à l'état dynamique.

A l'état statique, on examinera le malade, soit à la lumière du jour, soit à l'*éclairage oblique*. Rappelons que ce dernier procédé d'examen consiste à projeter sur l'œil, au moyen d'une loupe, les rayons émanés d'une source lumineuse placée latéralement (fig. 17). Les conditions d'un bon examen de la pupille sont : faible éclairage (examen à la chambre obscure) et relâchement de l'accommodation (fixation par le sujet d'un point éloigné de plusieurs mètres).

Il faudra étudier d'abord la **forme** de la pupille, c'est-à-dire la

régularité de sa circonférence, puis ses **dimensions**. Nous savons
qu'une pupille doit être considérée comme étant dans un état anormal si elle a moins de 2 millimètres ou plus de 6 millimètres de diamètre. Ces chiffres s'entendent pour un éclairage moyen; chaque fois
qu'on examine les dimensions d'une pupille, il faut avoir présent à
l'esprit qu'elles sont fonction de l'intensité de l'éclairage et tenir

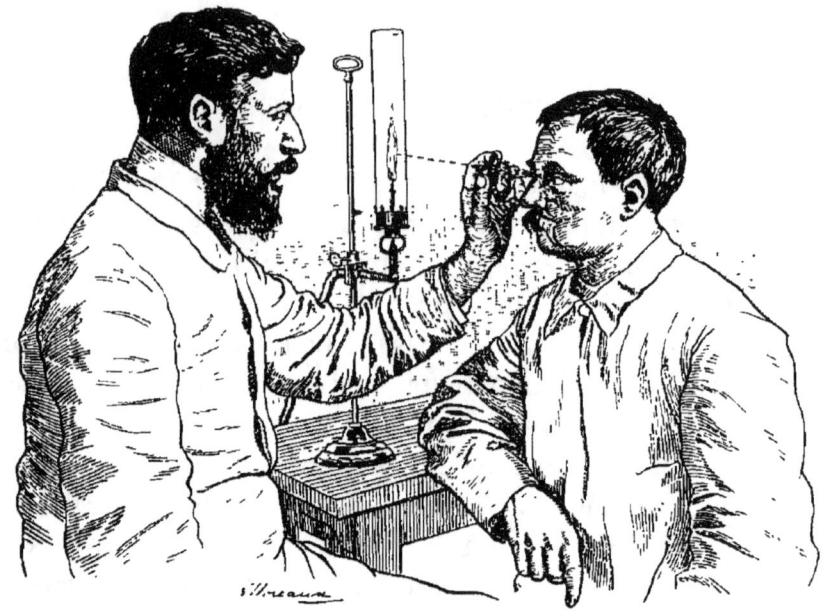

Fig. 17. — Examen objectif à l'éclairage oblique.

La loupe projette un cône lumineux, dont le sommet touche l'œil au point examiné.

compte de ce facteur : il est donc nécessaire de se mettre toujours
dans des conditions identiques d'éclairage, pour obtenir des résultats
comparables.

On a proposé divers appareils, ou *pupillomètres*, destinés à mesurer
exactement les dimensions pupillaires. Ces appareils, bons pour des
recherches très précises, sont inutiles en clinique.

Les dimensions d'une pupille devront toujours être comparées à
celle de l'œil opposé, pour la recherche de l'**égalité pupillaire** (ou
isocorie). L'inégalité pupillaire, ou anisocorie, est presque toujours
l'indice d'un état pathologique local ou général. Un certain nombre
d'individus ont une anisocorie congénitale qui, malgré ce caractère
de congénitalité, peut être d'ordre pathologique; il semble cepen-

dant que dans des cas assez rares il puisse exister une inégalité pupillaire réellement physiologique, sans aucune lésion locale ou à distance. On a prétendu que l'inégalité pupillaire pouvait exister sans lésions proprement dites, comme manifestation d'un état différent de la réfraction des deux yeux; cette variété d'anisocorie n'existe pas.

C'est surtout dans la recherche de l'inégalité pupillaire qu'il faudra avoir un éclairage rigoureusement égal pour chaque pupille: on devra donc, si l'on recourt à l'éclairage oblique, déplacer la lampe de chaque côté du malade ou la faire tenir obliquement en haut et en face de lui, afin d'obtenir cette égalité indispensable de l'éclairage. La meilleure façon de rechercher l'égalité des pupilles consiste à se placer dans la chambre noire; la lampe, donnant une très faible clarté, est séparée du malade par un écran. L'observateur se tient à un mètre de lui, et, au moyen du miroir plan, projette la lumière alternativement dans l'un et l'autre œil, dont l'orifice pupillaire se détache en rouge vif; l'éclairage est ainsi à la fois faible et rigoureusement égal.

L'un de nous a proposé un procédé, la « *mydriase provoquée* », destiné à mettre en évidence l'*inégalité pupillaire latente*, c'est-à-dire invisible, ou peu visible, par les procédés d'examen ordinaires. Il suffit d'instiller dans les deux yeux un nombre égal de gouttes d'une solution de cocaïne à 4 % ou d'euphtalmine à 2 %. Au bout de 8 à 15 minutes, les pupilles se dilatent et l'examen au jour, ou mieux à la chambre noire, montre, dans certains cas, l'inégalité pupillaire, bien mise en évidence parce que le mydriatique a affaibli le muscle constricteur et a permis au sympathique de donner sa mesure. Il y a avantage à ne pas trop perdre de vue le malade pendant que se fait cette dilatation pupillaire; l'inégalité est surtout visible lorsque la dilatation commence et peut disparaître quand la mydriase a atteint son maximum.

A l'état dynamique, on fera l'examen des *réflexes pupillaires*.

Le plus important est le **réflexe photo-moteur**. La pupille, diaphragme de l'écran irien, se rétrécit dans les cas d'éclairage intense, pour mettre la rétine à l'abri de l'éblouissement et des irradiations lumineuses; lors de changement brusque dans l'intensité de l'éclairage, elle met à l'abri la rétine qui, derrière cet écran protecteur, s'adapte plus lentement à l'intensité nouvelle.

On voit souvent rechercher ce réflexe au lit du malade, dont le dos est tourné du côté de la fenêtre ; ces conditions d'observation sont défectueuses.

Si le malade peut se lever, on le fait asseoir bien en face de la fenêtre ; on masque un œil complètement, l'autre n'étant caché qu'en partie pour permettre à l'observateur de voir la pupille ; puis on déplace brusquement la main qui assombrissait l'œil observé ; la pupille doit se contracter aussitôt.

Si le malade ne peut se lever et si son lit n'est pas directement en face d'une fenêtre, on procède ainsi : un œil est masqué complètement ; l'autre reste ouvert ; une lampe ou un rat de cave sont tenus derrière la tète du patient et brusquement portés devant lui ; la pupille observée doit se contracter.

Ces examens peuvent être suffisants dans certains cas ; mais pour des recherches précises ou dans les cas douteux, il faut recourir à l'examen en chambre noire, pour le malade levé, ou pratiqué le soir, pour le malade alité. Si le sujet est examiné en chambre noire, il faudra l'y laisser quelques instants avant de rechercher le réflexe ; faute de cette *obscuration préalable* (Babinski), une pupille normale peut avoir des réflexes défectueux. Le patient, assis à côté de la lampe obture un de ses yeux ; avec la loupe, on condense, par éclairage oblique, les rayons en un cône lumineux, dont on dirige la pointe sur le sourcil ou la tempe ; la pupille est encore dans l'ombre de la monture de la loupe ou des doigts qui la tiennent ; puis, brusquement, par un très faible déplacement de la loupe, on projette le cône lumineux sur la pupille ; l'œil passe donc d'une obscurité très grande à un éclairage intense et le réflexe photo-moteur est facilement observé.

Il faut avoir soin de faire fixer au patient un point déterminé et un peu éloigné, de façon qu'il ne change pas son accommodation et sa convergence en cours d'examen.

La **réaction consensuelle** relève du réflexe photo-moteur. Elle consiste en ceci : lorsqu'on éclaire un œil, non seulement sa pupille doit se contracter, mais aussi celle de l'œil resté dans l'obscurité. La recherche de cette réaction peut se faire à l'aide de l'éclaireur pupillaire de Dupont, ou plus simplement dans la chambre noire, en plaçant un écran entre les deux yeux, afin d'en tenir un à l'abri de la lumière ; on éclaire un œil et l'on observe l'autre.

Le **réflexe pupillaire à la convergence et à l'accommodation** consiste en une contraction pupillaire lorsque l'œil fixe un objet plus rapproché qu'auparavant, c'est-à-dire converge et accommode ; voilà pourquoi il faut que l'accommodation et la convergence ne changent pas, pendant qu'on fait varier l'éclairage pour la recherche du réflexe photo-moteur. Inversement, il ne faut pas que l'éclairage se modifie, pendant qu'on recherche le réflexe à l'accommodation et à la convergence.

La recherche se fait en observant la pupille pendant que l'œil (ou les deux yeux) fixe le doigt, assez brusquement rapproché du nez.

Les **autres réflexes pupillaires** ne sont guère utilisés en clinique : contraction pupillaire par irritation de la conjonctive ou de la cornée, dilatation par douleur provoquée sur un point du corps, dilatation par idée d'un objet éloigné ou obscur (réflexe psychique de Haab).

CHAPITRE IV

SYMPTOMES DES LÉSIONS DE L'APPAREIL OCULAIRE MOTEUR

La connaissance complète de l'anatomie et de la physiologie de l'appareil oculaire moteur est indispensable pour la compréhension de sa pathologie ; nous prions donc le lecteur, dans l'étude de ce chapitre, de se reporter fréquemment aux chapitres I et II.

A. — SYMPTOMES SELON LA NATURE DES LÉSIONS

Selon leur nature, les lésions portant sur l'appareil oculaire moteur produiront des *paralysies*, des *spasmes*, des *troubles de coordination sans paralysie* ou des *troubles de la mémoire motrice* (*troubles psycho-moteurs*). Nous étudierons successivement ces divers symptômes.

I. *Paralysies oculaires extrinsèques*. — Les paralysies oculaires extrinsèques suspendent l'action soit d'*un seul muscle*, soit de *plusieurs muscles* à la fois, ou suppriment *une fonction du regard binoculaire*.

1º Les *paralysies musculaires isolées* affecteront naturellement une allure clinique différente selon le muscle atteint ; mais, à côté de ces symptômes particuliers à l'impotence de chaque muscle, il en est de communs à toutes les paralysies extrinsèques. Ce sont ces symptômes que nous étudierons tout d'abord.

Notons, dès maintenant, que, lorsque nous parlons de paralysies musculaires, nous ne voulons pas dire que la lésion porte toujours au niveau même du muscle ; elle peut, en effet, siéger soit au niveau de son nerf, soit au niveau de son noyau primaire ; le résultat dans tous les cas est le même, c'est l'impotence du muscle, d'où découlent les symptômes suivants.

a. *Symptômes communs des paralysies oculaires extrinsèques.* — **Symptômes objectifs.** — Ils doivent être constatés *à l'état statique*, ou à *l'état dynamique*.

A l'état statique, on est, dans la majorité des cas, frappé par le **strabisme**. Ce strabisme est une déviation de l'œil, du côté opposé au muscle impotent ; elle traduit l'attraction du globe par les muscles antagonistes restés sains. C'est donc une déviation due à une paralysie ; nous aurons à parler ailleurs d'une autre variété de strabisme, le strabisme concomitant ou fonctionnel, où, malgré la déviation de l'œil, aucun des muscles oculaires n'est paralysé, c'est la vulgaire loucherie. Nous ne parlerons ici que du *strabisme paralytique*.

L'œil est dévié du côté du nez (strabisme convergent), du côté de la tempe (strabisme divergent), en haut (strabisme supérieur, ou sursumvergent), en bas (strabisme inférieur, ou déorsumvergent) ; assez souvent la déviation est oblique.

Le degré de la déviation est très variable d'un cas à l'autre ; elle peut être très marquée ou à peine perceptible. Elle varie aussi selon les progrès de la guérison. La valeur de cette déviation s'exprime en degrés ; on la détermine par l'examen au périmètre, ainsi que nous l'avons dit plus haut (p. 47).

De ce que l'œil ne peut plus se porter dans une direction donnée, grâce à l'impotence d'un muscle, il résulte que la tête et le cou s'inclinent, pour suppléer à l'action du muscle fautif et pour diminuer la gêne produite par un symptôme subjectif, dont nous parlerons plus bas, la diplopie.

Ces **attitudes vicieuses de la tête et du cou** sont des attitudes compensatrices ; elles se font par la rotation, et quelquefois aussi l'inclinaison, de la tête du côté où le muscle ne peut plus porter le globe : à droite s'il s'agit du droit externe droit ou du droit interne gauche, à gauche dans le cas contraire, en haut s'il s'agit d'un élévateur, en bas s'il s'agit d'un abaisseur. Un observateur prévenu peut, en voyant avancer le malade, porter un diagnostic de probabilité de paralysie oculaire et même soupçonner quel est le mouvement oculaire perdu.

Quelquefois le malade se présente avec une **occlusion volontaire d'un œil** ; nous ne parlons pas ici de la chute de la paupière supérieure, mais d'une occlusion voulue ; le malade, fermant l'œil dont un muscle est fautif. ne voit plus double et supprime la gêne qui en résulte.

Tous ces symptômes objectifs, constatés à l'état statique, permettront déjà de penser à la paralysie d'un muscle moteur du globe.

Lorsque le releveur est paralysé, il y a **ptosis** : la chute de la paupière est plus ou moins marquée ; on peut en mesurer le degré au moyen du périmètre. Si la paralysie est peu prononcée, un signe cependant attirera l'attention : c'est l'élévation du sourcil correspondant, le malade cherchant à suppléer, par le frontal, au releveur insuffisant. Nous avons vu comment, en immobilisant avec le doigt le sourcil sur l'arcade sourcilière, on peut se rendre compte

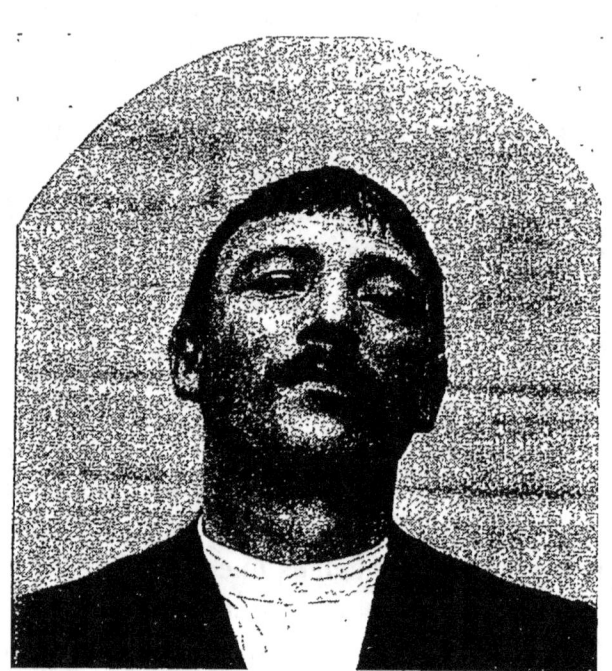

Fig. 18. — Ptosis incomplet de la paupière supérieure gauche.

Pour jouir de la vision binoculaire le malade doit renverser la tête ; l'élévation du sourcil par le frontal tend à remédier à l'insuffisance du releveur palpébral.

si le releveur est paralysé ou seulement parésié. Lorsque le ptosis est un peu marqué, surtout s'il est bilatéral, le malade renverse plus ou moins la tête en arrière, afin de voir par-dessous ses paupières tombantes ; cette attitude donne à la démarche un aspect très caractéristique.

A *l'état dynamique*, c'est-à-dire en faisant suivre au malade le doigt, déplacé successivement dans toute les directions, il sera aisé de se rendre compte que l'œil atteint a subi la **perte d'un mouve-**

ment, qu'il se déplace bien dans tous les sens, sauf dans un, où sa motilité est nulle ou très diminuée. Si la motilité dans cette direction n'est que diminuée, sans être totalement perdue, et qu'on invite le malade à faire un effort pour porter son œil de ce côté, on constate que l'œil, arrivé à la limite de son déplacement, est animé de *secousses nystagmiformes*, ressemblant un peu à celles du nystagmus, mais dont il est très facile de les distinguer (voy. p. 83).

L'absence de motilité dans une direction du regard et la présence de secousses nystagmiformes, dans les efforts vers la zone d'impotence, sont très caractéristiques. S'il y avait doute malgré cela, il suffirait de mesurer au périmètre (voy. p. 48) le *champ du regard* et de se rendre compte ainsi qu'il est rétréci dans l'une de ses zones.

La **variation du degré de strabisme selon la direction du regard** est un symptôme très important, parmi ceux que révèle l'examen à l'état dynamique. On sait que le strabisme paralytique est dû à ce que les antagonistes attirent le globe de leur côté, aux dépens du muscle impotent. Supposons que le muscle atteint soit le droit externe gauche, chargé d'attirer l'œil gauche vers **la gauche**. Si l'on sollicite le regard binoculaire à droite, les **deux yeux** se dirigeront convenablement, puisque normalement le droit externe gauche n'a pas à intervenir dans ce mouvement, dont est chargé le droit interne gauche; l'œil gauche regardera donc à droite aussi bien que l'œil droit; le strabisme, étant le défaut de parallélisme entre les deux yeux, sera nul ici puisque les deux yeux se dirigent correctement.

Faisons maintenant regarder un objet placé en face: l'œil droit fixera bien, mais l'œil gauche, qui devrait se trouver aussi dans la position centrale ou primaire, ne pourra l'atteindre, car, pour cela, il lui faut la synergie parfaite entre les muscles adducteurs et abducteurs; l'abducteur principal, le droit externe, étant insuffisant, il ne gardera pas son équilibre et sera attiré par l'antagoniste en un strabisme convergent, que nous supposons de 10 degrés.

Déplaçons un peu vers la gauche l'objet à fixer; l'œil droit s'y dirigera convenablement, mais l'œil gauche, se trouvant dans la zone d'action du muscle paralysé, ne pourra pas se mouvoir de ce côté (théoriquement au moins, car, en pratique, des déplacements faibles sont souvent possibles, par suppléance des autres muscles abducteurs, les obliques). L'œil droit s'étant donc porté à gauche et le gauche ne l'ayant pas suivi, l'angle entre leurs lignes visuelles, c'est-à-dire le strabisme, aura augmenté et sera, par exemple, de 22 degrés. Si nous portons l'objet fixé encore plus à gauche, très latéralement, non seulement nous verrons apparaître les secousses nystagmiformes, mais le strabisme augmentera encore, en vertu du raisonnement développé plus haut, et atteindra, par exemple, 35 degrés.

Par conséquent, *le strabisme paralytique augmente à mesure qu'on sollicite davantage le regard dans la zone d'action du muscle paralysé*; il diminue dans le sens contraire. On exprime ceci en disant que *la déviation secondaire* (pendant le regard dans la zone du muscle atteint) *est supérieure à la déviation primaire* (dans la position primaire, ou regard de face). Il y a là un signe capital de diagnostic entre le strabisme paralytique et le strabisme fonctionnel, car, dans ce dernier, la déviation primaire est égale à la déviation secondaire; ce qui revient à dire que si l'angle d'écart entre les lignes visuelles est, par exemple, de 25 degrés, il restera toujours le même dans toutes les positions du regard; ce caractère fondamental nous explique pourquoi le strabisme fonctionnel est aussi appelé concomitant.

Symptômes subjectifs. — La **fausse projection**, ou **fausse localisation**, est un phénomène subjectif aussi gênant que la diplopie et exigeant l'occlusion volontaire de l'œil atteint : la diplopie et la fausse projection vont presque toujours de pair. La fausse projection ne peut être bien étudiée que si le sujet ferme son œil sain ; dans ces conditions, l'objet fixé est toujours déplacé du côté de la zone d'action perdue ; si le droit externe gauche est inactif, le malade verra tout trop à gauche.

Il est facile de comprendre cette erreur de localisation si l'on réfléchit à la marche des rayons lumineux dans l'œil dévié. Supposons l'objet situé en face ; si l'œil est bien dirigé sur l'objet, les rayons qui en émanent frappent la macula et il est vu à sa place : mais si le muscle droit externe gauche est impotent, l'œil gauche sera attiré en dedans, les rayons émanés de l'objet ne frapperont pas la macula, mais un point quelconque de sa moitié nasale.

Or, nous projetons dans la partie temporale de l'espace (à gauche pour l'œil gauche) la source des rayons qui frappent la partie nasale de la rétine ; le malade localisera donc à gauche, trop à gauche par conséquent, un objet placé en face.

Si le patient avait conscience de la déviation paralytique de son œil, il pourrait, par un effort mental, arriver plus ou moins à redresser les sensations fautives reçues par l'appareil visuel périphérique ; mais rien ne lui permet de tenir pour inexactes les sensations reçues par un œil dévié. On comprend donc aisément le mécanisme de la fausse localisation : comme ce mécanisme est le même que celui d'un symptôme subjectif capital, la diplopie, il est indispensable de retenir cette conclusion, base de la compréhension de la fausse projection et de la diplopie :

1° *Un œil qui ne peut plus aller à gauche est dévié à droite par le muscle antagoniste ;*

2° *Par conséquent, il voit les objets trop à gauche.*

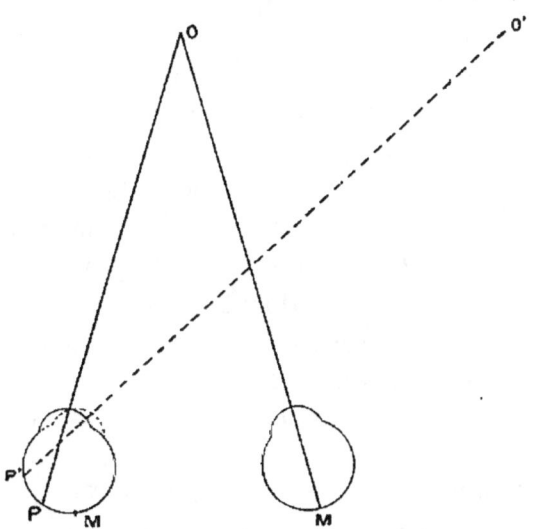

Fig. 19. — Mécanisme de la fausse projection de l'image de l'œil dévié.

L'œil gauche est en strabisme divergent par paralysie de son adducteur. — L'image du point O ne se forme plus à la macula M. mais en un point P de la moitié temporale de la rétine. — Le sujet n'a pas conscience de la déviation de son œil, qu'il croit dans la position normale (en pointillé). ce qui reporte P en P' : l'œil croit voir l'objet en O' ; c'est donc une diplopie croisée. — Le mécanisme est analogue dans toutes les déviations : la fausse image est toujours du côté opposé à celui où l'œil est dévié.

On peut donc établir les deux formules suivantes, capitales pour l'étude des diplopies :

1° *La déviation strabique se fait du côté opposé à la zone d'action du muscle impotent ;*

2° *L'image fautive se fait dans la zone d'action perdue, c'est-à-dire dans la direction où le muscle atteint porterait l'œil, s'il était resté sain.*

La **diplopie** consiste en ce que le malade voit double. Ce qui vient d'être dit à propos de la fausse projection, a suffisamment démontré qu'un œil fixant bien voit les objets à leur place et qu'un œil, dont un muscle est paralysé, rejette l'image dans la zone où le muscle fautif porterait le globe, s'il était resté sain.

Si le patient tient ses deux yeux ouverts, il verra l'objet double : il en aura deux images, l'une, vraie, fournie par l'œil sain, l'autre, dite fausse image, fournie par l'œil dévié. En réalité, elles sont aussi vraies l'une que l'autre, en ce sens qu'elles se peignent bien réellement sur l'une et l'autre rétines, mais le terme de fausse image, appliqué à l'image fournie par l'œil dévié, indique qu'elle est mal localisée, donc, réelle dans son existence, mais fautive dans sa projection.

Il ne faut pas croire que le malade se présente toujours en déclarant qu'il voit « double » ; le plus souvent, il s'analyse mal et dit voir « trouble ». Il faut par conséquent toujours songer à la diplopie. surtout en présence d'une altération de la vue survenue plus ou moins brusquement.

La recherche de la diplopie est facile : on peut la pratiquer en présentant au patient un objet et en lui demandant s'il le voit double ou simple ; il y a intérêt à montrer un objet de petit volume. Mais ce procédé de recherche ne peut convenir si l'on a affaire à un sujet peu intelligent ou à un cas de paralysie légère, donnant lieu à une diplopie peu marquée.

Il est préférable de mettre la diplopie en évidence de la manière suivante : le malade est placé dans la chambre obscure, ou la recherche se fait le soir, si le malade est alité. On place devant un des yeux un verre rouge, assez large pour couvrir l'œil dans tous ses déplacements ; ce verre rouge ne doit pas être trop foncé. On le met devant l'œil non dévié ; cependant il est des cas où la déviation n'est pas apparente et où, avant l'examen de la diplopie, on ne peut dire quel est l'œil atteint : dans ce cas, on le place devant l'un quelconque des deux yeux et l'on pourra recommencer ensuite l'expérience en changeant de côté le verre rouge ; c'est du reste un procédé de contrôle des premiers résultats. qui doit être recommandé.

On fait alors tenir par un aide, placé à 5 mètres, une source lumineuse de forme allongée, par exemple la flamme d'une bougie (car une source de forme sphérique, comme une lampe électrique, se prête mal à l'analyse de l'inclinaison de l'image). On recherche d'abord la diplopie à l'état statique, c'est-à-dire au repos, dans le regard de face ; le plus souvent, le malade accuse la diplopie : il dit voir une image blanche (ou couleur naturelle de la flamme) et une autre rouge. On lui fait préciser la position réciproque des deux images : la rouge est-elle à droite ou à gauche (par rapport au malade) de la blanche ? quelle distance approximative les sépare ? sont-elles de niveau, ou l'une d'elles (et laquelle ?) est-elle au-dessus de l'autre ? l'une des images est-elle inclinée, n'ayant plus gardé la position ver-

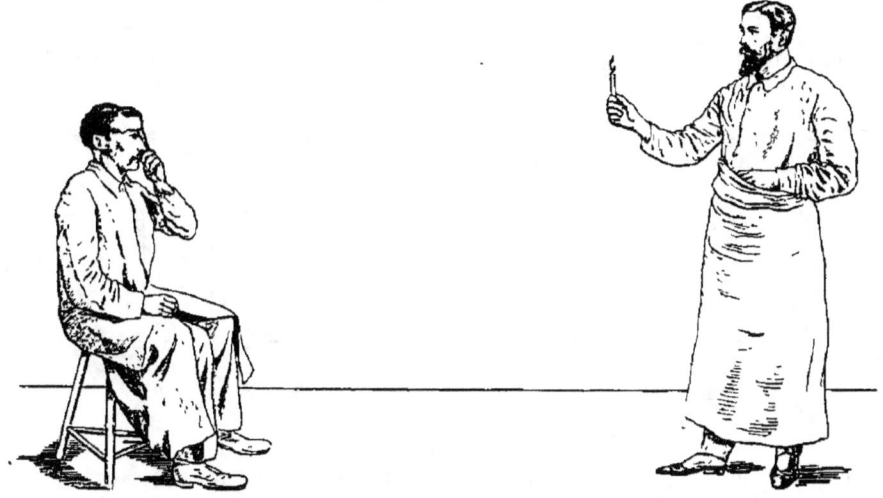

Fig. 20. — Recherche de la diplopie.

Le patient tient un verre rouge devant l'œil dont l'acuité est meilleure ; l'observateur recherche en ce moment la diplopie dans le regard en haut.

ticale et dans quel sens s'incline-t-elle ? Tous ces renseignements sont notés.

On déplace ensuite la bougie d'un côté, sans que la tête du malade tourne pour en suivre le mouvement ; au besoin, un aide maintient la tête, pour assurer son immobilité pendant tout l'examen. On pose alors les mêmes questions que pour la recherche à l'état statique. Cet examen à l'état dynamique doit être fait successivement dans toutes les positions du regard (au moins en haut, en bas, à droite et à gauche). Il peut arriver que la diplopie n'existe pas de face et n'apparaisse que dans certaines directions du regard ; il n'est pas fréquent de l'observer dans toutes les directions.

Pour bien analyser les résultats fournis par cet examen, on ne peut guère se contenter de phrases écrites; il faut un schéma facile à lire. Le mieux évidemment est de faire cette recherche dans une pièce spécialement aménagée et sur le mur de laquelle sont tracés des carrés, sur lesquels se projettent les deux images; on transcrit ensuite sur des graphiques, dont le quadrillé reproduit en petit les carrés muraux, les localisations des images, indiquées par le malade. Si l'on ne dispose pas de cette installation spéciale (facile à établir), on pourrait, très suffisamment, se contenter d'un schéma sur papier ordinaire, qu'on construirait ainsi : un trait plein indique l'image rouge (fournie par l'œil non paralysé), le pointillé l'image blanche (œil paralysé); les indications portées au centre ré-

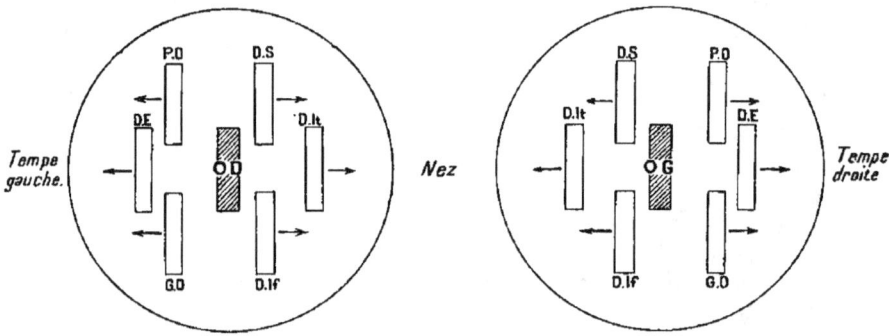

Un muscle de l'œil gauche est atteint.   Un muscle de l'œil droit est atteint.
   L'œil droit (OD) fixe bien.   L'œil gauche (OG) fixe bien.

Fig. 21. — Schéma général des diplopies (un seul muscle étant paralysé).

Les rectangles blancs indiquent la position de la fausse image pour le muscle dont ils portent le nom. — Les flèches montrent la zone d'écartement maximum des images. — Il n'a pas été tenu compte de l'inclinaison des images, symptôme secondaire.

pondent à celles de la position centrale à l'état statique et celles en haut, à droite, etc., à celles obtenues dans les directions identiques du regard; les chiffres indiquent le nombre de centimètres séparant les deux images dans chaque direction; les lettres D et G indiquent la droite et la gauche du malade, car toutes les orientations doivent être rapportées à l'observé et non à l'observateur.

Les caractères de la diplopie qui vont nous être le plus utiles pour le *diagnostic du muscle atteint* (page 70) sont : la position réciproque des images et leur écartement.

Nous savons, par l'étude de la fausse projection, que si le muscle atteint est le droit externe gauche, l'œil gauche se met en strabisme convergent, c'est-à-dire se dévie vers la droite et qu'au contraire l'image obtenue par cet œil se projette dans la zone où le muscle atteint aurait porté l'œil, s'il était resté sain, c'est-à-dire à gauche. Donc, si la lumière est à droite il n'y aura pas de diplopie (car cette direction n'exige pas l'intervention du muscle atteint). Si elle est en face il y aura diplopie, l'image de l'œil gauche, la blanche (puisque le verre rouge est devant l'œil sain) sera à gauche de la rouge, à 50 centimètres d'elle, par exemple. Si la bougie est portée à gauche, l'image blanche sera toujours à gauche de la blanche, mais à 80 ou 90 centimètres. L'augmentation de l'écartement, en allant dans la zone d'action perdue par l'œil paralysé se comprend donc aisément. Si l'on tient ce raisonnement pour chacun des muscles, on voit que, *dans les paralysies des muscles abducteurs, il y a toujours diplopie homonyme*, c'est-à-dire que l'image de l'œil gauche est à gauche de celle vue par l'œil droit, et réciproquement ; au contraire, *dans les paralysies des muscles adducteurs, il y a toujours diplopie croisée*, c'est-à-dire que l'image vue par l'œil

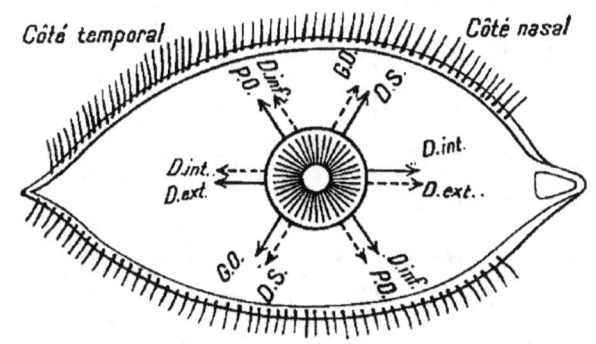

Fig. 22. — Symptomatologie des paralysies oculaires extrinsèques.

Les flèches pleines indiquent, pour le muscle dont elles portent le nom : sa fonction à l'état normal, la projection de la fausse image et la direction où l'écart des images est au maximum. — Les flèches en pointillé indiquent la déviation strabique du globe.

gauche est à droite de celle vue par l'œil droit, et réciproquement.

Or, lorsqu'il y a paralysie d'un abducteur, l'œil atteint se met en strabisme convergent, il croise donc son axe avec celui de l'œil sain, fixant droit devant lui (v. fig. 19) ; dans la paralysie d'un adducteur l'inverse a lieu et l'œil atteint, placé en strabisme divergent, décroise son axe. *Quand les axes se croisent les images se décroisent* (un

MUSCLE PARALYSÉ.	1. FONCTIONS NORMALES.	2. DÉVIATION STRABIQUE.	3. FAUSSE IMAGE.	4. NATURE DE LA DIPLOPIE.	5. ÉCARTEMENT MAXIMUM DES IMAGES.
ŒIL DROIT.					
Droit externe.	OD à droite.	OD à gauche.	à droite.	Homonyme.	à droite.
Droit interne.	OD à gauche	OD à droite.	à gauche.	Croisée.	à gauche.
Droit supérieur.	OD { en haut. / à gauche. / rotation à gauche.	OD { en bas. / à droite. / rotation à droite.	{ en haut. / à gauche. / inclinée à gauche.	Croisée.	{ en haut / et / à gauche.
Droit inférieur.	OD { en bas. / à gauche. / rotation à droite.	OD { en haut. / à droite. / rotation à gauche.	{ en bas. / à gauche. / inclinée à droite.	Croisée.	{ en bas / et / à gauche.
Grand oblique.	OD { à droite. / en bas. / rotation à gauche.	OD { à gauche. / en haut. / rotation à droite.	{ à droite. / en bas. / inclinée à gauche.	Homonyme.	{ à droite / et / en bas.
Petit oblique.	OD { à droite. / en haut. / rotation à droite.	OD { à gauche. / en bas. / rotation à gauche.	{ à droite. / en haut. / inclinée à droite.	Homonyme.	{ à droite / et / en haut.
ŒIL GAUCHE.					
Droit externe.	OG à gauche.	OG à droite.	à gauche.	Homonyme.	à gauche.
Droit interne.	OG à droite.	OG à gauche.	à droite.	Croisée.	à droite.
Droit supérieur.	OG { en haut. / à droite. / rotation à droite.	OG { en bas. / à gauche. / rotation à gauche.	{ en haut. / à droite. / inclinée à droite.	Croisée.	{ en haut / et / à droite.
Droit inférieur.	OG { en bas. / à gauche. / rotation à gauche.	OG { en haut. / à droite. / rotation à droite.	{ en bas. / à droite. / inclinée à gauche.	Croisée.	{ en bas / et / à droite.
Grand oblique.	OG { à gauche. / en bas. / rotation à droite.	OG { à droite. / en haut. / rotation à gauche.	{ à gauche. / en bas. / inclinée à droite.	Homonyme.	{ à gauche / et / en bas.
Petit oblique.	OG { à gauche. / en haut. / rotation à gauche.	OG { à droite. / en bas. / rotation à droite.	{ à gauche. / en haut. / inclinée à gauche.	Homonyme.	{ à gauche / et / en haut.

abducteur paralysé : diplopie homonyme) *et quand les axes se décroisent les images se croisent* (adducteur paralysé : diplopie croisée) (Desmarres).

La formule suivante, qui est le complément de celle que nous avons donnée pour la fausse projection, nous semble assez complète et capable de faciliter le diagnostic du muscle atteint : *la déviation strabique se fait dans la direction opposée à la zone d'action du muscle impotent; au contraire, la fausse image et le maximum de son écartement d'avec l'image vraie sont dans la direction où le muscle atteint porterait l'œil, s'il était resté sain* (fig. 22).

A côté des symptômes subjectifs étudiés jusqu'ici, nous signalerons encore la **difficulté à se conduire** et le **vertige,** souvent très marqués, dont souffrent les malades ; c'est le résultat de la fausse projection et de la diplopie. Les malades évitent cette gêne, soit

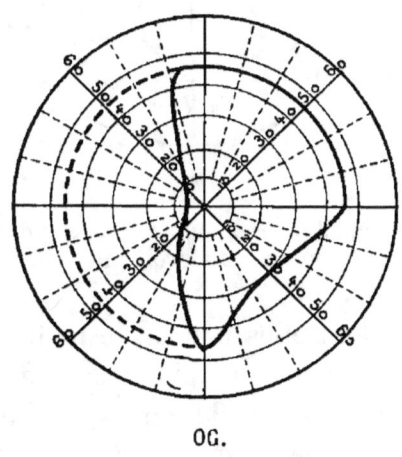

OG.   OG.

Fig. 23. — Champ du regard dans la parésie du droit externe (¹).

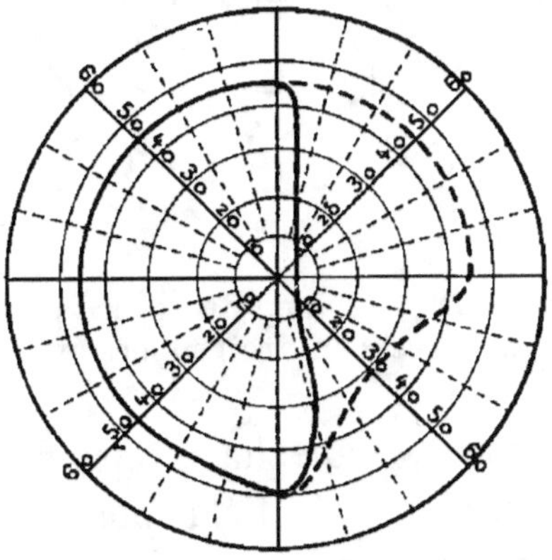

Fig. 24. — Champ du regard dans la parésie du droit interne.

en fermant volontairement l'œil atteint, par contraction de l'orbiculaire, soit en prenant une attitude vicieuse de la tête. C'est ce qui explique pourquoi les malades sont immédiatement affranchis de cette très grande gêne lorsqu'on leur fait porter des lunettes, dont le verre placé devant l'œil sain est simple, tandis que devant l'œil dévié est un verre opaque, dépoli.

(¹) La ligne pleine indique le champ conservé, la ligne pointillée le champ perdu.

*b. **Symptômes particuliers à la paralysie de chacun
des muscles extrinsèques**.* — Il suffit de se souvenir de la formule que nous avons donnée un peu plus haut (page 69) pour
établir un tableau d'ensemble.

On voit sur ce tableau (p. 68), l'identité du contenu des colonnes
1, 3 et 5, et l'opposition diamétrale entre leur contenu et celui de la
colonne 2; notre formule est donc vérifiée. La figure 22 fera du reste
comprendre cela; les flèches en trait plein, qui partent de la cornée,

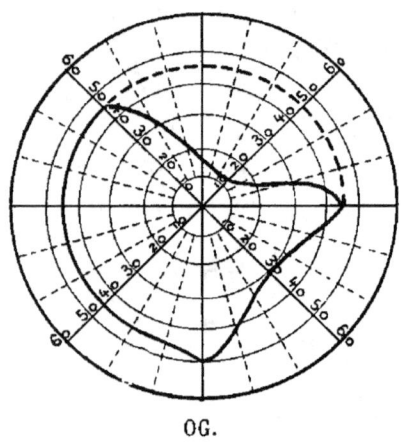

OG.   OG.

Fig. 25. — Champ du regard dans   Fig. 26. — Champ du regard dans
la parésie du droit supérieur.   la parésie du droit inférieur.

indiquent, pour chacun des muscles dont elles portent le nom, à la
fois la fonction à l'état normal, le sens de la diplopie et la direction
d'écart maximum des images; la déviation strabique est indiquée ·
par une flèche en trait pointillé et dirigée en sens contraire.

En possession de ces renseignements, comment ferons-nous cliniquement un diagnostic?

Premier cas. — **Les deux images sont au même niveau :**

a. *La diplopie est croisée*, c'est un adducteur; *la diplopie est
homonyme*, c'est un abducteur.

b. *L'écart des images augmente à gauche*, c'est un abducteur de
l'œil gauche ou un adducteur droit; l'*écart augmente à droite*, c'est
un abducteur de l'œil droit ou un adducteur gauche.

Deuxième cas. — **Les deux images ne sont pas au même
niveau :**

a. *La diplopie est croisée*, c'est un adducteur ; *la diplopie est homonyme*, c'est un abducteur.

b. *L'écart augmente à gauche*, c'est un abducteur gauche ou un adducteur droit ; *l'écart augmente à droite*, c'est un abducteur droit ou un adducteur gauche.

c. *La fausse image est plus bas, et l'écart augmente en bas*, c'est un abaisseur ; *la fausse image est plus haut, et l'écart augmente en haut*, c'est un élévateur.

On voit donc qu'il est facile, par la combinaison de ces caractères, de savoir quelle est l'action du muscle paralysé et, par conséquent, de savoir quel il est. On pourra remarquer que le caractère

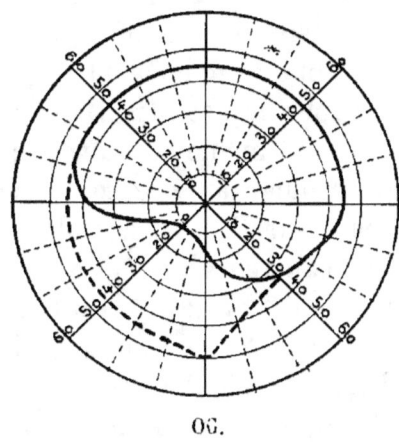

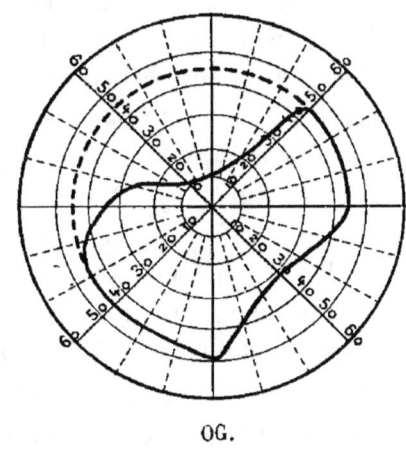

Fig. 27. — Champ du regard dans la parésie du grand oblique.

Fig. 28. — Champ du regard dans la parésie du petit oblique.

d'inclinaison de l'image ne figure pas ici ; c'est un signe souvent difficile à faire préciser par le malade et un peu superflu pour la détermination du muscle atteint.

La **paralysie de l'orbiculaire** s'accompagne de *lagophtalmie*, par impossibilité de fermer les paupières : l'œil reste ouvert sans clignements, la paupière inférieure est un peu éversée et il existe un larmoiement marqué (épiphora) ; le sourcil paraît plus élevé et la peau du front est dépourvue de rides de ce côté. La paupière peut, à la longue, s'éverser davantage et se mettre en *ectropion*.

2° Les **paralysies musculaires multiples** donnent lieu à

des combinaisons cliniques assez nombreuses; les deux yeux peuvent y participer, ou bien deux ou plusieurs muscles d'un même œil; dans ce dernier cas, ce sont des muscles innervés par le même nerf (III⁰ paire) ou par des nerfs différents. Quelquefois il y a association avec la paralysie d'un muscle intrinsèque.

On dit qu'il y a *ophtalmoplégie* (Hutchinson) lorsque deux ou plusieurs muscles d'un même œil sont paralysés, à condition que leur impotence relève de la lésion d'au moins deux nerfs oculo-moteurs. Nous verrons plus loin (p. 74) ce qu'il faut entendre par ophtalmoplégie nucléaire.

Les paralysies oculaires extrinsèques multiples peuvent donc porter sur des muscles qui ne sont pas innervés par le même nerf. Lorsqu'elles atteignent les deux yeux à la fois, le diagnostic en est extrêmement difficile. Lorsqu'elles ne portent que sur un seul œil, il est possible, en suivant la marche clinique donnée plus haut, d'arriver à faire le diagnostic des muscles impotents. Mais quelquefois la complexité est telle qu'on ne peut même pas savoir quel est l'œil atteint; il faut, dans ce cas, recourir au procédé recommandé par Hoffman et Bielchowsky, basé sur l'action des obliques et des droits supérieurs et inférieurs, dans le redressement des yeux lors des mouvements d'inclinaison de la tête (v. page 44). On fait tenir entre les dents du patient une réglette de 20 centimètres, dont l'extrémité porte un carton sur lequel est tracée une ligne verticale. On lui fait préciser les caractères de la diplopie, puis on fait incliner la tête à droite, puis à gauche; l'écartement des images va en augmentant lorsqu'on entre dans la zone d'action du muscle atteint. Or, dans l'inclinaison de la tête à droite, l'œil droit est redressé par le grand oblique et le droit supérieur, l'œil gauche par le petit oblique et le droit inférieur; si la tête est inclinée à gauche, l'œil gauche est redressé par le grand oblique et le droit supérieur, l'œil droit par le petit oblique et le droit inférieur. Les résultats obtenus par ce procédé s'ajouteront aux autres. Toutefois il ne faut pas se dissimuler la difficulté réelle de ces diagnostics, surtout dans les cas anciens, où les symptômes perdent beaucoup de leur netteté.

La chose est beaucoup plus facile lorsqu'il s'agit de muscles représentant la totalité d'action d'une même paire nerveuse.

La **paralysie totale de la IIIe paire** se manifeste par du ptosis (d'heureux effet, puisqu'il masque l'œil et supprime la diplopie si gênante) et par de la déviation du globe en dehors (car il y a deux adducteurs paralysés pour un seul abducteur), et un peu en bas (car il y a deux élévateurs paralysés pour un seul abaisseur). L'adduction est impossible, tant pour le regard latéral que pour la convergence, l'élévation est très affaiblie ; le champ du regard est réduit à une zone externe et inférieure (fig. 30).

La fausse image est en dedans et en haut, donnant une diplopie croisée ; au-dessus de l'autre dans le regard de face

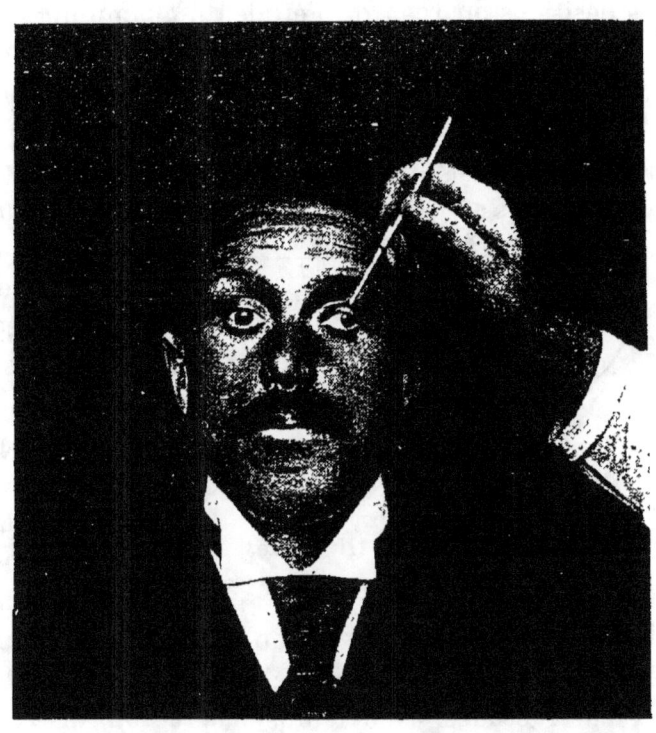

Fig. 29. — Paralysie totale de l'oculo-moteur commun.

Déviation externe du globe, chute de la paupière (relevée par un crochet); on voit mal la dilatation pupillaire, du reste peu considérable.

et en haut ; au-dessous, dans le regard en bas. L'écartement des images augmente vers la partie interne et supérieure.

Les muscles intrinsèques participent quelquefois à la paralysie; il en résulte alors la mydriase, avec perte de tous les réflexes pupillaires, et l'absence d'accommodation. La paralysie double de la IIIe paire est très rare.

La **paralysie de la IVe paire** donne les mêmes symptômes que celle du muscle grand oblique (p. 68).

Il en est de même pour la **paralysie de la VIe paire**, dont les symptômes sont ceux de l'impotence du droit externe (p. 68). Il nous faut signaler qu'il n'est pas rare de voir, à la période de début du tabes et de la paralysie générale (de Lapersonne), une paralysie double, portant sur les deux nerfs oculo-moteurs externes; cliniquement, on observe alors une diplopie homonyme dans toutes les positions du regard : l'étude du champ du regard montre, pour chaque œil, une diminution manifeste du champ d'excursion en dehors.

Parmi les paralysies extrinsèques multiples, il en est une dont l'allure est absolument particulière et mérite une description à part. **L'ophtalmoplégie nucléaire** (de Græfe, Hutchinson, Parinaud, Wernicke, Panas, Sauvineau) commence généralement par l'apparition lente d'un ptosis, soit unilatéral, soit bilatéral ; le début peut se faire cependant par un autre muscle. La parésie atteint ensuite d'autres muscles des deux yeux et, lorsqu'on commande le mouvement dans la zone d'action du ou des muscles parésiés, on voit le globe s'y déplacer par saccades, avec temps d'arrêt ou de repos intermédiaires (Benedikt). Plus tard, la parésie devient peu à peu paralysie. Les muscles sont successivement atteints, sans ordre déterminé. Lorsque l'affection est assez avancée, le patient présente l'aspect classique du *facies d'Hutchinson* (fig. 95) : les paupières sont à demi tombantes et le malade a l'air somnolent, la tête un peu renversée en arrière; le front est plissé par contraction des muscles frontaux, suppléant aux releveurs insuffisants. Les yeux, examinés après le relèvement digital des paupières, sont droits ou déviés, mais paraissent figés dans de la cire ; ils sont aussi peu mobiles que des yeux artificiels et ne peuvent se déplacer dans aucune, ou presque aucune, direction. La diplopie est inconstante. Les yeux ont quelquefois un léger degré d'exophtalmie, par perte du tonus des muscles droits.

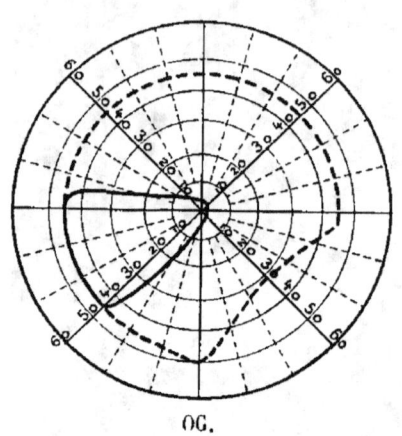

OG.

Fig. 30. — Champ du regard dans la paralysie totale de la IIIᵉ paire.

L'affection peut n'atteindre que les muscles extrinsèques, ou seulement les muscles intrinsèques; elle peut les atteindre tous (forme mixte).

La marche est très variable. Elle peut être *aiguë*; c'est une forme rare; les muscles intrinsèques ne sont pas toujours pris; l'extension de la paralysie se fait du côté des centres supérieurs (vertiges, tendance au sommeil, vomisse-ments, céphalées), ou vers le bulbe. La mort rapide, parfois en quel-ques jours, est la règle. C'est la « *polioencéphalite aiguë hémorra-gique de Wernicke* », qui n'est pas une affection systémati-ée comme les autres variétés; elle est due à des lésions multiples et sans loca-lisations précises.

La *forme subaiguë* est un peu plus fréquente; on la voit à la suite d'infections ou d'intoxica-tions, ou au cours de la paralysie infantile. La durée de l'affection

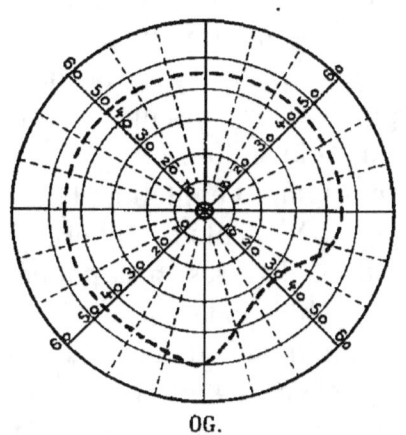

OG.

Fig. 31. — Champ du regard dans l'ophtalmoplégie extrinsèque totale.

est de quelques semaines; la guérison complète se produit quelque-fois: il arrive aussi que les paralysies oculaires persistent intégrale-ment, mais que le sujet survive; il peut même se faire que, dans le cas de paralysie infantile, les lésions mésocéphaliques (comme les lésions médullaires) régressent, pour ne persister qu'au niveau de quelques muscles oculaires (Raymond, Sauvineau).

La *forme chronique stationnaire*, peu fréquente, est celle où les lésions, lentement installées, durent indéfiniment, sans s'étendre et provoquer la mort du sujet.

La *forme chronique progressive* est la plus fréquente; elle ne s'accompagne d'aucun trouble cérébral, mais gagne de proche en proche et peut amener la mort par des processus différents. Sauvineau classe ainsi les modes d'extension de cette affection :

1° Tantôt le processus morbide reste, dans tout le cours de la maladie, localisé, dans la protubérance et sous le plancher du 4e ventricule, aux noyaux oculo-moteurs. Deux cas peuvent se produire : *a*, l'ophtalmoplégie débute par les muscles extrinsèques et s'étend ensuite aux intrinsèques, c'est le cas le plus fréquent; *b*, ou bien l'inverse a lieu.

2° Tantôt l'affection débute par les noyaux des muscles des yeux, mais gagne le bulbe. Trois cas peuvent se produire : *a*, elle touche les centres sécrétoires (polyurie, glycosurie, albuminurie); *b*, elle atteint les noyaux des nerfs bulbaires (paralysie labio-glosso-laryngée); *c*, elle dépasse le bulbe et gagne la moelle (atrophie musculaire progressive).

5° Enfin, il peut arriver que, par une marche inverse, l'ophtalmoplégie, d'abord absente, vienne compliquer une affection bulbaire ou bulbo-médullaire.

En somme, l'ophtalmoplégie est une polioencéphalite supérieure (région pédonculo-protubérantielle) s'associant ou non, suivant des modalités diverses, à la polioencéphalite inférieure (bulbe) et à la poliomyélite (moelle).

L'ophtalmoplégie peut exister dans le tabes et même en être un symptôme de début (tabes à début par le facies d'Hutchinson); il existe, dans ce cas, le signe d'Argyll Robertson.

L'ophtalmoplégie peut être familiale, héréditaire et congénitale.

La **paralysie du nerf facial** provoque, dans les degrés légers, un peu d'ectropion de la paupière inférieure avec larmoiement (épiphora); dans les cas accentués, une impossibilité absolue de fermer les paupières (lagophtalmie). Ces symptômes sont plus marqués, dans les paralysies par lésions du neurone périphérique, que lorsque la lésion porte sur le neurone central (hémiplégie).

5° Les *paralysies des mouvements associés des yeux*, ou *paralysies oculaires de fonction*, peuvent porter sur les mouvements du regard binoculaire avec ou sans parallélisme des axes.

Les paralysies des mouvements binoculaires avec parallélisme des axes sont celles qui atteignent les appareils coordinateurs appelés par Grasset : nerfs dextro et lévogyre, nerfs suspiciens et despiciens.

Les **paralysies des mouvements de latéralité** sont donc les *paralysies des oculogyres*.

Il n'y a pas de ptosis; les deux yeux sont en strabisme, conver-

gent pour un œil, divergent pour l'autre, tournés tous deux vers
la droite (paralysie de l'oculo-lévogyre), ou vers la gauche (paralysie
de l'oculo-dextrogyre). La déviation cependant ne porte presque
jamais avec la même intensité sur les deux globes. Quelquefois
même, à l'état statique, il est impossible de constater une déviation
quelconque des yeux et il faut recourir à l'examen à l'état dynamique. Celui-ci montre que les deux yeux ne peuvent plus, souvent
inégalement, se porter dans une direction donnée du regard bino-

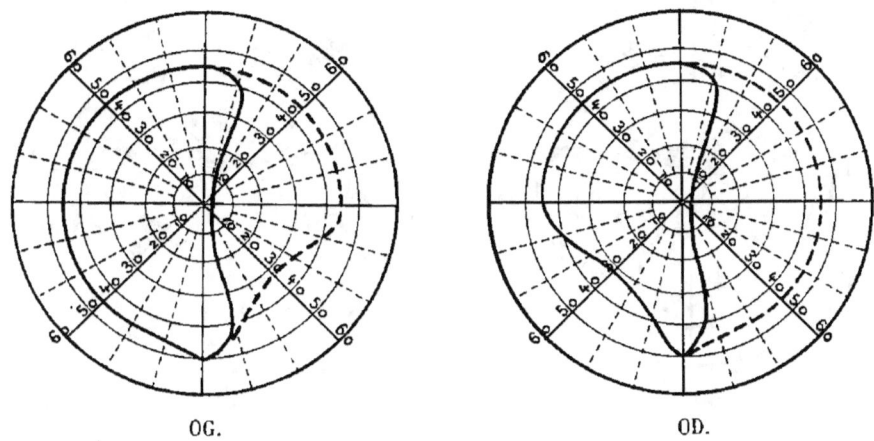

OG.   OD.

Fig. 52. — Champ du regard dans la paralysie des mouvements associés
de latéralité à droite.

culaire; ils esquissent des secousses nystagmiformes, dont on connaît l'importance dans le diagnostic des paralysies oculaires. Le
nystagmus vrai ne fait pas partie du tableau des paralysies des
oculogyres; lorsqu'il existe, il est dû à une lésion surajoutée.

L'examen du champ du regard montre une limitation nette et
caractéristique; il est utile de la rechercher, car l'examen de la diplopie donne peu de renseignements : ou elle n'existe pas, ou, si
elle existe, les deux fausses images varient à la fois dans les mouvements des yeux et son étude est très difficile.

Ce qui est paralysé, c'est une fonction et non des muscles; le
droit interne, paralysé pour la fonction de latéralité, est parfaitement
indemne pour la fonction de convergence.

Les **paralysies des mouvements verticaux** peuvent être pures,
c'est-à-dire ne porter que sur les mouvements binoculaires d'élévation

seuls ou d'abaissement seuls ; assez souvent cependant, la perte des
fonctions d'élévation et d'abaissement s'accompagne de celle de la
fonction de convergence. Il faudra, dans tous les cas, prendre le
champ du regard.

La **paralysie de la convergence** offre deux types, bien séparés
par Parinaud :

a. *Paralysie de la convergence et des mouvements verticaux* ; c'est
la forme dont nous venons de parler ; le muscle droit interne, inactif

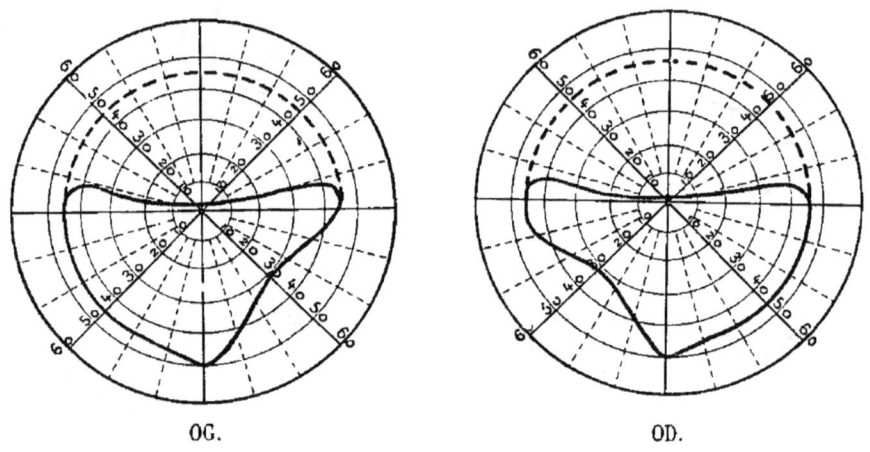

OG.   OD.

Fig. 33. — Champ du regard dans la paralysie des mouvements
associés d'élévation.

pour la fonction de convergence, agit encore pour celle de latéralité ;
l'accommodation et les réflexes pupillaires sont normaux.

b. *Paralysie de la convergence et des fonctions connexes* ; les
mouvements de latéralité et verticaux sont normaux, mais la convergence est perdue ; on le constate, objectivement, en approchant
le doigt fixé par le malade et, subjectivement, par une diplopie
croisée dans toutes les positions du regard. L'accommodation est perdue ; il en est de même du réflexe pupillaire à la convergence,
tandis que le réflexe pupillaire photo-moteur persiste.

Les paralysies des mouvements associées des yeux, ou paralysies
oculaires de fonction, peuvent être **associées entre elles.** Nous avons
déjà vu quelques-unes de ces associations (convergence et mouvements verticaux) ; mais toutes les combinaisons sont possibles :
perte de l'élévation et de l'abaissement, perte d'un mouvement de

latéralité et de convergence, perte d'un mouvement de latéralité et
d'un mouvement vertical; enfin, la paralysie simultanée des deux
oculogyres, c'est-à-dire de tous les mouvements de latéralité, les

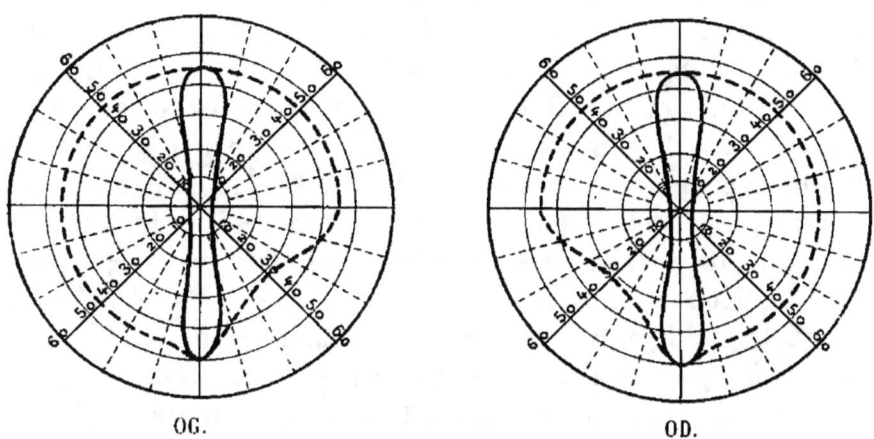

OG.   OD.

Fig. 54. — Champ du regard dans la paralysie de tous les mouvements
associés de latéralité (syndrome de Parinaud).

mouvements verticaux et la convergence restant normaux; Grasset
propose d'appeler ce syndrome, fort rare d'ailleurs, *syndrome de*

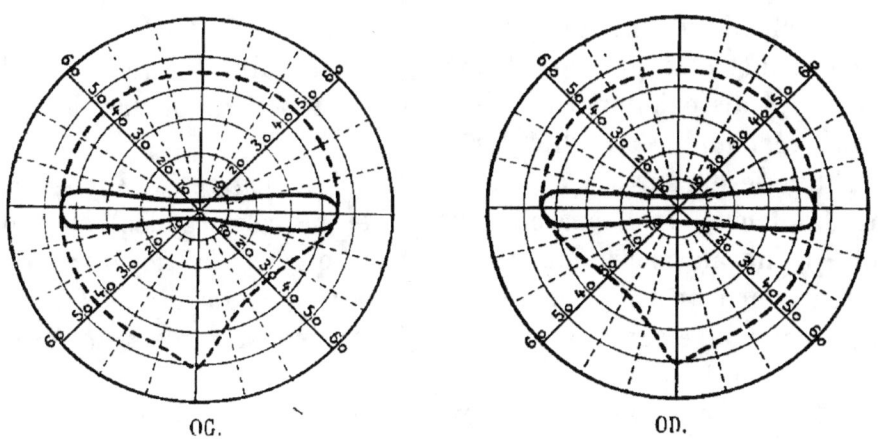

OG.   OD.

Fig. 55. — Champ du regard, dans la paralysie de tous les mouvements
associés verticaux (élévation et abaissement).

Parinaud. Il correspond, au point de vue moteur, au syndrome
sensoriel de la double hémianopsie.

Les paralysies oculaires de fonction peuvent être **associées avec**

d'autres paralysies sensorielles, sensitives ou motrices. Nous reportons l'étude de ces associations à celle des troubles oculaires moteurs selon le siège de la lésion (v. p. 105).

Enfin, les paralysies oculaires de fonction, surtout celles des oculogyres, peuvent être **dissociées.** Il existe, en effet, des observations (Tournier, Tiling, Ballet et Rose, Ballet, Ballet et Taguet, Cantonnet et M. Landolt), où le malade a perdu une fonction oculaire pour les mouvements volontaires et l'a au contraire conservée, normale ou à peu près, pour les mouvements automatico-réflexes. Il n'existe pas d'observations dans lesquelles la dissociation inverse ait été relatée.

Une telle dissociation a été signalée dans l'hystérie par Parinaud, Brain, Raymond, Ballet, Kœnig, mais il s'agit là de troubles fonctionnels très différents de ces troubles organiques, toujours constatés cliniquement, et par l'autopsie dans deux des cas cités plus haut. Du reste, semblables dissociations par troubles organiques ont été signalées pour les paralysies faciales : il existe des paralysies faciales pour les mouvements volontaires avec conservation des mouvements automatico-réflexes, dues à des lésions corticales, sous-corticales ou capsulaires (Nothnagel, Magnus, Grasset), ainsi que des paralysies faciales pour les mouvements automatico-réflexes, avec conservation des mouvements volontaires, dues à des lésions thalamiques ou sous-thalamiques (Huguenin).

Cantonnet et Taguet ont donné la formule suivante, qui, en expliquant les dissociations des paralysies de fonctions oculo-motrices, paraît répondre à la réalité des faits :

1° Une lésion sur le trajet d'un appareil oculogyre (ou suspiciens, ou despiciens, ou l'appareil central de la convergence), portant entre le noyau coordinateur mésocéphalique et les noyaux oculomoteurs primaires, donnera une paralysie oculaire de fonction pour les mouvements volontaires et les mouvements automatico-réflexes.

2° Une lésion du centre réflexe, ou entre les centres réflexes et le noyau coordinateur, donnera une paralysie de fonction pour les mouvements automatico-réflexes, avec conservation des mouvements volontaires.

3° Une lésion intéressant les fibres oculogyres à l'écorce, ou entre l'écorce et le noyau coordinateur, donnera une paralysie de fonction pour les mouvements volontaires, avec conservation des mouvements automatico-réflexes.

Diagnostic différentiel des paralysies oculaires extrinsèques. Les symptômes subjectifs donneront peu de prise à l'erreur ; il nous faudra cependant éliminer :

Le **vertige cérébral** ; il suffit de faire fermer un œil ou les deux yeux du malade ; si le vertige persiste, c'est qu'il n'est pas d'origine oculaire.

La **diplopie monoculaire**, due à une cause variable : malformations congénitales de la pupille, crampes ou spasmes des muscles intrinsèques, subluxations du cristallin, etc.... Là encore, il suffit de faire fermer un œil pour constater que l'autre œil, resté ouvert, donne à lui seul deux images.

Les symptômes objectifs, au contraire, peuvent donner lieu à des erreurs assez fréquentes :

Le **ptosis non paralytique**, dépendant d'un

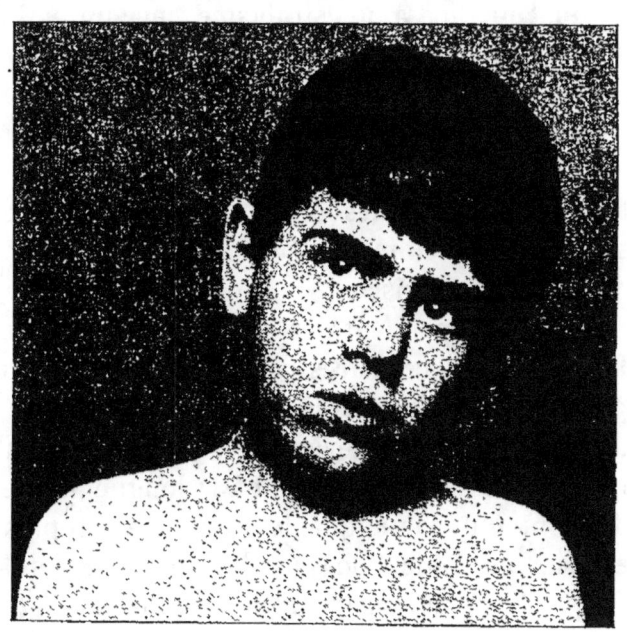

Fig. 56. — Torticolis oculaire.

alourdissement pathologique de la paupière (œdème, trachome, tarsite, etc...) est toujours partiel ; il est souvent bilatéral et le malade peut relever un peu ses paupières.

L'**occlusion volontaire de l'œil**, effectuée par le malade pour éviter la diplopie si gênante, ne sera pas prise pour un véritable ptosis.

Le **blépharospasme** est une contracture ; le sourcil est abaissé,

les paupières sont complètement fermées, plissées (fig. 91 et 101)
et animées, même l'inférieure, de petites contractions fibrillaires; si
l'on cherche à soulever la paupière avec le doigt, on sent qu'une
résistance s'y oppose.

Le **ptosis pseudo-paralytique** est une variété dans laquelle
la paupière est abaissée par une contracture à peine appréciable; la
peau de la paupière est lisse et non plissée, il n'y a pas de contractions fibrillaires; si l'on commande l'ouverture, le frontal esquisse
un mouvement de suppléance, mais au repos le sourcil est abaissé,
comme dans le blépharospasme, et non relevé, comme dans le ptosis
paralytique (fig. 18).

Le **torticolis oculaire** est une déviation fonctionnelle de la tête
et du cou, liée à un strabisme concomitant dans le plan vertical
(voy. page 91 et fig. 36).

Le **strabisme concomitant** se différencie du strabisme paralytique par l'absence de diplopie, par l'égalité des déviations secondaire
et primaire (autrement dit, la conservation du même angle de déviation dans toutes les directions du regard) et par des symptômes
secondaires, comme la conservation à peu près intacte de la force
des différents muscles.

Il existe cependant des cas où le diagnostic devient très difficile.
Les paralysies oculaires peuvent à la longue guérir ou s'amender, au
point que l'œil recouvre une partie du mouvement perdu; le caractère du strabisme devient alors presque celui du strabisme concomitant; la diplopie disparaît à la longue par neutralisation cérébrale,
d'autant plus facile que le strabisme est plus accusé. Ce diagnostic
est surtout délicat lorsque la paralysie oculaire date de l'enfance
et que l'examen porte sur le sujet déjà assez âgé (Morax). Il faudra
toujours se rappeler que le strabisme concomitant est une affection
de l'enfance ou de l'adolescence, liée surtout à des vices de réfraction, tandis que le strabisme paralytique est une affection de l'adulte,
liée à un état général ou local.

Les **réductions d'excursion des yeux dues à des lésions
locales** (cicatrices conjonctivales, etc.) seront facilement éliminées.

Les **déviations oculaires de cause mécanique** sont produites
par des lésions orbitaires, telles que tumeurs, lésions osseuses, suppu-
rations, kystes, etc...; dans ces cas, l'exophtalmie est très marquée, le

plus souvent unilatérale; l'œil, qui n'est pas toujours dévié, est plus ou moins immobilisé et le doigt sent souvent la cause du mal. Des lésions rétro-orbitaires (anévrysme, thrombophlébite du sinus caverneux, etc.) produisent aussi de l'exophtalmie, d'un diagnostic étiologique facile.

Le **nystagmus** typique est caractérisé par des oscillations, presque toujours bilatérales, existant à l'état de repos, plus ou moins rythmiques et symétriques par rapport à l'axe vertical; les secousses nystagmiformes, au contraire, sont le plus souvent unilatérales, se produisent uniquement à l'état dynamique et aux confins de la zone motrice perdue.

Les **paralysies oculaires de fonction** ne seront pas prises pour des **paralysies musculaires multiples**; il suffit de se rappeler qu'un droit interne peut être paralysé pour les mouvements de latéralité et ne pas l'être pour ceux de convergence, pour comprendre qu'il faut rechercher l'action d'un muscle, non seulement dans les diverses directions, mais aussi dans les diverses fonctions.

II. *Paralysies oculaires intrinsèques*. — Les paralysies intrinsèques sont sous la dépendance des lésions du moteur oculaire commun (muscles ciliaire et sphincter pupillaire), du sympathique (muscle dilatateur pupillaire) ou de leurs centres. Elles accompagnent souvent celles des muscles extrinsèques innervés par la IIIe paire. Nous avons vu aussi (p. 75) qu'il existe une **ophtalmoplégie nucléaire intrinsèque**, qui se combine souvent avec l'ophtalmoplégie extrinsèque.

La **paralysie du sphincter pupillaire** produit la *mydriase*, ou dilatation de la pupille; les réflexes de contraction à la lumière, à l'accommodation et à la convergence sont perdus; si l'on éclaire cet œil, l'autre pupille se contracte consensuellement; l'inverse n'a plus lieu.

La mydriase paralytique n'est jamais aussi considérable que la mydriase médicamenteuse. Les troubles fonctionnels consistent en un peu d'éblouissement et d'irisation sur les bords des objets fixés.

La **paralysie du dilatateur pupillaire** aboutit à la constriction de la pupille, ou *myosis paralytique*. La pupille ne se dilate plus dans

l'obscurité ni dans le regard au loin, que ces conditions soient réali-
sées pour l'œil atteint seul ou pour les deux yeux à la fois.

A côté de ces troubles paralytiques purs des mouvements iriens,
il en existe d'autres : il peut y avoir de la *paresse pupillaire*, la
contraction se faisant avec un retard notable. Cette paresse doit
être distinguée de ce qui a été décrit sous le nom de **réaction
myotonique de la pupille**; il s'agit, dans ce cas, d'une lenteur
extrême de la pupille à se contracter ou à se dilater (quelquefois 4 à
5 minutes), dans le réflexe à l'accommodation et à la convergence
ou dans l'occlusion palpébrale.

La **réaction pupillaire hémiopique** (Wernicke) existe lorsqu'une
moitié des rétines est annihilée par une hémianopsie; si la lumière
est projetée sur la partie insensible des rétines, la pupille ne se
contracte pas; elle se contracte, au contraire, si l'on éclaire la partie
sensible. Cette réaction spéciale est liée à un trouble des voies centripètes du réflexe photo-moteur; les voies motrices, ou centrifuges,
du réflexe sont intactes.

Le **signe d'Argyll Robertson** est une dissociation des réflexes
pupillaires; le réflexe à la lumière est perdu, tandis que le réflexe
à l'accommodation est conservé. La lésion siège, pour les classiques,
au niveau du centre des réflexes irido-constricteurs, pour d'autres
(Marina, Lafon), au niveau du ganglion ophtalmique. Les pupilles
sont souvent en myosis, inégales ou irrégulières. Les sujets présentant le signe d'Argyll Robertson n'ont pas perdu la vision.

On ne donne pas, en effet, le nom de signe d'Argyll Robertson à la
perte du réflexe photo-moteur par abolition de la vision; dans
ce dernier cas, la pupille réagit encore à l'accommodation, mais
plus à la lumière.

Dans la **réaction paradoxale de la pupille** (de Græfe, Westphal,
Piltz), dite à tort *réaction palpébrale*, le réflexe à l'accommodation
est normal, mais la pupille a subi une véritable inversion du réflexe
photo-moteur. Piltz en décrit 5 variétés : *a*) dilatation pupillaire par
l'éclairage, sans rétrécissement préalable; *b*) dilatation pupillaire
par l'éclairage, avec rétrécissement immédiatement avant; *c*) rétrécissement de la pupille par l'obscurité, sans dilatation préalable.

La **paralysie du muscle ciliaire** se traduit par la perte de l'accommodation. Nous avons vu (page 55) comment on mesure la puissance

d'accommodation, en déterminant le punctum proximum, point le plus rapproché de l'œil où la vision est encore nette. Si l'accommodation est perdue, ce point est considérablement reculé ; il peut même l'être jusqu'à se confondre avec le remotum, point le plus éloigné de la vision distincte ; le malade voit bien à une distance éloignée, mais ne voit plus de près.

Nous savons que l'accommodation (état dynamique de la réfraction) est liée à l'état de réfraction statique de l'individu. Il faudra se souvenir qu'en cas de perte de l'accommodation : le malade ne verra bien ni de loin ni de près, s'il est hypermétrope ; verra bien de loin mais mal de près, s'il est emmétrope ; mal de loin et bien de près, s'il est myope. Pour faciliter l'examen, on corrige complètement par les verres le vice de réfraction, ce qui met le sujet dans l'état d'emmétropie.

La perte de l'accommodation est très souvent accompagnée du phénomène subjectif de la *micropsie* ; le malade voit les objets plus petits. Ceci dépend de ce que, pour les voir, il doit faire un effort d'accommodation plus grand qu'à l'état normal ; il croit donc les voir plus près ; comme l'image rétinienne n'augmente pas de dimensions pour cela, il les juge plus petits.

La paralysie de l'accommodation peut exister isolée ; le plus souvent cependant, elle est accompagnée de mydriase ; par contre, la mydriase existe souvent sans trouble accommodatif.

Diagnostic différentiel des paralysies intrinsèques. — La mydriase paralytique ne sera pas confondue avec la **mydriase ex anopsia** ; lorsque l'œil ne perçoit plus la lumière (maladies ou traumatismes de la rétine ou du nerf optique), la pupille ne se contracte plus, parce que la voie centripète (sensorielle) du réflexe, et non la voie centrifuge (motrice), est en défaut ; il suffit, en effet, d'éclairer l'autre œil pour que la pupille de l'œil non voyant se contracte aussitôt, par réflexe consensuel.

La **mydriase par hypertension oculaire** est due à ce que la poussée en avant du corps vitré hypertendu fait s'élargir l'orifice pupillaire ; elle est accompagnée de phénomènes irritatifs, si le glaucome est aigu ou subaigu ; dans la forme chronique, les réflexes existent encore, quoiqu'atténués, à moins que le glaucome n'ait entraîné déjà la perte de la vue, auquel cas on se trouve en présence d'une mydriase ex anopsia.

La **mydriase médicamenteuse**, produite par l'atropine ou ses succédanés, s'accompagne toujours de la perte de l'accommodation ; elle dure quelques jours après la cessation du médicament. Il faut se souvenir que de nombreux simulateurs entretiennent cette paralysie intrinsèque par l'atropine et y songer lorsque la cause d'une mydriase semble obscure. La cocaïne agit comme l'atropine, mais d'une façon moindre, comme intensité et comme durée.

Le **myosis médicamenteux**, provoqué par l'ésérine, dure un jour environ et s'accompagne de contracture légère de l'accommodation. La pilocarpine produit les mêmes effets pendant quelques heures.

Les **spasmes des muscles de la pupille** sont souvent difficiles à différencier des paralysies. Nous parlerons de ce diagnostic lorsque nous connaîtrons déjà ces spasmes (p. 89 et fig. 57).

La **presbytie** ne sera pas confondue avec une paralysie de l'accommodation ; c'est après 45 ans que, très progressivement et des deux yeux à la fois, la puissance accommodative baisse.

La **fatigue de l'accommodation**, ou **asthénopie**, diffère de la paralysie et de la parésie de cette fonction, en ce que l'accommodation est de puissance normale, mais ne peut être soutenue longtemps ; il faudra rechercher les vices de réfraction et les causes générales.

La **perte de l'accommodation sans paralysie** se voit lorsque le cristallin n'est plus à sa place (aphakie par opération de cataracte, aphakie congénitale, luxation ou subluxation du cristallin, congénitales ou acquises).

III. *Spasmes et tics des muscles oculaires*. — Les spasmes oculaires peuvent être de nature organique ou fonctionnelle. De nature organique, ils sont réflexes, c'est-à-dire liés à une excitation le plus souvent douloureuse (strabisme, blépharospasme dus à des kératites), ou causés par lésion irritative (tumeur, foyer hémorragique) comprimant un nerf ou un noyau.

Tous les muscles oculaires extrinsèques peuvent être atteints ; les droits et les obliques le sont rarement ; les fonctions oculo-motrices le sont quelquefois, plus souvent la fonction de convergence ; l'orbiculaire l'est assez fréquemment. Les muscles intrinsèques sont aussi inégalement atteints : celui de l'accommodation l'est bien plus souvent que les muscles pupillaires.

Féré appelait **migraine ophtalmospasmodique** (par opposition à la migraine ophtalmoplégique) un état migraineux avec spasmes oculaires extrinsèques et intrinsèques; il incriminait des troubles ischémiques par vaso-constriction.

Le **spasme de l'orbiculaire**, ou **blépharospasme**, peut affecter la *forme intense*, dont nous avons déjà parlé (page 81); elle revêt le caractère clonique (battements de paupières répétés) ou le caractère tonique (fermeture permanente avec secousses fibrillaires). Le spasme porte sur un seul œil ou sur les deux yeux. Sa durée est subordonnée à sa cause. Il peut affecter également la *forme pseudoparalytique*, déjà étudiée (p. 82).

Le **spasme de la convergence** existe parfois sous la forme d'une contracture violente, mais plus souvent on observe ce que Parinaud avait décrit, à tort, sous le nom de « paralysie de la divergence ». C'est, au contraire, une contracture, ainsi que le prouve la coexistence du spasme de l'accommodation; mais c'est une contracture pour une distance déterminée, ce qui explique que si l'objet est tenu à cette distance exactement, il n'y a pas de diplopie; s'il est tenu plus près, il y a diplopie croisée (la convergence étant insuffisante); s'il est tenu assez loin, à la distance où l'on tient la bougie lors de l'examen de la diplopie, il y a diplopie homonyme dans toutes les directions du regard. Il n'y a pas de strabisme visible; tous les mouvements parallèles sont normaux. L'atropinisation fait disparaître ces troubles.

Le **spasme de l'accommodation** se manifeste par l'impossibilité de voir nettement à une distance supérieure à 20 ou 30 centimètres, alors que le sujet n'est pas myope ou l'est très peu. On observe assez fréquemment de la *macropsie*, dont le mécanisme se comprendra aisément si l'on se souvient de ce que nous avons dit pour la micropsie, due à la paralysie de l'accommodation (page 85).

Le spasme accommodatif accompagne souvent celui de la convergence; des douleurs, spontanées et à la pression de la région ciliaire, à travers les paupières fermées, sont fréquemment concomitantes.

Le spasme accommodatif survient quelquefois chez l'emmétrope qui travaille trop longtemps de près, plus souvent chez l'hypermétrope, plus souvent encore chez le myope. Ce trouble se produit toujours chez des sujets nerveux ; il va en diminuant avec l'âge, car on sait que la force d'accommodation baisse rapidement au cours des années.

Chez un sujet soupçonné de spasme accommodatif, il suffit de déterminer exactement la réfraction, puis d'instiller de l'atropine ; tout sujet dont la réfraction a baissé de plus d'une dioptrie par atropinisation est atteint de spasme accommodatif (Terrien).

Au spasme accommodatif peuvent s'ajouter d'autres troubles oculaires, dont l'ensemble forme **l'asthénopie oculaire** ; elle se compose de : *asthénopie accommodative*, due à la fatigue du muscle ciliaire ; *asthénopie musculaire*, produite par celle des droits internes, et *asthénopie rétinienne*, par celle de la rétine. Les troubles moteurs sont les plus importants ; le sujet voit sa lecture se troubler au bout de quelques instants de travail, le clignement augmente de fréquence, les yeux donnent une sensation de gonflement et de chaleur, un peu de photophobie apparaît et des douleurs oculaires et péri-oculaires s'installent. Cet état traduit la fatigue de l'œil, due, soit à un travail oculaire rapproché trop prolongé, soit à l'inobservation des règles d'hygiène oculaire, soit à un vice de réfraction non corrigé.

Les **spasmes des muscles pupillaires** portent sur le sphincter ou sur le dilatateur. Dans le premier cas, il se produit un *myosis spasmodique*, dans le deuxième, une *mydriase spasmodique*, à opposer au myosis et à la mydriase paralytiques étudiés plus haut. Nous verrons que le diagnostic différentiel entre ces divers troubles n'est pas toujours aisé.

Les **tics oculaires** sont relativement fréquents et il importe de ne pas les confondre avec des spasmes, bien qu'ils puissent, comme eux, être cloniques ou toniques. « Un spasme est la réponse motrice à une irritation réflexe spinale ou bulbo-spinale. Le tic est un phénomène psycho-moteur d'origine corticale. Dans le tic, les contractions musculaires réalisent un acte coordonné, un geste adapté à un but. C'est un acte fonctionnel, d'ailleurs exagéré et inopportun. » (Meige).

Les tics des paupières se présentent sous la forme de clignement, ou au contraire d'écarquillement, par ouverture exagérée de la fente palpébrale.

Les tics des globes portent, soit sur la musculature extrinsèque, consistant en fixité du regard ou en secousses nystagmiformes, soit sur la musculature intrinsèque (secousses hippiformes, simulant l'hippus, ou tics d'accommodation, se traduisant par des manifestations de micropsie).

Les tics sont presque toujours bilatéraux et peuvent être supprimés, ou au moins suspendus un instant, par l'effort de la volonté. Les tiqueurs ont souvent un état mental spécial.

Diagnostic différentiel des spasmes oculaires. — Le **ptosis vrai** sera facilement différencié des diverses variétés de blépharospasme (p. 81).

La diplopie si spéciale du spasme de la convergence ne sera pas confondue avec la **diplopie d'une paralysie extrinsèque.**

La **myopie** ne devra pas être confondue avec le spasme accommodatif ; l'épreuve par l'atropine lèvera tous les doutes.

L'ensemble très caractéristique de l'asthénopie oculaire ne laissera pas croire à des troubles visuels par vice de réfraction ou par affections oculaires.

Le diagnostic différentiel le plus difficile est à faire entre les spasmes et les **paralysies des muscles pupillaires.** Nous donnons ci-dessous le tableau de Coppez, basé sur l'action différente des collyres ; il suffira de se souvenir que l'ésérine agit sur le sphincter, tandis que la cocaïne agit faiblement, et l'atropine fortement, sur le dilatateur :

1. *Mydriase paralytique* (paralysie de la IIIe paire) : l'atropine et la cocaïne l'augmentent, l'ésérine la diminue, si les lésions ne dépassent pas le ganglion ciliaire.

2. *Mydriase spasmodique* (excitation du sympathique) : l'atropine dilate au maximum, la cocaïne ne produit rien, l'ésérine rétrécit un peu.

3. *Myosis spasmodique* (excitation de la IIIe paire) : l'atropine dilate comme normalement, la cocaïne et l'ésérine sont sans action.

4. *Myosis paralytique* (paralysie du sympathique) : l'atropine dilate un peu, la cocaïne également, si les lésions n'ont pas dépassé le ganglion cervical ; l'ésérine contracte au maximum.

Ces considérations sont surtout physio-pathologiques ; elles pourront être utiles. Mais comme il existe tous les degrés dans les spasmes et les paralysies, elles sont loin d'avoir une valeur absolue en clinique (Morax); d'autres auteurs (Lafon) n'admettant pas l'existence du muscle dilatateur, leur refusent même toute importance.

Les **tics** seront facilement différenciés des **spasmes** : en général

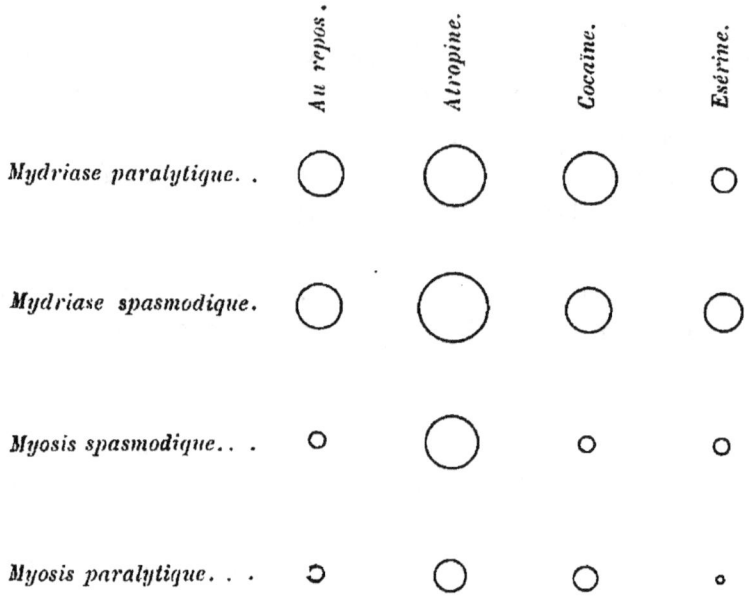

Fig. 37. — Diagnostic différentiel des spasmes et paralysies pupillaires. Épreuve des collyres de Coppez. — Schématisation des résultats.

le spasme palpébral n'est pas accompagné de spasmes oculaires, tandis que le tic palpébral l'est presque toujours.

IV. *Troubles moteurs par défaut de coordination.* — Ces troubles relèvent seulement d'un défaut de coordination; ils ne sont pas accompagnés de paralysies, à moins de lésions surajoutées et indépendantes.

Ils peuvent être *statiques*, comme le strabisme, les hétérophories, l'ataxie oculaire, ou *dynamiques*, comme le nystagmus, l'hippus.

Le **Strabisme concomitant**, dit aussi *fonctionnel*, est un strabisme non paralytique. C'est un « vice de développement de l'appareil sensoriel et de l'appareil moteur de la vision binoculaire, empêchant la convergence des yeux sur l'objet fixé » (Parinaud); il y a strabisme lorsque les lignes visuelles ne s'entre-croisent plus sur l'objet fixé. Le strabisme est *convergent* ou *divergent*; *alternant*, si l'un et l'autre œil sont alternativement déviés, *fixe* ou *unilatéral*, si l'œil qui présente la déviation est toujours le même; cet œil, exclu de la fixation binoculaire, participe cependant encore à la vision générale (vision simultanée).

Le strabisme, souvent *intermittent* au début et ne survenant que lors de fatigues, d'émotions, devient, en général, permanent par la suite.

Les déviations se font rarement *dans le plan vertical*; le plus souvent, elles sont accompagnées de déviation latérale ; il en existe cependant de pures. Les déviations verticales provoquent quelquefois des rotations de la tête et du cou, constituant le *torticolis oculaire* (de Græfe, Cuignet, Landolt, de Lapersonne), palliatif de la diplopie du début, mais ayant pour base un vice de développement des centres et des voies d'association des mouvements oculaires et céphaliques (fig. 36).

Le strabisme fonctionnel apparait plus ou moins tôt, mais son apparition est liée à la mise en jeu de la vision binoculaire, vicieuse dans le cas particulier. C'est dire qu'il ne peut exister de *strabisme fonctionnel congénital*; tous les strabismes constatés à la naissance sont d'origine paralytique.

Le principal symptôme du strabisme est une déviation de l'un des yeux, souvent choquante ; elle persiste dans toutes les positions du regard; si on la mesure au périmètre (en faisant fixer au sujet un objet éloigné de quelques mètres, pour ne pas faire intervenir la convergence), on constate qu'elle est de 20°, par exemple, aussi bien dans le regard en face que dans toutes les autres positions des yeux ; la déviation secondaire est égale à la déviation primaire; le strabisme fonctionnel mérite donc bien son nom de concomitant, les deux yeux se déplaçant ensemble.

Lorsque la déviation est très peu prononcée, un observateur moins exercé peut, en l'absence d'examen au périmètre, ne pas constater la déviation. En cas de doute, il suffit de faire fixer un objet par un œil, l'autre étant masqué par la main ; on démasque brusquement l'œil caché, pour masquer l'œil qui fixait; on voit alors l'œil primitivement caché se redresser aussitôt, pour se diriger sur l'objet indiqué ; ce redressement prouve qu'il était dévié.

Le champ du regard doit toujours être examiné; on constate alors, au moins au début, 'qu'il est aussi étendu que normalement, avec un peu d'augmentation dans le sens de la déviation; un œil strabique convergent aura son adduction augmentée, à peu près de la quantité perdue par l'abduction; inversement dans le cas de divergence. Plus tard, ces rapports se modifient, le champ diminue, car l'excursion n'augmente plus du côté de la déviation, tandis qu'elle va en diminuant du côté opposé. Cet examen est indispensable à l'établissement du pronostic et du traitement.

La vision binoculaire existe quelquefois d'une façon passagère; on la recherchera par les divers moyens indiqués, en particulier par le diploscope; sa constatation sera d'un bon pronostic.

L'œil dévié, quoiqu'ayant la vision périphérique, ne participe pas à la vision centrale; il jouit de la vision simultanée, mais pas de la vision binoculaire. On compare cet état à celui d'un observateur regardant dans un microscope, les deux yeux ouverts; l'œil fixant a des images très nettes fournies par le microscope, l'autre œil ne voit pas les objets environnants, dont l'image est « exclue » mentalement.

L'œil strabique devrait fournir lui aussi une image de l'objet fixé, image déviée, et par conséquent la diplopie devrait exister; mais, sans doute parce que le strabisme fonctionnel commence dans l'enfance, à un âge où le sujet n'analyse pas ses sensations, on ne constate pas de diplopie; l'image fausse est annihilée, « exclue » mentalement par le strabique. On a pensé que cette exclusion était due à un état amblyopique de l'œil strabique, mais cette amblyopie n'existe presque jamais que pour la vision centrale, la vision périphérique restant normale ou presque. La vision centrale peut même être perdue et le champ visuel présenter un scotome central absolu. Ces troubles visuels ne s'accompagnent jamais de lésions oculaires appréciables à l'ophtalmoscope.

Diagnostic différentiel. — Le **faux strabisme**, ou **strabisme apparent**, consiste en une déviation minime due à l'angle α. Rarement, en effet, la ligne visuelle passe exactement par le centre de la cornée; or, nous jugeons objectivement de la déviation d'un œil par la position du centre de sa cornée; il peut se faire que l'angle α (entre la ligne visuelle et l'axe de la cornée) soit assez grand pour faire croire à un vrai strabisme. Ce strabisme apparent n'est jamais que de quelques degrés et son importance n'est pas grande en neurologie oculaire.

Le **strabisme paralytique** doit absolument être différencié du fonctionnel. On a vu (p. 82) qu'il n'a pas le caractère de concomitance (la déviation secondaire est supérieure à la déviation primaire); il présente de la diplopie et des altérations importantes du champ de regard.

Les *hétérophories* sont des troubles latents de l'équilibre musculaire des yeux (Stevens).

L'état *d'orthophorie* est celui dans lequel les yeux convergent bien sur l'objet fixé; il y a *hétérophorie* dans le cas contraire. Ce sont donc des troubles de la convergence: *ésophorie* si la convergence est trop considérable, *exophorie* si elle est insuffisante; ils n'existent qu'à l'état latent et ne se manifestent que lorsque les yeux ont besoin de converger; il y a là une différence notable avec le strabisme fonctionnel. On les met en évidence par les différents procédés déjà décrits pour l'exploration de la convergence, en particulier par le diploscope de Rémy. Ils n'ont qu'un intérêt secondaire au point de vue neurologique.

L'*ataxie oculaire* est un trouble latent de la coordination des mouvements oculaires, qui peut être mis ainsi en évidence : les deux yeux étant dirigés sur un objet placé à quelques mètres, il n'y a pas diplopie et ils fixent bien tous deux; on place (procédé de Miraillié et Desclaux) un tube de carton devant un des yeux; cet œil a donc sa ligne de visée maintenue sur l'objet fixé; l'autre œil, s'il y a ataxie latente, ne fixe plus et la diplopie apparaît; tout ceci sans qu'il existe, bien entendu, de paralysie oculaire. Ces troubles de coordination, qui sont encore à l'étude (Coutela), ont été décrits chez les tabétiques ataxiques (p. 294) par Miraillié et Desclaux; on les a signalés dans le tabes juvénile (Cantonnet).

Le **nystagmus** est un « tremblement associé des yeux ». Il a les caractères d'un tremblement composé d'oscillations plus ou moins rapides et plus ou moins symétriques par rapport à un axe fictif. C'est, le plus souvent, l'axe vertical (nystagmus horizontal), quelquefois l'axe horizontal transversal (nystagmus vertical), ou bien l'axe antéro-postérieur (nystagmus rotatoire); souvent les divers mouvements sont combinés entre eux.

Dans l'immense majorité des cas, le nystagmus est un « phénomène convulsif, en rapport avec une lésion irritative du centre qui régit les mouvements associés, de latéralité le plus souvent » (Sauvineau); il a des liens étroits avec les paralysies oculaires des mouvements associés, ou de fonction, et même avec la déviation conjuguée de la tête et des yeux. Dans des cas exceptionnels cependant, il perd ces caractères de tremblement associé : nystagmus unilatéral par exemple, ou nystagmus horizontal d'un côté, vertical de l'autre, extrêmement rare (Reuss, Laon, Boidin et Cantonnet). La rapidité en est variable; les plus rapides ne dépassent pas 150 oscillations par minute.

A ces caractères, le nystagmus en joint un autre, celui d'être involontaire; on a bien signalé des cas de nystagmus volontaire; ce sont des raretés. Il est presque toujours inconscient.

Il est parfois *congénital* et même familial et héréditaire. Il peut exister sans aucune affection des yeux ou, au contraire, accompagner des lésions très diverses : cataracte congénitale, microphtalmie, albinisme, colobomes, strabisme; des troubles dans la vision des couleurs (achromatopsie); des vices de réfraction élevés. Il peut être enfin la manifestation de troubles congénitaux du système nerveux. Lenoble et Aubineau ont décrit sous le nom de *nystagmus-myoclonie* un syndrome congénital chez des dégénérés, consistant en un nystagmus, accompagné ou non d'asymétrie faciale et d'inégalité pupillaire; il peut s'y adjoindre des troubles vaso-moteurs, du tremblement des muscles faciaux, avec exagération des *réflexes* et trépidation épileptoïde. — Le nystagmus congénital coexiste quelquefois avec le tremblement de la tête.

Le nystagmus est souvent *acquis*; nous verrons, à propos de la séméiologie du nystagmus, combien sont fréquentes les affections où il se rencontre. Il s'accompagne parfois au début de diplopie, qui est peu manifeste et doit être recherchée au verre rouge; elle est le plus souvent homonyme, parce que l'oculo-moteur externe est plus intéressé que le droit interne de l'œil opposé. Le nystagmus est quelquefois suspendu pendant le sommeil ou l'anesthésie générale.

Diagnostic différentiel. — On peut laisser passer inaperçu un *nystagmus léger*, peu visible à l'examen direct, mais apparaissant très nettement par la « danse » des images ophtalmoscopiques.

Les *secousses nystagmiformes* sont effectuées par un muscle parésié, lorsqu'on sollicite le regard dans la zone d'action de ce muscle devenu impotent ; elles n'existent donc qu'à l'occasion de ce mouvement et dans cette zone. On doit les différencier du nystagmus vrai, existant à l'état de repos et dans toutes les positions du regard. Objectivement, elles peuvent avoir une grande ressemblance, mais, tandis que les unes sont symptomatiques d'un trouble paralytique, les autres traduisent seulement un défaut de coordination.

L'*hippus* est un trouble dynamique de l'équilibre des mouvements iriens ; il est constitué par des alternatives, incessantes et rapides, de contraction et de dilatation pupillaires ; ces oscillations du diamètre pupillaire sont à la fois involontaires et inconscientes. L'hippus accompagne quelquefois le nystagmus.

V. *Troubles par perte de la mémoire oculo-motrice (troubles psycho-moteurs). — Apraxie oculaire.* — On désigne sous ce nom les troubles de la voie psycho-motrice (par lésions corticales ou sous-corticales), caractérisés par la *perte de la mémoire d'une fonction motrice*, fonction oculo-motrice quelconque, en ce qui nous concerne. Ces troubles ne sont accompagnés d'aucune lésion des conducteurs ou des muscles ; ils ne portent pas sur les mouvements réflexes, qui ne sont pas des fonctions. La définition que nous donnons s'applique à l'**apraxie idéo-motrice de Liepmann**. Lorsque le sujet *a perdu le souvenir de la succession de divers actes à accomplir pour l'exécution d'un acte complexe*, il s'agit de l'**apraxie idéatoire de Pick**.

« L'aphasie motrice est une variété d'apraxie, comme l'aphasie sensorielle n'est qu'une variété d'agnosie » (Raymond). Ainsi donc, *les apraxies*, en ce qui concerne les fonctions motrices, et *les agnosies*, en ce qui concerne les fonctions sensorielles, constituent par leur réunion *les aphasies* (au sens le plus général du mot), c'est-à-dire les troubles sensoriels ou moteurs par perte de la mémoire d'une de ces fonctions, sans lésion de l'appareil d'exécution de cette fonction.

B. — SYMPTOMES SELON LE SIÈGE DES LÉSIONS ET LEURS ASSOCIATIONS

Une lésion peut atteindre l'appareil oculaire moteur en un point quelconque de son étendue, depuis le tendon du muscle inséré au globe ou à la paupière jusqu'au centre cortical ; elle pourra donc atteindre : le muscle, les filets ou le tronc du nerf, les noyaux primaires, les noyaux coordinateurs, les centres corticaux et tous les centres ou voies d'association, de nature réflexe ou autre, unissant les différentes parties de cet appareil.

D'autre part, la lésion ne sera pas toujours limitée à l'appareil oculaire moteur, mais pourra empiéter sur des territoires voisins ; il en résultera des associations, dont la seule constatation permettra le diagnostic immédiat du siège de la lésion.

I. *Lésions orbitaires*. — Elles consisteront, soit en dégénérescences ou en inflammations des muscles, des nerfs ou du ganglion ophtalmique, soit en altérations mécaniques de ces divers organes. Ces altérations mécaniques sont de deux ordres : d'une part, les traumatismes (opératoires ou autres), d'autre part, les compressions par tumeurs bénignes ou malignes, nées dans l'orbite ou venues d'une cavité voisine, et gagnant secondairement l'orbite.

Ces lésions orbitaires sont le plus souvent *unilatérales*. Les troubles moteurs n'ont, en eux-mêmes, rien de caractéristique du siège orbitaire de la lésion ; c'est par les symptômes concomitants que se fera ce diagnostic du siège. A part les cas de *traumatismes*, où il existe des commémoratifs, presque toutes les lésions orbitaires s'accompagnent d'*exophtalmie* ; cette protrusion est variable dans son degré, sa rapidité, sa direction et son évolution. La *palpation* permet souvent de sentir une masse, faisant saillie au pourtour de l'orifice orbitaire.

Les *associations* pathologiques porteront, soit sur le *nerf optique* (perte, variable en degré et en allure clinique, de la vision d'un œil), soit sur l'*ophtalmique* ou ses branches (troubles subjectifs consistant en douleurs spontanées, troubles objectifs sous forme d'hyperesthésies ou plus souvent d'anesthésies, dans le territoire du trijumeau). Il faudra explorer tout le domaine de ce nerf : non seulement la peau des paupières et de l'aile du nez, mais la conjonctive et la cornée.

Si le *ganglion oph-talmique*, ou ses branches efférentes et afférentes, sont touchés, on constatera des troubles portant à la fois sur la vaso-motricité, la motricité intrinsèque, la sensibilité du globe oculaire, ou seulement sur une seule de ces fonctions. La forme clinique la plus importante des lésions du ganglion ophtalmique est la *kératite neuro-para-lytique*, ou mieux *syndrome neuro-paraly-tique* (De Laperson-ne), que des lésions siégeant ailleurs que sur le ganglion peuvent aussi produire.

La compression des *vaisseaux orbitaires*

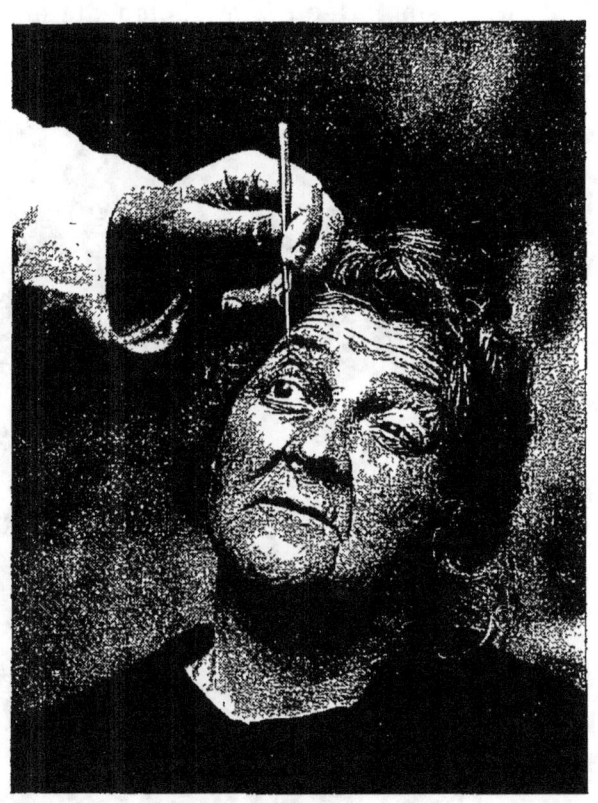

Fig. 58. — Ophtalmoplégie sensorio-sensitivo-motrice droite (regard à droite).

La paupière ptosique est relevée par un crochet, l'œil est en exophtalmie légère et ne peut se porter à droite ; la pupille est dilatée, la vision nulle et l'an-esthésie complète dans tout le territoire de l'ophtal-mique.

donne quelquefois l'aspect ophtalmoscopique de la thrombose de l'artère centrale de la rétine ou celui de la stase papillaire ; leur blessure provoquera des hémorrhagies intra-orbitaires.

Lorsque la lésion siège à la partie toute postérieure de l'orbite,

au niveau de la fente sphénoïdale, tous les organes passant par cet
orifice seront atteints; on aura alors une *ophtalmoplégie sensitivo-
motrice* totale (Rochon-Duvigneaud, Sauvineau), avec ophtalmoplégie à la fois extrinsèque et intrinsèque, troubles de sensibilité,
anesthésie de la cornée, quelquefois protégée contre la kératite
neuro-paralytique par le ptosis concomitant.

Si la lésion atteint à la fois la fente sphénoïdale et le trou optique,

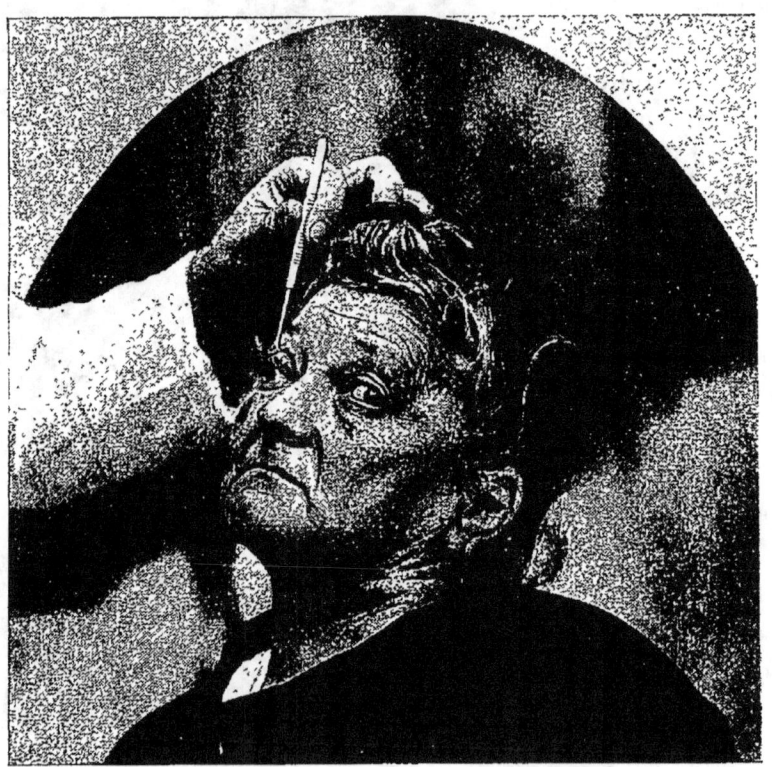

Fig. 39. — Ophtalmoplégie sensorio sensitivo-motrice droite
(regard à gauche).

la dégénérescence du nerf optique s'ajoutera au tableau clinique
précédent, pour donner celui de l'*ophtalmoplégie sensorio-sensitivo-
motrice* (fig. 58 et 39).

Les lésions orbitaires pourront aussi envahir les cavités voisines
(fosse temporale, cavités crânienne, sinusiennes, nasales), et donner
d'autres symptômes, qui en feront préciser le siège.

II. *Lésions basilaires*. — L'étude des lésions siégeant au niveau de la base du crâne peut être avantageusement divisée, avec ochon-Duvigneaud, en lésions portant sur la partie pariétale et sur la partie arachnoïdienne des troncs nerveux.

Les **lésions portant sur la partie pariétale, ou dure-mérienne, du nerf** sont au nombre de trois principales : les tumeurs néoplasiques et les kystes, les anévrysmes, les fractures de la base du crâne.

Les kystes, les tumeurs, les exostoses, ne produisent pas de troubles bien spéciaux; venant de la base du crâne, ils atteignent surtout les nerfs situés dans la partie inférieure de la paroi du sinus caverneux; venant des lobes frontal et temporal du cerveau, ils compriment les nerfs situés à la partie supérieure de cette paroi ; les tumeurs de l'hypophyse donnent des troubles plutôt visuels que moteurs.

Les anévrysmes sont fréquemment des anévrysmes artério-veineux, spontanés ou traumatiques; la VIe paire est plus souvent atteinte.

Les fractures de la base (p. 265) peuvent provoquer la paralysie de tous les nerfs oculo-moteurs, mais la VIe paire est blessée beaucoup plus fréquemment que les autres, au niveau du sommet du rocher (Félizet, Panas, Chevallereau). Le nerf n'est pas nécessairement coupé, mais seulement contusionné et lésé par une hémorrhagie de ses gaines. La paralysie se produit aussitôt ou par la suite; elle est quelquefois bilatérale.

Ces lésions, atteignant les nerfs dans leur trajet dure-mérien, s'accompagnent souvent de troubles sensoriels par altération du nerf optique dans son trajet intra-crânien (*cécité* ou *amblyopie du côté lésé*), ainsi que du chiasma au niveau de ses angles latéraux (*hémianopsie bi-nasale*), ou plutôt au niveau de ses angles antérieur et postérieur (*hémianopsie bi-temporale*). La lésion d'une bandelette optique provoque une *hémianopsie homonyme*, de nom contraire au côté de la bandelette atteinte (hémianopsie gauche par lésion de la bandelette droite). La *stase papillaire* est fréquente. Le trijumeau, (ganglion de Gasser, ophtalmique ou nerfs maxillaires), est souvent touché; il en résulte une *anesthésie* ou une *hyperesthésie* avec *névralgie faciale*; le *syndrome oculaire neuro-paralytique* n'est pas rare. Assez fréquemment, on peut constater de l'*anosmie.*

L'unilatéralité des symptômes, qui est la règle dans le cas de lésions orbitaires, fait ici place à leur bilatéralité.

Les lésions portant sur la partie arachnoïdienne du nerf provoquent des paralysies d'aspect différent, selon le point où elles s'installent. On sait, en effet, que les radicules du moteur oculaire commun émergent du pédoncule isolément (fig. 6), pour se grouper en un tronc nerveux seulement un peu plus loin; une lésion portant au niveau des radicules ne produit, à moins d'être très étendue, que des paralysies parcellaires, tandis que si elle porte sur le tronc nerveux, elle produit ordinairement une paralysie totale. Uhthoff a cependant démontré depuis longtemps que, même portant sur le tronc nerveux, une lésion peut ne produire qu'une paralysie parcellaire. Il faut donc oublier l'ancienne formule, trop absolue, d'après laquelle une paralysie parcellaire de la IIIe paire n'est causée que par une lésion orbitaire ou une lésion nucléaire.

Ces lésions sont souvent d'*origine vasculaire;* on sait, en effet, l'intimité de voisinage existant entre les nerfs oculo-moteurs à leur émergence et plusieurs artères importantes. Elles peuvent être dues à des *tumeurs,* dont la présence est accompagnée fréquemment de stase papillaire et d'autres symptômes de compression.

Des *agents toxiques,* en circulation dans le liquide céphalo-rachidien (*anesthésie par voie intra-rachidienne*), produisent fréquemment (1 à 2 fois %), et d'une manière plus ou moins précoce (du 4e au 30e jour), des paralysies, presque toujours fugaces et unilatérales, portant exclusivement sur la VIe paire; l'atteinte de ce nerf aurait lieu, non au niveau de son noyau, bien qu'il soit superficiel sous l'épendyme, mais dans son trajet arachnoïdien.

Au cours des *otites* moyennes purulentes aiguës, on voit souvent apparaître le complexus symptomatique suivant, appelé par Bonnier *syndrome du noyau de Deiters* : céphalées violentes, névralgies diverses dans le domaine du trijumeau, paralysie de la VIe paire, troubles labyrinthiques périphériques ou centraux, état nauséeux et anxieux, dérobement partiel ou total de l'appareil de sustentation. Ce syndrome peut se trouver aussi dans des lésions de la protubérance (p. 106). Ce qu'on décrit sous le nom de *syndrome de Gradenigo* n'est qu'un cas particulier du précédent syndrome ; il se caractérise par une céphalée violente et la paralysie de la VI⁰ paire du côté de l'otite. Ces paralysies, au cours des otites, peuvent porter, exceptionnellement, sur la IV⁰ paire (de Lapersonne). Pour les uns (Gradenigo, Terson, Lombard, Baldenweck), ces paralysies sont d'ordre infectieux, par propagation de proche en proche jusqu'aux méninges, pour les autres (Bonnier, Lannois), ce sont des troubles purement réflexes (p. 266).

Les *méningites de la base* (p. 269) s'accompagnent très souvent de paralysies oculaires : la méningite tuberculeuse, la méningite cérébro-spinale, les méningites purulentes aiguës, accumulent leurs exsudats au niveau des lacs arachnoïdiens dans lesquels baignent le chiasma et la face antérieure du pédoncule ; la III⁰ paire est la plus atteinte, soit en totalité, soit d'une façon parcellaire.

La méningite syphilitique (p. 271), même en l'absence d'autres lésions syphilitiques lésant les nerfs oculo-moteurs (gommes, exostoses, artérites, névrites), provoque très souvent par elle-même des paralysies oculaires, surtout de la III⁰ paire. Cette méningite affecte d'assez nombreuses variétés anatomiques, souvent combinées (variétés scléreuse, gommeuse, circonscrite, en nappes, etc...).

La *migraine ophtalmoplégique*, ou *paralysie récidivante de l'oculomoteur commun*, serait due, pour de nombreux auteurs, à la réaction méningée autour du nerf (p. 118).

Les lésions atteignant les oculo-moteurs dans leur trajet arachnoïdien donneront d'autres symptômes de localisation ; nous connaissons déjà certains d'entre eux (*stase papillaire, hémianopsies hétéronymes* ou *homonymes*) ; le *syndrome oculaire neuro-paralytique* est relativement fréquent dans les méningites syphilitiques de la base ; les nerfs voisins, *facial, auditif, masticateur*, sont assez souvent lésés ; les autres nerfs céphaliques le sont plus rarement. Des tumeurs de cette région de la base pourront aussi manifester leur action, destructive ou irritative, du côté du bulbe, de la protubérance ou du pédoncule.

III. **Lésions radiculaires.** — Elles ne portent pas sur les racines, déjà émergées du pédoncule et non encore groupées en tronc nerveux, mais sur les radicules dans leur trajet intra-encéphalique ; étant donné que les radicules de la III⁰ paire sont éparpillés dans le pédoncule, par le noyau rouge qui les dissocie, sur une zone de deux centimètres et demi, on conçoit que l'atteinte isolée de certains d'entre eux soit chose facile.

Les paralysies radiculaires pourront s'accompagner d'autres troubles, pédonculaires, protubérantiels ou bulbaires; certaines de ces associations forment des syndromes bien connus (de Weber, de Millard-Gübler, de Benedikt, etc.), dont nous parlerons plus loin.

IV. *Lésions nucléaires*. — La destruction (hémorragies, ramollissement, tumeurs, etc.) porte sur la totalité du noyau d'une paire nerveuse, ou seulement sur un ou plusieurs noyaux musculaires isolés; la paralysie oculaire est donc totale ou parcellaire. Nous avons vu (p. 74) que les *ophtalmoplégies nucléaires* affectaient la forme suraiguë de polioencéphalite diffuse hémorrhagique de Wernicke, et bien plus souvent la forme subaiguë ou chronique de polioencéphalite systématisée. Celle-ci atteint les muscles intrinsèques ou les extrinsèques; elle peut aussi être mixte.

On sait que le centre coordinateur oculogyre a été placé par de nombreux auteurs dans le noyau même de la VIᵉ paire. On pourrait conclure de cela que les lésions nucléaires de la VIᵉ paire provoqueront une paralysie de fonction (Parinaud, Graux), tandis que seules, les lésions radiculaires ou tronculaires de la VIᵉ paire produiront une paralysie limitée à ce nerf. Bien des auteurs admettent cependant que le droit externe peut être seul paralysé par une lésion nucléaire.

Les paralysies nucléaires font également partie des paralysies alternes.

V. *Lésions supra-nucléaires*. — Elles atteignent le centre de la convergence, les noyaux coordinateurs des oculogyres ainsi que des nerfs suspiciens et despiciens, et les voies d'association qui les unissent aux centres volontaires ou aux centres réflexes. Nous avons vu (p. 80) comment les paralysies des oculogyres peuvent être dissociées, n'exister que pour les mouvements volontaires, tandis que les mouvements oculogyres automatico-réflexes sont conservés.

Les paralysies des oculogyres peuvent s'accompagner de déviation conjuguée de la tête. Cette *déviation conjuguée de la tête et des yeux,* accompagnée d'hémiplégie, lorsqu'elle est, ainsi que nous l'étudions ici, due à une lésion protubérantielle, a la valeur suivante : *a*, un malade qui tourne ses yeux vers ses membres paralysés est atteint d'une lésion protubérantielle de nature paralytique ; *b*, un malade qui détourne les yeux de ses membres convulsés est atteint d'une lésion protubérantielle de nature convulsive (Landouzy).

Les paralysies des oculogyres participent aux paralysies alternes.

VI. *Paralysies alternes*. — Ce sont des syndromes constitués par l'association d'une hémiplégie motrice, ou sensitivo-motrice, avec la paralysie d'un nerf crânien du côté opposé. Nous laisserons de côté les paralysies alternes sensitives, pour n'envisager que les paralysies alternes motrices.

Le *syndrome de Weber*, ou *paralysie alterne superieure*, est caractérisé par l'association d'une hémiplégie et d'une paralysie faciale, d'un côté, avec la paralysie de l'oculo-moteur commun, du côté opposé. La paralysie oculaire est plus ou moins prononcée ; elle est plus

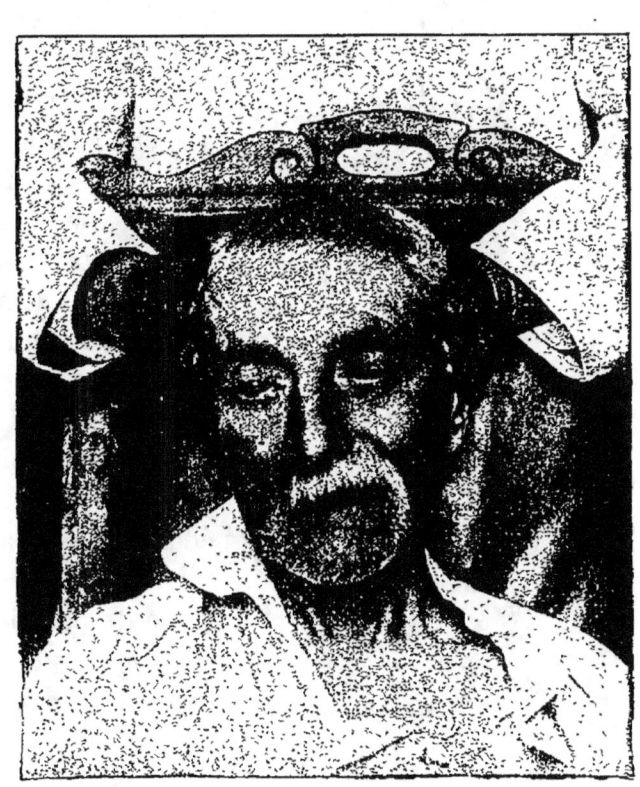

Fig. 40. — Syndrome de Weber.
(Collection Pierre Marie.)

Paralysie des membres et de la face à droite, de la IIIe paire à gauche.

marquée si la lésion porte sur le pied du pédoncule que sur la calotte. La paralysie faciale a les caractères de la paralysie faciale d'origine cérébrale, c'est-à-dire respectant en partie le facial oculaire.

La lésion siège dans la région pédonculo-protubérantielle (fig. 41, A); les fibres de la IIIe paire sont détruites après leur entre-croisement (neurone périphérique), les fibres faciales et pyramidales avant leur entre-croisement (neurone central).

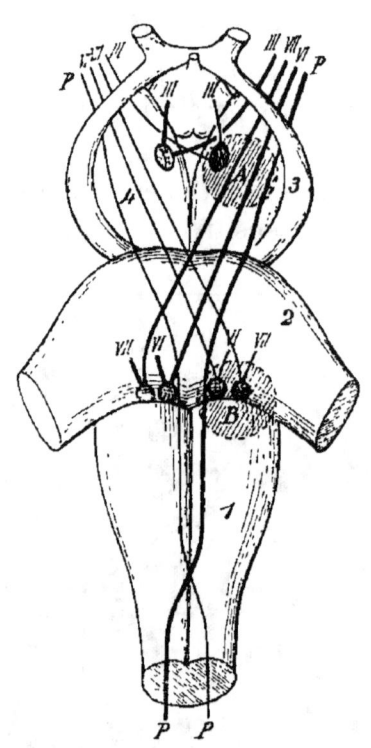

Fig. 41. — Paralysies alternes.

—— Neurones centraux gauches et périphériques droits.
—— Neurones centraux droits et périphériques gauches.
1, Bulbe. — 2. Protubérance. — 5, Bandelette optique. — 4, Pédoncule cérébral. — III, Oculo-moteur commun. — VI, Oculo-moteur externe. — VII, Facial. — P, Faisceau pyramidal. — A, Lésion pédonculaire. — B, Lésion protubérantielle.

Le syndrome de Weber peut être associé avec un autre syndrome de Weber, par lésion symétrique du côté opposé; on a, en effet, signalé ce *syndrome de Weber double* (Souques). Il peut s'associer aussi à l'*hémianopsie* (Joffroy, Raymond, Marie et Léri).

Le *syndrome de Benedikt* est à peu près l'équivalent du précédent; il consiste en une hémiplégie, *avec tremblement*, et une paralysie faciale d'un côté, associées à une paralysie de l'oculo-moteur commun du côté opposé. Ce tremblement s'exagère un peu dans les mouvements intentionnels. La lésion siégerait, soit au niveau des noyaux de l'oculo-moteur, soit dans la calotte pédonculaire. Raymond a signalé l'association d'une *hémianopsie* au syndrome de Benedikt.

Le *syndrome de Millard-Gübler*, ou *paralysie alterne inférieure*, est dû à une lésion de la région bulbo-protubérantielle (fig. 41, B). Il se caractérise par l'atteinte des fibres faciales, souvent aussi de l'oculo-moteur externe, après leur entre-croisement (neurone périphérique) et celle des fibres pyramidales avant leur entre-croisement (neurone central). Cliniquement, cette lésion se traduit par une hémiplégie d'un côté, avec paralysie du facial du côté opposé (le facial oculaire est atteint aussi

intensément que l'inférieur) ; souvent aussi la VIᵉ paire, du même
côté que le facial, est atteinte.

Les paralysies alternes peuvent s'associer entre elles, selon des
types divers, classés par Sigerson dans les formules suivantes, deve-
nues classiques :

Paralysies en X : les deux moitiés de la face, les deux moitiés du
corps.

Paralysie en Y : les deux moitiés de la face, une moitié du corps.

Paralysie en λ renversé : une moitié de la face, les deux moitiés
du corps.

Paralysie en V : les deux moitiés de la face.

Une paralysie alterne motrice peut s'associer à une paralysie
alterne sensitive.

Les oculogyres font également partie des paralysies alternes ; les
appareils coordinateurs lévogyre ou dextrogyre sont alors atteints
comme les simples troncs nerveux. Grasset nomme cette association
paralysie alterne du type Foville. Il y a lieu d'en distinguer diverses
modalités, selon le siège de la lésion (voy. p. 23). Ce sont les trois
formes cliniques suivantes :

Groupe pédonculaire : les paralysies de l'oculogyre, du facial et
des membres sont toutes croisées (lésions de leur neurone central).

Groupe protubérantiel supérieur : la paralysie de l'oculogyre est
directe (neurone périphérique déjà décussé), celles du facial et des
membres sont croisées (neurones centraux non encore décussés).

Groupe protubérantiel inférieur : paralysies de l'oculogyre et du
facial directes (neurones périphériques décussés), celle des membres croisée (neurone central non décussé).

Le *syndrome de Raymond et Cestan,* ou *syndrome protubérantiel
supérieur,* est une variété d'association de paralysie alterne des oculogyres aux autres faisceaux nerveux. Elle tire son aspect clinique
du siège de la lésion dans la calotte de la partie supérieure de la
protubérance : paralysie des mouvements de latéralité des globes,
hémiplégie atteignant très légèrement la force motrice et se manifestant au contraire par des troubles de la fonction de la motilité volontaire (tremblement, incoordination, mouvements athétosi-
formes, asynergie cérébelleuse) et par des troubles très profonds de

la sensibilité subjective et objective (fourmillements, anesthésie
cutanée et articulaire des extrémités, perte du sens stéréognostique).
En somme, ce syndrome a des analogies avec le groupe protubérantiel supérieur des paralysies alternes du type Foville.

Toutes les paralysies alternes déjà décrites sont dues à des lésions pédonculaires on protubérantielles. Il en existe d'autres, où la
lésion siège plus bas, au niveau du bulbe.

Les **paralysies alternes bulbaires** s'accompagnent de myosis
par paralysie du sympathique : le *syndrome de Babinski-Nageotte* est
caractérisé par des vertiges, une hémiplégie et une hémianesthésie,
du côté opposé à la lésion, avec une hémiasynergie, de la latéropulsion et du myosis, du côté de la lésion (avec ptosis léger et énophtalmie).

Si la lésion est un peu plus étendue, on peut avoir le *syndrome de
Cestan-Chenais*, qui est le même que celui de Babinski-Nageotte, avec
cette différence que l'hémiplégie, au lieu d'être simple, est une hémiplégie alterne du type Avellis (paralysie de la corde vocale et du
voile du palais, du côté opposé à l'hémiplégie). Le syndrome est donc
le suivant : vertiges, hémiplégie, hémianesthésie, du côté opposé à
la lésion ; hémiasynergie, latéropulsion, troubles oculo-sympathiques (myosis, ptosis léger, énophtalmie), paralysie de la corde vocale et du voile du palais, du côté de la lésion.

L'étude de toutes ces variétés de paralysies alternes est fort intéressante, car leur constatation permet de localiser immédiatement la
lésion.

VII. *Lésions bulbaires*. — Lorsqu'elles intéressent l'appareil
oculaire, elles produisent, comme nous venons de le voir, des paralysies alternes ; elles peuvent aussi produire des paralysies, ou des
syndromes paralytiques, dépourvus de ce caractère « alterne » :

Le *syndrome de Claude Bernard-Horner* est caractérisé par les
troubles oculo-sympathiques paralytiques : myosis, ptosis léger,
énophtalmie, troubles vaso-moteurs, hypotonie de l'œil, du côté lésé ;
des lésions bulbaires peuvent le produire.

Le *syndrome du noyau de Deiters*, dont nous avons déjà parlé à
propos des paralysies réflexes de la VIᵉ paire, d'origine otique (p. 100),
peut être réalisé par des lésions bulbaires. Le noyau de Deiters

est surtout un centre labyrinthique et ce syndrome se compose de vertige avec dérobement, partiel ou total, de l'appareil de sustentation, de troubles oculo-moteurs réflexes portant surtout sur la VI⁰ paire, d'état nauséeux et anxieux, de phénomènes auditifs passagers et de manifestations douloureuses dans le domaine du trijumeau.

A côté des troubles oculo-moteurs portant sur la VI⁰ paire, on peut observer de la déviation conjuguée des yeux, du nystagmus, des oscillations exagérées des globes à l'occasion des mouvements volontaires, du retard unilatéral du regard et de l'accommodation, des troubles pupillaires, etc .. Il y a donc un véritable déséquilibre oculo-moteur, déséquilibre plus net encore si le malade ferme les yeux, car il perd alors son « point d'appui visuel » (Bonnier). On voit sous les paupières fermées des mouvements cloniques (nystagmus), ou toniques (direction latérale du regard, souvent conjuguée avec une déviation de la tête, du côté du noyau de Deiters ou du labyrinthe lésés (¹).

VIII. *Lésions médullaires et sympathiques*. — Que la lésion porte au niveau de la moelle cervicale (centre cilio-spinal), sur les rami communicantes, sur le tronc même, les ganglions ou les filets du sympathique, les troubles seront les mêmes; ils affectent la forme paralytique et l'aspect clinique sera celui du *syndrome de Claude Bernard-Horner* dont nous avons parlé précédemment (p. 106).

Si l'appareil sympathique est au contraire excité, les troubles seront inverses : mydriase légère, exophtalmie, légère élévation de la paupière supérieure. Cette irritation du sympathique est rarement produite par des lésions médullaires; le plus souvent, ce sont des lésions cervicales (corps thyroïde hypertrophié, tumeurs, abcès, anévrysmes) ou des lésions thoraciques du médiastin postérieur et de la région du dôme pleural.

(¹) L'occlusion des yeux augmente les troubles de l'équilibre oculaire et de l'équilibre général chez les labyrinthiques. Le « *signe de Romberg* » est l'augmentation de l'ataxie des membres par l'occlusion des yeux; on peut donc établir deux groupes : les *ataxies avec signe de Romberg* (tabétique, labyrinthique) et les *ataxies sans signe de Romberg* (maladie de Friedreich, affections cérébelleuses).

IX. *Lésions cérébrales*. — Ces lésions siègent en des points divers du cerveau.

Les **lésions de la capsule interne** produisent une paralysie oculogyre, généralement accompagnée de déviation conjuguée de la tête et d'hémiplégie. La déviation conjuguée d'origine capsulaire peut coexister avec une paralysie faciale isolée, sans hémiplégie (Étienne).

Le *syndrome thalamique* (lésions de la couche optique) ne comporte pas de troubles oculaires paralytiques, à moins qu'il n'y ait lésion étendue au voisinage (Roussy).

Les **lésions du centre ovale** peuvent atteindre isolément les fibres oculogyres; cette déviation oculaire s'accompagne le plus souvent de déviation conjuguée de la tête. La déviation de la tête et celle des yeux peuvent se produire en sens inverse; il y a alors *déviation non conjuguée de la tête et des yeux;* nous reviendrons sur ce point (p. 124).

Les **paralysies pseudo-bulbaires** ne s'accompagnent pas, le plus habituellement, de paralysies oculaires; on a cependant signalé des paralysies oculogyres, pour les mouvements volontaires, avec conservation des mouvements de latéralité automatico-réflexes (Oppenheim). On sait que ces paralysies sont dues à des lésions unilatérales, ou bilatérales, se localisant à l'écorce, au centre ovale, ou au niveau de la région opto-striée.

Les **lésions corticales** portent, soit sur le centre postérieur seul, soit sur le centre antérieur seul, soit sur les deux à la fois.

a. Les *lésions du centre oculo-moteur postérieur, ou sensorio-moteur,* produisent une paralysie de l'oculogyre; si la lésion porte à la partie antérieure de ce centre, c'est-à-dire au niveau du lobule pariétal inférieur, ou pli courbe, on constate une paralysie du releveur ou du facial oculaire. Les fibres céphalogyres pourront être atteintes simultanément et le tableau clinique de la *déviation conjuguée* sera réalisé.

Ce centre sensorio-moteur étant aussi le centre cortical de la vision, l'*hémianopsie* est fréquente. Une lésion de l'hémisphère gauche à ce niveau peut donc provoquer la déviation de la tête vers la gauche, la déviation vers la gauche des yeux (qui ne peuvent plus se porter à droite) et l'hémianopsie droite.

b. La *lésion du centre oculo-moteur antérieur, ou sensitivo-moteur*, entraîne une paralysie oculogyre, soit pure, soit avec paralysie de l'abaissement ou de l'élévation des globes (expériences de Mott et Schæffer) ; la déviation conjuguée de la tête s'y associe souvent.

Ce centre sensitivo-moteur étant aussi le centre des mouvements des membres, l'*hémiplégie* est fréquente. D'après Landouzy, la triade formée par la déviation conjuguée et l'hémiplégie se manifeste dans les lésions hémisphériques de la façon suivante : le malade regarde son hémisphère atteint et détourne ses yeux de ses membres paralysés ; s'il s'agit au contraire de lésion irritative, le malade détourne les yeux et la tête de son hémisphère atteint et regarde ses membres convulsés.

Cette triade paralytique se compose, en somme, de trois hémiplégies : celle des membres et de la face, celle de la rotation de la tête (céphalogyre), celle de la direction latérale du regard (oculogyre). On peut dire, avec Brissaud et Péchin, qu'il y a *hémiplégie oculaire ;* les muscles devenus impotents sont tous du côté opposé à l'hémisphère atteint ; si la tête et les yeux se dévient du côté lésé, c'est que, précisément, l'hémisphère atteint ne peut plus les porter du côté opposé, comme à l'état normal. Cette hémiplégie oculaire est indépendante de la déviation de la tête. Comme dans l'hémiplégie, les muscles n'ont perdu que leur motilité volontaire et ont conservé leur contractilité.

Nous avons considéré la déviation conjuguée de la tête et des yeux comme le résultat d'un trouble paralytique. A cette théorie motrice (Grasset, Roux, Portes, etc...), Bard, Dufour et d'autres auteurs ont opposé la théorie sensorielle. Si le malade dévie ses yeux et sa tête d'un côté, c'est que l'autre, atteint d'hémianopsie, ne lui donne plus de sensations visuelles et ne sollicite plus son regard. Cette théorie, fort intéressante, ne peut s'appliquer aux cas où l'hémianopsie fait défaut (caractère très difficile à rechercher chez des sujets qui sont dans un coma plus ou moins complet), ni à l'observation de Déjerine et Roussy, de déviation conjuguée chez une aveugle-née.

c. Les *lésions portant à la fois sur les centres sensorio- et sensitivo-moteurs* sont rares, car elles doivent être d'une grande étendue et s'accompagner d'autres symptômes. Le plus souvent, ce ne sont pas ces centres qui sont atteints simultanément, par une lésion cor-

ticale, mais leurs conducteurs, par une lésion sous-corticale. Des
phénomènes divers d'aphasie existent dans ce cas.

d. Les lésions peuvent aussi porter *sur le centre* (de siège in-
connu) *de la mémoire motrice.* Le sujet perd, soit le *souvenir d'une
fonction oculo-motrice (apraxie idéo-motrice. de Liepmann),* soit le
*souvenir de la succession des divers actes à accomplir pour l'exécu-
tion d'un acte complexe (apraxie idéatoire de Pick)* (voy. p. 95).

CHAPITRE V

SÉMÉIOLOGIE DES SYMPTOMES OCULAIRES MOTEURS

L'étude faite dans le chapitre IV nous a déjà fait connaître les modalités et le diagnostic différentiel des symptômes oculaires moteurs; nous groupons ici la séméiologie des principaux d'entre eux.

A. — MOTRICITÉ EXTRINSÈQUE

Ptosis. — Le ptosis peut être **congénital**. Lorsqu'il est *congé-*

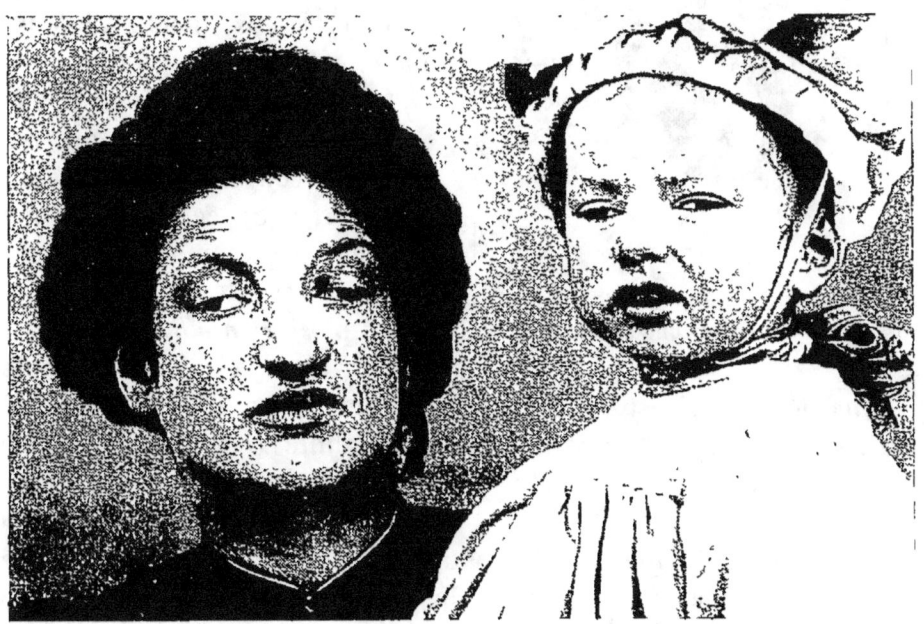

Fig. 42. — Paralysie bilatérale de la IIIᵉ paire, héréditaire et familiale.

Cette double paralysie congénitale existait aussi chez deux autres membres de cette famille.

nital et héréditaire, il s'accompagne ordinairement d'autres paralysies oculaires congénitales. Il peut être *familial.*

Le ptosis *congénital non héréditaire* est le plus fréquent ; il est unilatéral, plus souvent bilatéral.

Des malformations oculaires, ou des troubles oculo-moteurs congénitaux (autres paralysies, nystagmus), l'accompagnent fréquemment.

Le ptosis congénital, surtout lorsqu'il est unilatéral, est quelquefois absolu pour les mouvements volontaires d'élévation, tandis que certains mouvements de mastication provoquent de l'élévation de la paupière. On explique cette suppléance en admettant que le releveur est relié, non au noyau de la IIIe paire, mais à celui de la Ve ou quelquefois de la VIIe. Ces associations fonctionnelles ont été signalées également dans le ptosis acquis (Friedenwald, Frankel, Kraus, Block, Adamus, Cantonnet).

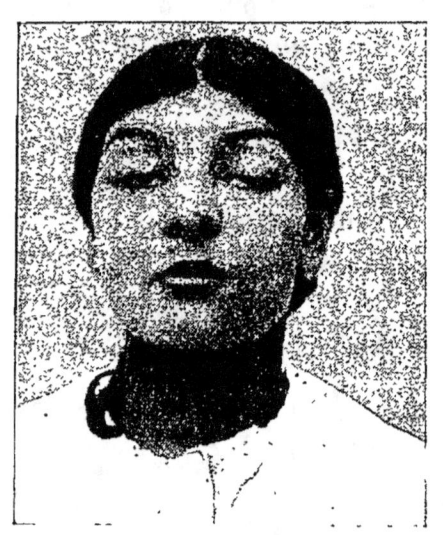

Fig. 45. — Ptosis bilatéral et incomplet d'origine congénitale.

Le ptosis acquis, ou paralytique, peut être confondu avec le ptosis congénital s'il date du premier âge ; ce sont, le plus souvent, des lésions obstétricales produites par le *forceps*.

Le *ptosis sympathique*, qui fait partie du syndrome de Claude Bernard-Horner, est en général peu marqué ; il est unilatéral et s'accompagne de myosis et d'énophtalmie (fig. 96) ; sa valeur séméiologique est la même que celle du myosis sympathique (voy. p. 129).

Le *ptosis hystérique*, longtemps décrit partout, n'est pas un trouble paralytique, mais un spasme palpébral ; nous n'en parlerons donc pas ici (voy. p. 518).

Le *vertige paralysant*, ou *maladie de Gerlier*, est une affection de la période estivale, se manifestant par des crises de vertige, avec douleur cervicale, diplopie, rétrécissement du champ visuel, diminution de l'acuité visuelle et de l'amplitude d'accommodation. Ces troubles passagers sont précédés d'un ptosis double, qui apparaît le premier et cède le dernier.

Les *lésions orbitaires* produisent souvent le ptosis isolé : *tumeurs* (exophtalmie quelquefois pulsatile, autres paralysies, phénomènes de compression, etc...), *inflammations de voisinage*, surtout les *sinusites frontales* ou *sphénoïdales* (température, passé nasal, douleur localisée, céphalée), *traumatismes divers.*

Le *diabète* donne un ptosis isolé, fugace.

Le *tabes* est une des grandes causes de ptosis.

C'est à la période préataxique que son évolution est le plus caractéristique ; il survient d'emblée ou après avoir été précédé de diplopie transitoire, se produit plus ou moins brusquement, d'un ou des deux côtés, dure un temps variable et régresse presque toujours, circonstance qui fait parfois porter le diagnostic de paralysie *a frigore*. Les troubles pupillaires existent déjà à cette période ; il suffit que le ptosis attire l'attention sur le tabes pour que le diagnostic soit fait : cette forme de ptosis a donc une grande valeur séméiologique.

Il survient aussi à la période de tabes confirmé, avec ataxie ; il est alors plus ou moins permanent, presque toujours accompagné d'autres paralysies oculo-motrices et de symptômes pupillaires.

La *paralysie générale progressive* donne rarement un ptosis isolé et fugace comme celui du tabes.

La *syphilis* le produit encore de bien des manières, selon le point touché (nerf, radicules, noyau, écorce), et selon la nature de la lésion (gomme, méningite, artérite, etc...) ; il y a le plus souvent d'autres symptômes concomitants.

Le ptosis isolé peut être dû à une lésion n'intéressant pas le neurone périphérique, mais le neurone central ou le *centre cortical ;* ces cas sont exceptionnels, mais existent réellement. Landouzy et Grasset ont constaté le siège de la lésion au pli courbe, du côté opposé ; presque toujours, d'autres symptômes l'accompagnent (hémiplégie, épilepsie jacksonienne, apoplexie ou coma).

Le ptosis peut enfin être le premier symptôme d'une *ophtalmoplégie extrinsèque* ; les autres muscles sont rapidement atteints par la suite (p. 74).

Blépharospasme. — Le blépharospasme clonique se produit

chez les enfants nerveux, atteints d'une *inflammation conjonctivale*
légère. Le blépharospasme tonique dépend le plus souvent d'une
affection cornéenne ou conjonctivale; l'anesthésie locale par la
cocaïne suspend momentanément le spasme; la *photophobie* est
également une cause de blépharospasme tonique.   .

Le *blépharospasme hystérique* est ordinairement unilatéral; on
ne trouve aucune lésion oculaire, ou une lésion insignifiante qui
n'aurait pas provoqué de spasme chez un sujet sain. On recherchera
les autres signes ou stigmates de l'hystérie (voy. p. 518).

Clignement. — La *fréquence du clignement* est causée par une
irritation cornéo-conjonctivale, par une insuffisance de la sécrétion
lacrymale, ou par une fatigue de l'accommodation; elle existe aussi
chez le neurasthénique.

La *rareté du clignement* est facile à observer dans la paralysie
agitante, le goitre exophtalmique et chez les sujets atteints d'anesthésie cornéo-conjonctivale.

Lagophtalmie. — L'agrandissement de la fente palpébrale peut
dépendre de deux causes principales :

a. **Rétraction du releveur palpébral**, soit à l'état statique, soit
à l'état dynamique, lorsque le globe s'abaisse (*signe de Græfe*).
Cet état se rencontre quelquefois dans les *ophtalmoplégies externes*
(Parinaud, Sauvineau); le plus fréquemment, on le constate dans le
goitre exophtalmique déclaré. Certains sujets, en apparence normaux, présentent cette rétraction bilatérale du releveur, souvent plus
marquée d'un côté que de l'autre; dans un très grand nombre de
cas, il s'agit d'un trouble précurseur du goitre exophtalmique
(Cerise). *L'irritation du sympathique* produit aussi cette rétraction.

b. **Paralysie de l'orbiculaire.** — Elle est sous la dépendance
de la paralysie du nerf facial; celle-ci est périphérique ou centrale.

La *paralysie faciale périphérique* s'accompagne d'asymétrie de la
face, avec déviation des traits vers le côté sain, de déviation de la
langue, d'abaissement du voile du côté paralysé, de troubles de la
déglutition et de la phonation, d'abolition du goût dans les deux
tiers antérieurs de la langue, d'hyperacousie, de troubles vaso-moteurs et quelquefois de troubles de la sensibilité. La paupière inférieure se sépare un peu du globe; par la suite, elle peut être en

état complet d'ectropion (fig. 44); un larmoiement assez abondant (épiphora) est la conséquence de l'impotence de la paupière inférieure et du muscle de Horner.

Le *signe de Bell* consiste en une élévation avec abduction du globe, lorsqu'on commande au malade l'occlusion des. paupières; il y a là peut-être une association morbide, peut-être l'exagération d'un phénomène normal. Cestan et Dupuy-Dutemps ont décrit un symptôme constant : si l'on commande l'abaissement du regard, puis l'occlusion des paupières, pendant que l'œil est abaissé, on voit la paupière supérieure exécuter un fort mouvement d'élévation; la paupière inférieure s'élève aussi un peu. Ce phénomène est dû à ce que le globe s'élève pendant l'occlusion; l'oblitération de la fente palpébrale ne pouvant avoir lieu, l'œil relève passivement les paupières.

L'étude de la sécrétion lacrymale permettra de localiser le siège de la lésion du nerf facial : si la sécrétion

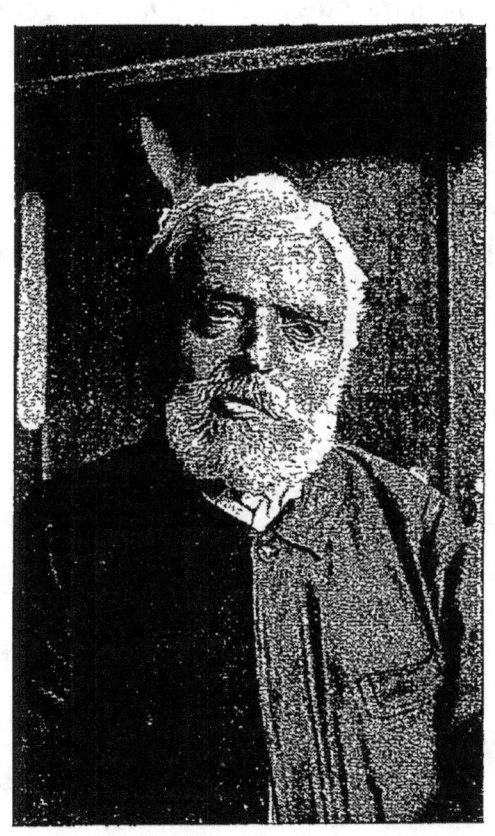

Fig. 44. — Paralysie faciale gauche complète.

lacrymale persiste, la lésion atteint le facial après que le nerf grand pétreux superficiel s'en est détaché, c'est-à-dire qu'elle porte dans la dernière partie du canal pétreux ou en dehors du crâne (opération sur la parotide, par exemple). Si la sécrétion est tarie, la lésion porte en amont de la naissance du grand pétreux superficiel, qui est le vecteur des fibres sécrétoires lacrymales envoyées par le facial (v. p. 258 et fig. 92).

La paralysie faciale peut être double. Elle est souvent accompagnée de douleurs ou d'anesthésie (cutanée ou cornéenne) dans le domaine du trijumeau.

Les lésions qui touchent le noyau du facial atteignent souvent les noyaux d'autres nerfs, en particulier celui de la VIe paire. Le syndrome de Millard-Gübler est fréquent. Le noyau du facial est quelquefois atteint dans les poliencéphalites supérieures ou inférieures.

La paralysie faciale peut être congénitale.

La *paralysie faciale centrale*, produite par une lésion du neurone central, est presque toujours accompagnée d'hémiplégie. Elle touche le facial supérieur, ou oculaire, moins que le facial inférieur ; ceci ne tient pas à ce que le facial oculaire possède des centres ou des voies spéciaux, mais à ce que, dans toute hémiplégie, les muscles qui sont doués de mouvements associés conservent quelqu'activité (Déjerine).

Le *signe de l'orbiculaire*, presque constant dans la paralysie centrale, n'existe pas dans la paralysie périphérique : « Si l'on demande à un hémiplégique de fermer les deux yeux à la fois, il les ferme ; il peut également fermer l'œil du côté sain en laissant ouvert l'œil du côté paralysé, mais il lui est impossible de faire l'inverse, c'est-à-dire de fermer seul l'œil du côté paralysé, l'autre restant ouvert » (Revilliod). Dans la paralysie centrale, la contractilité électrique est normale et les mouvements automatico-réflexes sont conservés ; la contracture secondaire est très rare.

L'*hystérie* pourrait donner une paralysie dans le domaine du inférieur.

Déviation oculaire par trouble moteur. — Nous ne parlons pas, bien entendu, des déviations mécaniques des globes, dues à des tumeurs, inflammations, etc. ; nous les avons éliminées au diagnostic différentiel. La déviation oculaire par trouble moteur pourra être concomitante ou non.

Dans la **déviation concomitante**, la déviation secondaire égale la déviation primaire, c'est-à-dire que les rapports réciproques de direction existant entre les deux yeux ne changent pas, quelle que soit la direction du regard. Il peut s'agir, soit de *strabisme concomitant ou fonctionnel vrai* (absence de diplopie, champ du regard normal ou presque normal comme étendue totale, etc.), soit d'*ancien strabisme paralytique*, datant de l'enfance et ayant pris en partie les caractères du strabisme fonctionnel. Il y aura eu de la diplopie (souvent oubliée par le malade) et le champ du regard montrera une limitation caractéristique.

La **déviation non concomitante** traduira les *paralysies* oculaires extrinsèques : diplopie dans une ou plusieurs zones, écartement maximum des images dans la zone d'action du muscle paralysé, limitation du champ du regard, etc.

Diplopie par trouble moteur. — Nous éliminons les diplopies par déplacement mécanique du globe (tumeurs, etc.), et les diplopies de cause *intra-oculaire non motrice* (luxations du cristallin, etc.). Si la diplopie est de cause **intra-oculaire** et de nature motrice, elle est la manifestation d'un spasme accommodatif partiel, symptomatique en général d'une névrose, surtout l'hystérie; l'exagération de ce spasme partiel produit quelquefois de la triplopie ou de la polyopie. Si la diplopie est de cause **extra-oculaire**, elle est un des signes les plus précieux des paralysies extrinsèques. L'étude détaillée de la diplopie, faite à propos de ces paralysies (voy. p. 68), montre la valeur séméiologique considérable de ses diverses modalités.

Paralysies parcellaires. — Ces paralysies sont celles qui ne portent que sur un muscle ou un très petit groupe de muscles innervés par un même nerf. Le ptosis isolé, déjà décrit, est une de ces paralysies.

Les paralysies parcellaires peuvent être d'origine **nerveuse**; le *tabes*, la *syphilis*, puis le *diabète*, d'autres causes plus rarement, sont en jeu; selon le siège (*orbitaire, basilaire, nucléaire*) et selon la nature de la lésion, elles pourront être brusques dans leur apparition, transitoires et fugaces; elles pourront être définitives, par contre, surtout dans les méningites de la base, les lésions nucléaires ou à la période ataxique du tabes. L'examen de l'état général permettra souvent de trouver la nature de la lésion; la recherche des signes de localisation aidera à préciser son siège.

Elles sont quelquefois d'origine **musculaire**; il s'agit exceptionnellement de *dégénérescence* localisée à un muscle : le plus souvent, elles sont dues à un *traumatisme*, produisant, soit une lésion directe du muscle, soit une hémorragie dans sa gaine (de Lapersonne, Roche). Les muscles le plus fréquemment atteints sont ceux de l'élévation et de l'abaissement, c'est-à-dire le droit supérieur, le petit oblique et le droit inférieur. Ces altérations traumatiques sont néanmoins assez rares.

Le muscle grand oblique peut être paralysé, par désinsertion de sa poulie, dans les *opérations sur le sinus frontal*, intéressant la paroi inférieure de ce sinus.

Paralysies totales. — Elles portent sur la totalité d'un tronc nerveux. Celles qui atteignent la **IV**e **paire**, la **VI**e **paire**, ne paralysent qu'un muscle ; le diagnostic ne devra porter que sur la nature et le siège de la lésion (voy. chapitre IV, p. 73).

La paralysie totale de la **III**e **paire** est de cause basilaire, ou de cause nucléaire.

Il existe une variété spéciale de paralysie de la IIIe paire, la **migraine ophtalmoplégique**, ou *paralysie récidivante du moteur oculaire commun*. L'accès débute par une période douloureuse. caractérisée par une douleur hémi-crânienne diffuse, sourde avec exacerbations, s'étendant du sourcil au front et à la nuque ; les nausées, la photophobie sont fréquentes. Puis, après un temps variable, se produit la période paralytique : paralysie, presque toujours totale et absolue, de la IIIe paire du côté migraineux ; quelquefois la paralysie est parcellaire ; elle peut être, par contre, non seulement totale, mais accompagnée d'autres symptômes, tels que paralysie de la VIe paire, parésie faciale, œdème palpébral, salivation, scotome scintillant (de Lapersonne), exceptionnellement de fièvre (Ballet). La durée de cette période varie de quelques heures à quelques mois.

Cette affection débute dans l'enfance, ou à l'âge adulte. Elle procède par accès, séparés par des périodes d'état satisfaisant ; elle peut garder pendant toute la vie ce caractère d'intermittence ; très souvent, au contraire, les accès sont de plus en plus répétés, les périodes paralytiques plus longues et la paralysie devient permanente, avec accès douloureux intermittents.

Pour certains auteurs, elle est d'origine fonctionnelle et due à une vaso-constriction ; pour la majorité, elle est symptomatique d'une lésion organique, siégeant en un point indéterminé, probablement au niveau du trajet intra-arachnoïdien, de la IIIe et de la Ve paires. On a vu souvent la migraine ophtalmoplégique être le symptôme initial d'un tabes, d'une syphilis cérébrale ou méningée et accompagner des hémorrhagies ou des néoplasmes. L'examen du liquide céphalo-rachidien a été négatif dans les quelques cas où il a été pratiqué (de Lapersonne et Opin, Leclézio).

Paralysies oculaires multiples. — Elles peuvent être dues à des lésions **musculaires**, par tumeurs, par inflammations, par traumatisme orbitaire, ou par dégénérescence des muscles : *trichinose, polymyosite aiguë ou chronique* (pseudo-trichinose de Hepp), *dégénérescence musculaire hypertrophique* (Rochon - Duvigneaud et Onfray), *atrophie musculaire progressive juvénile du type Erb.*

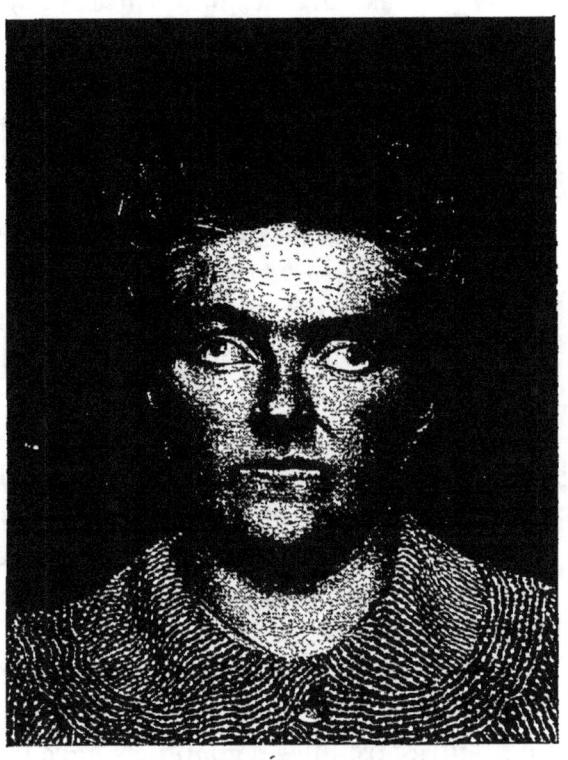

Fig. 45. — Paralysie acquise du droit interne des deux yeux.

Les lésions **nerveuses**, d'origine *orbitaire*, provoquent la paralysie *sensitivo-motrice* ou *sensorio-sensitivo-motrice*, déjà décrite (voy. p. 98), si elles siègent au niveau de la fente sphénoïdale, en gagnant plus ou moins vers le trou optique.

Les lésions nerveuses multiples pourront être aussi d'origine *basilaire*. Lorsque la paralysie atteint les deux droits internes, il en résulte une divergence des deux globes, produisant une altération caractéristique du regard, appelée quelquefois vulgairement « yeux de langouste » (fig. 45).

Les lésions **nucléaires** provoquent des paralysies oculaires multiples, dans les cas de lésion protubérantielle ou pédonculaire un peu étendue, due à une *hémorragie*, un *ramollissement*, une *tumeur*, etc. Mais, par son extension même, la lésion provoque presque toujours d'autres troubles (paralysie alterne, etc.). Il n'y a guère que dans les *poliencéphalites* que l'on observe des paralysies oculaires multiples, par lésion nucléaire, sans autres paralysies concomitantes ; l'*ophtalmoplégie suraiguë* par *polioencéphalite hémorragique de Wernicke* est une lésion diffuse ; l'*ophtalmoplégie nucléaire progressive* est, au contraire, une lésion parfaitement systématisée ; nous avons vu (p. 75) qu'elle s'accompagne souvent de lésions semblables du côté du bulbe et de la moelle. La *paralysie infantile* donne quelquefois lieu à une forme d'ophtalmoplégie nucléaire, par poliencéphalite supérieure aiguë, d'un caractère un peu spécial, susceptible de régression au moins partielle.

La *paralysie bulbaire asthénique*, appelée aussi *syndrome d'Erb-Goldflam* ou asthénie motrice bulbo-spinale (Raymond), peut présenter des troubles oculaires, se traduisant par un ptosis double, avec limitation des mouvements oculaires, toujours accompagnés de nystagmus ; la sensibilité est normale. Ces troubles paralytiques ont pour caractère très spécial d'être nuls ou insignifiants après une période de repos et de se manifester avec une intensité croissante après un travail même peu prolongé. Cette affection n'est pas accompagnée de lésions organiques. Les troubles oculaires sont quelquefois les premiers en date (p. 288).

Nystagmus. — Il peut être **congénital** ; nous avons vu la fréquence des autres lésions congénitales de l'appareil visuel et même des autres troubles somatiques, groupés par Lenoble et Aubineau sous le nom de *nystagmus-myoclonie* (p. 94).

Le **nystagmus acquis** peut être de *cause optique*, surtout chez des sujets jeunes, dont la vision devient très basse ; si la vision se relève par la suite, le nystagmus tend à disparaître, à moins que le sujet ne soit prédisposé ; si la cause optique est unilatérale, le tremblement l'est également.

Les *lésions des centres nerveux* qui le produisent, sont en première ligne, la *sclérose en plaques*; pour Sauvineau, il est l'équivalent des paralysies oculaires associées ou de fonction, si fréquentes dans cette affection; il a le caractère d'oscillations inégales et assez lentes, se produisant surtout, ou uniquement, dans les positions laté-

rales du regard. Il est fréquent dans la *maladie de Friedreich*, l'hérédo-ataxie cérébelleuse, la *syringomyélie*.

Les *affections du cervelet* présentent très souvent ce symptôme,
qui serait même constant dans les *abcès cérébelleux* ; sa fréquence
est aussi très grande dans les lésions des *tubercules quadrijumeaux* (il est alors souvent accompagné de la paralysie d'un oculogyre) ; il n'est pas rare dans l'*apoplexie cérébrale* (Souques).

Sa fréquence est moindre dans le *tabes* (1 %), que ce soit le tabes
de l'adulte ou le *tabes juvénile*, la *maladie de Little*, la *maladie
de Parkinson*, les lésions du 4e *ventricule*, des *couches optiques*,
des *corps restiformes*, les *hémorragies sous-méningées*. Il est exceptionnel dans la *paralysie générale*.

On a signalé que le nystagmus pouvait exister dans l'agonie, en
suivant les phases du *rythme de Cheyne-Stokes*.

On l'a observé dans l'*épilepsie* et dans l'*hystérie* ; dans ce dernier
cas, il revêt le caractère vibratoire net, est accompagné de strabisme interne, persistant même dans la vision éloigné, et est susceptible d'être provoqué ou suspendu par suggestion (Sabrazès et
Cabannes).

Le nystagmus vestibulaire, ou labyrinthique, est fréquent et
sa valeur séméiologique est devenue considérable depuis les travaux
récents, qui en ont précisé la nature et les modalités.

Nous ne pouvons passer sous silence les très intéressantes déductions que la clinique a tirées de son étude. Les *épreuves de Barany*
ont pour objet l'étude du *nystagmus provoqué*, pour l'examen de la
voie vestibulo-oculo-motrice ; nous résumons ici, en partie d'après
Hautant, les principes de ces épreuves :

A l'état normal, l'*arc réflexe vestibulo-oculo-moteur* se compose
d'un neurone sensitif (ganglion de Scarpa avec ses prolongements),
un neurone de relai (noyau de Deiters), uni par le faisceau longitudinal postérieur et les pédoncules cérébelleux au neurone moteur
(noyaux oculo-moteurs, surtout du même côté). Le *réflexe nystagmique vestibulaire* est provoqué par l'excitant physiologique. le
mouvement de rotation du sujet, la chaleur, l'électricité (vertige
voltaïque), la pression directe ou indirecte d'un bouchon de cé-
rumen. Le nystagmus, qui a tous les caractères d'un vrai réflexe
(automatique, involontaire, inconscient, suspendu par la narcose),

se compose d'une déviation lente des deux yeux dans une direction donnée, à laquelle fait immédiatement suite une réaction spasmo-dique brusque du côté opposé; l'ensemble constitue la secousse nys-tagmique (fig. 46).

Ce nystagmus est produit par les déplacements du liquide endo-lymphatique dans les canaux semi-circulaires : la déviation lente des yeux se fait dans le sens du courant endolymphatique, c'est-à-dire que les yeux se détournent du canal semi-circulaire où le cou-

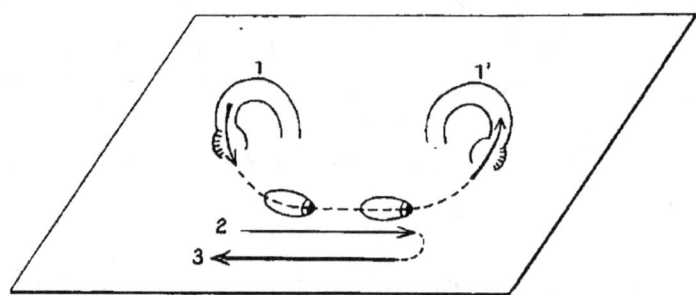

Fig. 46. — Nystagmus labyrinthique. (D'après Hautant.)

1 et 1'. canaux semi-circulaires: les petites flèches indiquent le sens du déplacement du liquide endolymphatique. — 2, déviation des yeux (sens de la contraction lente). — 3, déviation des yeux (sens de la réaction brusque). — L'ensemble de 2 et 3 constitue la secousse nystagmique.

rant se déplace du sommet de l'arc vers l'ampoule, pour se porter du côté du canal où le courant va de l'ampoule vers le sommet de l'arc. La réaction spasmodique se fait en sens inverse (fig. 47). En clinique, on observe surtout cette réaction; c'est d'elle qu'on parle lorsqu'on spécifie « secousses nystagmiques vers la gauche, etc... ».

Le nystagmus se fait dans le plan du canal excité : nystagmus horizontal (excitation du canal horizontal), vertical (canal vertical supérieur), rotatoire (canal vertical postérieur). Il occasionne un mouvement apparent des objets: si les yeux sont fermés, il y a sen-sation de rotation du corps dans la même direction que le nystagmus; des mouvements de réaction peuvent survenir, se traduisant par la tendance à tomber du côté opposé au nystagmus.

Les épreuves de Barany, dans le détail desquelles nous ne pouvons entrer, se font par l'observation directe du nystagmus pendant l'action de l'excitant, s'il est galvanique ou thermique, et après l'ac-

tion de l'excitant, si c'est un mouvement de rotation (post-nystagmus).
Rappelons seulement que si l'excitant est un mouvement rotatoire, le nystagmus a lieu en sens opposé du mouvement de rotation, c'est-à-dire à gauche si la rotation a lieu de gauche à droite;
il est, normalement, intense après une rotation de dix tours en vingt
secondes et dure de vingt-cinq à trente-cinq secondes (Moure et
Cauzard). Le nystagmus
d'origine thermique se
fait du côté opposé à
l'oreille irritée si l'excitant est froid et du côté
de l'oreille injectée si
l'excitant est chaud. Le-
maître et Halphen ont
donné de très intéres-
sants schémas, reprodui-
sant les divers cas qui
peuvent se présenter en
clinique.

A côté de ce nystag-
mus provoqué, il faut
mentionner le *nystag-
mus spontané*, d'impor-
tance moindre.

En somme, tout exa-
men fonctionnel de l'o-
reille interne doit se
résumer en une formule
acoumétrique et une for-
mule nystagmique.

Le *nystagmus réflexe*
peut être produit par un
trouble de l'appareil vestibulaire ou labyrinthi-

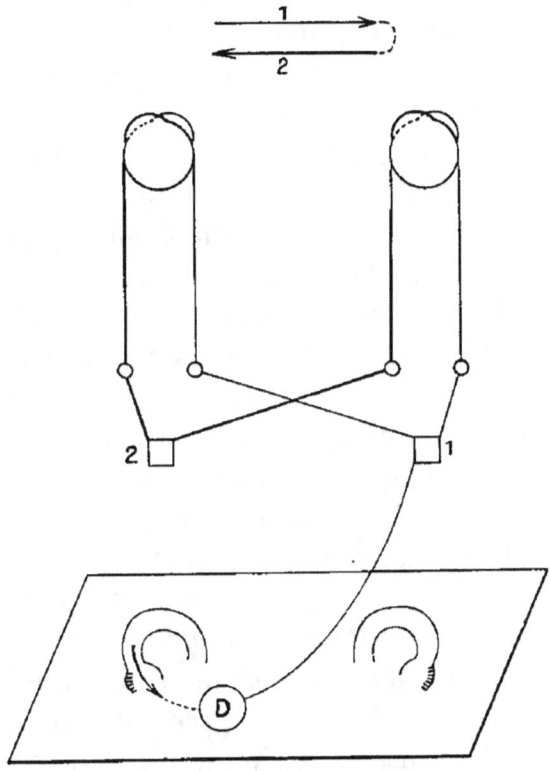

Fig. 47. — Nystagmus labyrinthique. (Schéma
de Barany modifié.)

La petite flèche indique le sens du déplacement du
liquide endolymphatique dans les canaux semi-circulaires. — D, noyau de Deiters. — 1, centre mésocéphalique de l'oculodextrogyre. — 2, centre mésocéphalique de l'oculolévogyre. — Flèche 1, sens de la déviation lente. — Flèche 2, sens de la réaction brusque.

que; il peut aussi être produit par des *troubles de réfraction*, des
irritations cornéennes ou conjonctivales. Les *tics nystagmiformes*
peuvent se classer à côté de ces nystagmus réflexes.

Le **nystagmus des houilleurs** est un trouble professionnel, n'atteignant que les mineurs des mines de charbon, surtout les hâveurs. Il revêt le type rotatoire ou à mouvements elliptiques rapides ; il en existe deux formes : l'une bénigne, très fréquente, n'empêchant pas le sujet de travailler ; l'autre grave, beaucoup plus rare, obligeant à suspendre tout travail ; le nystagmus n'existe que dans le regard supérieur dans les cas bénins, persisterait souvent dans le regard inférieur lorsqu'il s'agit de cas graves (Romiée). Le nystagmique professionnel a conscience de la « danse » de ses yeux et voit remuer les objets ; il en résulte une gêne considérable.

Ce nystagmus est lié à deux causes : l'élévation forcée et oblique du regard, le faible éclairage des mines (Dransart) par les lampes de sûreté. De Lapersonne a montré que la forme grave ne se produisait guère que chez les mineurs déjà porteurs d'un vice de réfraction ou de troubles des milieux oculaires.

Paralysies des mouvements associés, ou de fonction. — Leur existence isolée indiquera une lésion de la région pédonculo-protubérantielle ; on les rencontre fréquemment dans la *sclérose en plaques*. *L'hystérie* peut les simuler.

Leurs **dissociations** ont été étudiées (voy. page 80) ; elles ont une valeur relative au point de vue de la localisation de la lésion.

Leurs **associations** peuvent se faire avec d'autres paralysies (*paralysies alternes du type Foville, syndrome protubérantiel supérieur de Raymond et Cestan*). Elles se font, plus souvent encore, avec celle du céphalogyre correspondant : *déviation conjuguée de la tête et des yeux*. Nous avons vu comment la déviation se fait, par rapport aux membres paralysés ou convulsés, selon le siège cérébral ou pédonculaire de la lésion (voy. pages 105 et 109) ; il y a là un élément de diagnostic important. Les autres symptômes concomitants (hémianopsie, troubles pédonculaires, etc.), aideront à ce diagnostic de localisation.

On connaît quelques cas de *déviation non conjuguée de la tête et des yeux*, c'est-à-dire se faisant en sens inverse ; vraisemblablement il s'agit d'une lésion détruisant l'oculogyre et irritant le céphalogyre correspondant, ou inversement.

Paralysies alternes. — Nous avons assez longuement étudié les différentes variétés de paralysies alternes (pages 105 à 106) pour n'avoir pas à revenir ici sur leur valeur diagnostique.

Il en est de même pour les : *syndrome du noyau de Deiters* (page 106): *syndrome de Gradenigo* (page 100) ; *syndrome de Babinski-Nageotte* (page 106); *syndrome de Claude Bernard-Horner* (page 106).

B. — MOTRICITÉ INTRINSÈQUE

Irrégularité pupillaire. — Après élimination de toutes les causes locales, qu'elles soient congénitales ou acquises, la déformation de l'orifice pupillaire a une valeur séméiologique très grande (*tabes, paralysie générale, syphilis cérébrale*). On voit quelquefois cette irrégularité chez des sujets que tout porte à croire absolument normaux.

Mydriase. — Il y a lieu, au point de vue séméiologique, de considérer les trois cas suivants (Morax) :

a. **Mydriase bilatérale et cécité.** Il s'agit de lésions bilatérales de l'*appareil sensoriel périphérique* : atrophie ou blessures des deux nerfs optiques ou des bandelettes (inflammations, tumeurs, fractures de la base): plus rarement, il s'agit d'oblitération des artères centrales des rétines ou de décollement total des deux rétines. La pupille est non seulement mydriatique, mais sans réflexe photo-moteur, direct ou consensuel.

Si la cécité est due à une lésion bilatérale de l'*appareil sensoriel central* (cécité corticale par lésion des centres visuels), elle ne s'accompagne ni de mydriase ni de perte du réflexe photo-moteur.

b. **Mydriase bilatérale avec conservation (au moins partielle) de la vision.** C'est souvent une *mydriase médicamenteuse*; elle s'accompagne de paralysie de l'accommodation (atropine, homatropine, duboisine) ou existe sans elle (cocaïne). L'ingestion d'atropine ou de belladone produit le même effet que l'instillation; il s'agit d'une action locale, au niveau de l'œil, et non d'une action à distance par intoxication des centres encéphaliques.

Le *glaucome*, aigu ou subaigu, présente presque toujours de la mydriase, avec persistance inconstante des réflexes; l'état d'atrophie de l'iris, la dureté du globe, les phénomènes irritatifs permettront le diagnostic.

La *paralysie de la III° paire* produit toujours la mydriase si elle est totale ; la motricité intrinsèque peut être atteinte isolément.

Les *ophtalmoplégies*, soit intrinsèques pures, soit mixtes, sont généralement bilatérales.

Les *méningites aiguës*, l'*hémorragie méningée* la provoquent souvent.

Les *intoxications aiguës* agissent ordinairement sur la pupille. Pendant l'*anesthésie chloroformique*, la pupille est rétrécie ; si elle se dilate brusquement, elle annonce une syncope par abaissement de la pression sanguine ; si elle se dilate lentement, elle indique, soit une intoxication progressive par le chloroforme, soit au contraire la tendance au réveil. Au début de l'anesthésie, il existe aussi une mydriase légère et passagère.

La plupart des *champignons vénéneux* provoquent la mydriase, avec parésie de l'accommodation.

Le *botulisme* (substances alimentaires avariées) produit des troubles des muscles intrinsèques, toujours pris simultanément : tantôt la mydriase est plus intense que la paralysie accommodative, tantôt c'est l'inverse. Leur durée varie de quelques semaines à quelques mois. La bilatéralité est de règle. Les paralysies extrinsèques ou la névrite optique se produisent quelquefois.

c. **Mydriase unilatérale.** — Elle peut être d'origine *médicamenteuse, glaucomateuse, paralytique.* La *syphilis*, héréditaire ou acquise, produit fréquemment la mydriase unilatérale, accompagnée ou non de paralysie accommodative. On l'a signalée dans le *zona* d'une façon passagère (Dufour).

Les *traumatismes oculaires* entraînent la mydriase par deux processus : par *subluxation du cristallin* (pupille ovalaire, chambre antérieure inégalement profonde selon les endroits, tremblottement de l'iris ou iridodonésis, quelquefois diplopie monoculaire); par *paralysie traumatique du sphincter.* Cette variété de mydriase traumatique, sans aucune autre lésion concomitante, est fréquente ; les réflexes, toujours très diminués, sont rarement abolis; elle peut persister assez longtemps.

La mydriase unilatérale fait quelquefois partie du déséquilibre oculaire réflexe du *syndrome du noyau de Deiters* (voy. p. 106); elle est accompagnée de la paresse de la pupille.

Une forme de mydriase unilatérale moins connue, malgré sa relative fréquence, est la *mydriase syphilitique*, en dehors du tabes et de la paralysie générale. La pupille n'obéit à aucun réflexe, mais se contracte passagèrement sous l'influence des myotiques. Cet état persiste indéfiniment, sans être accompagné d'autres troubles céphaliques ou oculaires; il représente alors plutôt un stigmate qu'une complication. Il est bon, aux points de vue diagnostique et pronostique, de connaître cette forme. Le traitement hydrargyrique agit peu sur cette mydriase; il sera cependant utile de l'appliquer, avec quelques courants continus et des instillations intermittentes de pilocarpine, pour rassurer le malade.

La *mydriase hystérique*, très contestée, semble cependant bien exister; l'effet nul de l'instillation d'ésérine, démontre qu'il ne s'agit pas d'une paralysie du sphincter, mais d'un spasme du dilatateur. Nous avons vu (page 89) que l'épreuve des collyres facilite le diagnostic des troubles pupillaires par paralysie ou par spasme.

Sauvineau fait remarquer qu'une mydriase avec amaurose d'un œil, survenant brusquement après un traumatisme, même insignifiant, du rebord orbitaire, est attribuée le plus souvent à une origine hystéro-traumatique, alors qu'elle peut être occasionnée par une fissure de l'orbite, irradiée au trou optique et lésant le nerf optique à ce niveau.

La **mydriase à bascule** est une variété de dilatation unilatérale qui porte tantôt sur un œil, tantôt sur l'autre; elle est d'ordre spasmodique plutôt que paralytique ; elle est toujours pathologique. On l'observe dans les *maladies nerveuses* (paralysie générale au début, tabes, sclérose en plaques, myélite cervicale, paralysie cérébrale infantile, hydrocéphalie), dans les *maladies extra-rachidiennes touchant le sympathique*, par *troubles réflexes* (lésions pulmonaires ou utérines), enfin dans certaines *névroses* (goitre exophtalmique, hystérie, neurasthénie) (Frenkel).

Myosis. — Le *sommeil normal* s'accompagne toujours de myosis (rétrécissement cathypnique, Lafon); le *vieillard* a les pupilles plus petites que l'enfant.

Les *irritations locales* (lésions cornéennes ou conjonctivales) le provoquent; il fait partie de l'ensemble symptomatique des *irilis*.

Les *méningites* peuvent aussi le produire, qu'elles soient tuberculeuses, purulentes ou chroniques; la *syphilis* surtout est une grande cause de myosis.

Le *tabes* et la *paralysie générale* sont très souvent accompagnés de myosis, au moins unilatéral; l'inégalité, l'irrégularité pupillaires sont presque toujours concomitantes, de même que le signe d'Argyll Robertson. Il n'y a cependant aucun lien absolu entre ces deux symptômes; le myosis et le signe d'Argyll sont provoqués par des lésions différentes. Ce myosis résiste beaucoup aux mydriatiques, surtout aux mydriatiques faibles, comme ceux que nous employons pour l'épreuve de la « mydriase provoquée ». Chez les tabétiques amaurotiques, malgré l'absence de vision, il peut y avoir myosis (Duchenne de Boulogne); ceci est même assez fréquent : un tiers des cas environ, d'après Léri. Le myosis tabétique est plus fréquent à la période ataxique.

La *sclérose en plaques* est souvent accompagnée de myosis avec conservation du réflexe lumineux.

Le *myosis hystérique* est rare, surtout quand l'amaurose est concomitante; il accompagne ordinairement des contractures extrinsèques ou intrinsèques (spasme de l'accommodation) et des phénomènes hyperesthésiques.

Certaines *intoxications* le produisent : le *chloroforme* (pendant l'anesthésie, les pupilles sont en myosis; tandis qu'au début, avant le réveil ou en cas de syncope imminente, elles sont en mydriase), quelques *champignons*, l'*opium*, le *chloral*, la *nicotine*, quelquefois l'*urémie*. Tous les comas s'accompagnent de myosis bilatéral; il n'y a qu'une seule exception, d'après Lafon : le coma dans les intoxications par les solanées vireuses, où la mydriase est due à l'action directe de l'atropine sur le sphincter. Toutes les autres causes de suspension de l'activité cérébrale (apoplexie, syncopes nerveuses, anesthésie générale, sommeil) s'accompagnent de myosis. Lorsque le coma fait place à l'agonie, les pupilles se relâchent comme les autres sphincters.

Le *myosis sympathique* relève de deux origines : la paralysie des *conducteurs sympathiques* ou celle des *centres sympathiques*. Dans la première catégorie rentrent les blessures traumatiques ou opératoires du cordon sympathique, les tumeurs œsophagiennes, thyroïdiennes, médiastinales (ganglions, anévrysme aortique), les pleurésies, certaines lésions pulmonaires, la pachyméningite cervicale, le mal de Pott cervical, la paralysie radiculaire inférieure du plexus brachial (Mme Déjerine-Klumpke), les angines phlegmoneuses (Vincent), etc.

Dans la seconde catégorie figurent la syringomyélie, l'hématomyélie et certaines autres affections médullaires ou bulbaires. Rappelons ici qu'il existe des paralysies alternes bulbaires avec myosis sympathique; on trouvera, page 106, la description du *syndrome de Babinski-Nageotte* (troubles oculo-sympathiques du côté de la lésion, hémiplégie de l'autre) et du *syndrome de Cestan-Chenais* (myosis sympathique, l'hémiplégie étant remplacée par une hémiplégie alterne du type Avellis).

Ce myosis sympathique est le plus souvent accompagné de ptosis léger, d'énophtalmie, de troubles vaso-moteurs et d'hypotonie oculaire; l'ensemble constitue le *syndrome de Claude Bernard-Horner*, dont nous avons déjà parlé. Ce syndrome sympathique pourrait n'être pas toujours acquis, mais quelquefois *congénital*, par insuffisance de développement. Negro le considère comme un signe dégénératif, fréquent (6 %) chez les épileptiques.

Dans certains cas, il sera nécessaire de faire le diagnostic entre le *myosis paralytique* et le *myosis spasmodique*; l'épreuve des collyres (Coppez) permettra de les différencier (voy. p. 89).

Inégalité pupillaire ou **Anisocorie**. — L'inégalité pupillaire peut être *physiologique*; cette variété existerait dans 1 % des cas environ (Frenkel). Cette proportion serait certainement plus élevée si l'examen était toujours fait, non pas à la lumière du jour, mais dans la chambre noire, avec un éclairage très faible et rigoureusement égal pour les deux yeux, ou avec le procédé plus sensible de la « mydriase provoquée » (p. 55), qui doit toujours être appliqué lorsqu'on recherche l'inégalité des pupilles. Cette différence des pupilles est toujours très minime et n'a aucun lien avec les différences de réfraction des yeux.

L'inégalité pupillaire est parfois *congénitale*, ce qui ne veut pas dire nécessairement physiologique, car elle peut être causée par des troubles survenant pendant la vie intra-utérine.

L'inégalité pupillaire due aux **affections locales** sera facilement éliminée : iritis (irrégularités et adhérences du bord pupillaire, état inflammatoire, etc...), glaucome (mydriase, iris atrophié, état irritatif fréquent, dureté de l'œil, etc...).

L'inégalité pupillaire pourra être de nature *paralytique*, par myosis ou mydriase paralytiques (nous renvoyons à ce qui vient d'être dit plus haut à ce sujet) ; elle pourra être aussi *spasmodique*, par myosis ou mydriase spasmodiques (voy. plus haut).

L'inégalité pupillaire dans les *affections du système nerveux* se voit en première ligne dans la paralysie générale (50 % des cas environ); dans le tabes (30 % environ); puis viennent la syphilis cérébrale, les différentes causes qui peuvent toucher les voies du réflexe pupillaire en un point quelconque de leur trajet (tumeurs, traumatismes, hémorrhagies, ramollissement, plaques de sclérose, poliencéphalites, méningites, etc.). Les localisations de ces diverses causes morbides au niveau des tubercules quadrijumeaux produisent l'anisocorie avec une remarquable fréquence.

L'inégalité pupillaire dans les *affections pleuro-pulmonaires* est très souvent rencontrée : 26 fois sur 120 *tuberculeux* (Dehérain): Pernot trouve, dans les lésions du 1er degré, un malade sur 17, porteur de mydriase du côté atteint ou le plus atteint; à la 2e période, un malade sur 13, porteur de mydriase de ce côté, et à la 3e un malade sur 7, présentant du myosis de ce côté; ces différences tiennent à ce qu'au début il y a irritation, tandis que plus tard il y a destruction des filets sympathiques. La localisation de la tuberculose au sommet n'est pas nécessaire pour provoquer ces troubles (voy. aussi page 328). La mydriase avec protrusion des globes et élargissement de la fente palpébrale est un symptôme très fréquent (1/7) chez les sujets en imminence de tuberculose pulmonaire (Bichelonne).

La *pleurésie avec épanchement*, quelle que soit sa nature, s'accompagne dans 41 % des cas de mydriase légère du côté malade; elle ne disparaît qu'avec l'épanchement (Chauffard et Lœderich).

La *pneumonie*, lorsqu'elle atteint le sommet, provoque de la mydriase fréquente du côté correspondant; lorsque le foyer n'est pas au sommet, il y a mydriase unilatérale ou bilatérale.

Les *affections cardio-aortiques* (anévrysme, aortite, périaortite) produisent souvent l'anisocorie par trouble sympathique; il faut cependant reconnaître que l'anisocorie qui accompagne ces lésions peut être due à la syphilis, cause importante des affections aortiques; la coexistence fréquente du signe d'Argyll Robertson le prouve (Babinski).

On a aussi décrit une *anisocorie splénique* (Signorelli), par irritation sympathique due à la splénomégalie.

L'inégalité pupillaire peut être *transitoire* dans les méningites aiguës, quelquefois dans l'épilepsie; elle serait assez fréquente dans la neurasthénie, tandis que l'anisocorie permanente serait toujours signe d'une altération organique.

L'*anisocorie à bascule* rentre dans les mydriases et a été étudiée à ce propos.

Signe d'Argyll Robertson. — Cette abolition du réflexe photo-moteur est, dans l'immense majorité des cas, un signe de syphilis cérébro-spinale sous presque toutes ses formes, surtout les formes méningées, le tabes et la paralysie générale. On l'a signalé cependant dans des cas d'affections non syphilitiques : *sclérose en plaques, névrite interstitielle hypertrophique* de Déjerine et Sottas, *syringomyélie* (assez nombreux cas, dont 8 de Rose et Lemaître), des *affections de la protubérance* (Guillain, Rochon-Duvigneaud et Troisier), la *méningite cérébro-spinale épidémique* (un cas chez l'enfant, Terrien et Bourdier); rien ne prouvait une syphilis antérieure chez ces malades. L'observation de Guillain et Houzel, d'un signe d'Argyll Robertson unilatéral, dû à une lésion traumatique de la protubérance par balle de revolver et celle de Ohm (lésion du ganglion ophtalmique par projectile intra-orbitaire) montrent à l'évidence que la syphilis n'est pas toujours en jeu. On doit admettre que la syphilis est de beaucoup la cause la plus fréquente, mais que des lésions d'autre nature, frappant les voies des réflexes pupillaires au même point peuvent aussi le produire.

Il en est de même pour les *vésanies* non syphilitiques; certains observateurs n'ont jamais trouvé le signe d'Argyll; d'autres (Marandon de Montyel, Blin) l'ont fréquemment rencontré.

Le *tabes* est l'affection où peut-être il est le plus fréquent; on l'y trouve dans 70 % des cas (Leimbach), 80 à 90 % (P. Marie); dans le tabes juvénile, nous ne l'avons trouvé que dans la proportion de 40 %. Il peut s'accompagner de myosis ou de mydriase; dans 25 à 55 % des cas, il coexiste de l'inégalité pupillaire. L'absence du réflexe photo-moteur peut être complétée par celle du réflexe accommodatif; il existe alors une rigidité pupillaire absolue à tous les réflexes : *signe d'Argyll compliqué* (Rochon-Duvigneaud et Heitz), qui est toujours accompagné de mydriase. Dans le tabes de l'adulte,

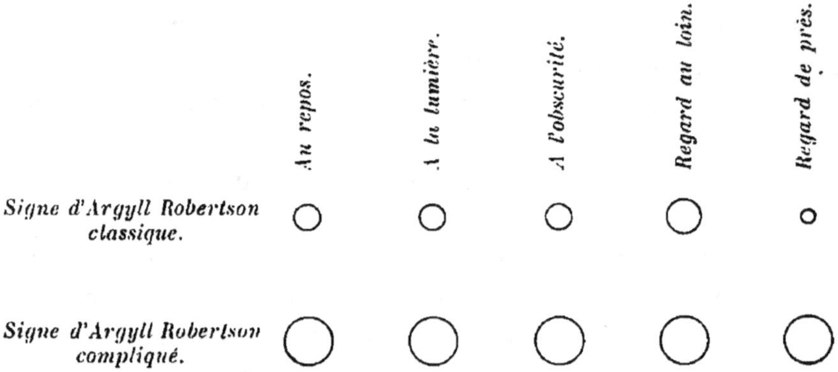

Fig. 48. — Signe d'Argyll Robertson. — Schématisation de l'état de la pupille dans les divers cas.

on le trouve dans 50 % des cas des deux côtés et dans 15 % d'un seul côté. Dans le tabes juvénile, ce signe n'est noté des deux côtés que 11 fois % et d'un seul côté 2 fois %. On a signalé des intermittences du signe d'Argyll dans le tabes.

La *paralysie générale* présente le signe d'Argyll dans 47 % des cas (Moéli). Le signe d'Argyll compliqué y est très fréquent. A la période de début, on rencontre souvent de la mydriase à bascule. A la période d'état, les choses évoluent ainsi : parésie, puis paralysie du réflexe lumineux; ensuite parésie et enfin paralysie du réflexe accommodatif; il s'agit donc d'une ophtalmoplégie interne progressive, ne marchant pas toujours parallèlement sur les deux yeux.

Perte du réflexe pupillaire à la convergence. — Elle accompagne le plus souvent la perte du réflexe photo-moteur

(signe d'Argyll compliqué); on peut cependant la rencontrer exceptionnellement avec la persistance de ce réflexe; il s'agit alors de
dissociation des réflexes pupillaires inverse de celle du signe
d'Argyll. Joffroy, Sauvineau l'ont trouvée chez des paralytiques
généraux; Blin la signale dans 6 % des cas de démence précoce.

Perte de la réaction consensuelle. — Deux cas peuvent se
produire :

a. **Éclairage d'un œil qui voit (bien ou mal)** : Si l'une des
pupilles ou les deux pupilles ne se contractent pas, il y a *mydriase
paralytique* ou *signe d'Argyll,* unilatéral ou bilatéral, quelles qu'en
soient les causes.

b. **Éclairage d'un œil qui ne voit rien** : Ou bien l'autre pupille
se contracte : il s'agit alors de *cécité corticale* ou *sous-corticale,*
d'*amaurose hystérique* ou de *simulation* d'une amaurose inexis-
tante; ou bien l'autre pupille ne se contracte pas, et l'on est en
présence d'*amaurose d'origine périphérique* (lésion de la rétine ou
du nerf optique atteignant l'œil qui a été éclairé).

L'examen sera complété en intervertissant l'expérience, par l'éclairage de l'autre œil.

Paresse pupillaire. — Elle peut relever de quatre causes
principales : *a.* de *lésions locales* (glaucome, etc...); *b.* de *lésions
des voies centripètes ou sensorielles* (amblyopies par affections de la
rétine, du nerf optique); *c.* de *lésions des voies centrifuges ou
motrices* (parésie ou terminaison d'une paralysie de la IIIᵉ paire);
d. de *lésions des centres du réflexe* (paralysie générale ou tabes au
début, etc...). Cette paresse pupillaire n'est, dans ce dernier cas,
qu'un degré incomplet du signe d'Argyll; on la désigne alors
souvent, dans les observations cliniques, sous le terme de « début
de signe d'Argyll ».

Réaction pupillaire myotonique. — On l'a rencontrée,
quoique assez rarement, dans la syphilis héréditaire, le tabes, la
paralysie générale, les scléroses combinées; elle peut être unilatérale. La signification en est inconnue; pour Sänger, il s'agit d'une
altération irienne musculaire et congénitale, tenant le milieu entre
la paresse pupillaire et la maladie de Thomsen. Strassburger et
Nonne nient, par contre, qu'il s'agisse d'une réaction vraiment

myotonique, comme celle qu'on trouve dans la maladie de Thomsen.

Réaction pupillaire paradoxale. — Là encore, l'accord est loin d'être fait; si l'on élimine toute cause d'erreur, cette réaction est extrêmement rare. Il s'agirait d'un phénomène, non physiologique, mais pathologique; on l'a observé dans la démence paralytique (Morselli), la syphilis cérébrale (Bechterew), la méningite tuberculeuse (Leitz), une affection traumatique grave (Silex), l'atrophie syphilitique des nerfs optiques (Piltz).

Réaction pupillaire hémiopique (Wernicke). — Elle n'existe que lorsqu'il y a *hémianopsie*; encore faut-il que cette hémianopsie soit due à une cause atteignant les *voies sensorielles périphériques*, c'est-à-dire le chiasma, les bandelettes optiques ou les centres visuels primaires (couche optique, tubercules quadrijumeaux antérieurs). Cette réaction est toujours consensuelle ou bilatérale; si l'on éclaire la partie non voyante de l'une ou l'autre rétine, aucune pupille ne se contracte; si l'on éclaire la partie voyante, les deux pupilles réagissent. Cette réaction peut se produire, quelle que soit la variété d'hémianopsie, homonyme, hétéronyme bi-nasale ou hétéronyme bi-temporale (acromégalie). On ne la constate pas dans tous les cas d'hémianopsie par lésion des voies optiques périphériques; il est vraisemblable cependant qu'elle existe toujours, mais la recherche en est très délicate et peut exposer à des erreurs d'interprétation. Sa constatation nette a, par contre, une valeur séméiologique très grande.

Hippus. — C'est un symptôme, unilatéral ou bilatéral, assez peu fréquent, mais qui semble devoir faire porter un pronostic réservé. Il n'est pas très rare dans la *chorée*; il doit, au cours de cette affection, ne pas être considéré comme une chorée de la pupille. On le trouve aussi lors de la *régression des mydriases paralytiques*; on peut établir un parallèle entre cette variété d'hippus et les secousses nystagmiformes, qui accompagnent la guérison des paralysies des muscles extrinsèques. Il existe quelquefois dans l'*épilepsie*, en dehors des accès; on l'a rencontré dans le *tabes*, les *méningites aiguës*, la *neurasthénie*, le *goitre exophtalmique*, l'*ophtalmoplégie externe*, l'*apoplexie cérébrale*; dans un cas d'hémiplégie de cette nature, Darnsch a vu un hippus unilatéral, croisé avec les membres paralysés.

On a fait de lui une athétose pupillaire (Fromaget), une ataxie pupillaire (Aurand et Breuil) ; sa signification est, en somme, inconnue. .

Paralysie de l'accommodation. — Dans un premier groupe, nous devons réunir les **parésies et insuffisances accommoda-tives,** sans qu'il y ait perte totale de la fonction. L'âge doit toujours être considéré ; la *presbytie* commence, pour le sujet emmétrope ou normal, entre 45 et 50 ans ; l'état de réfraction statique influe sur les effets de la presbytie.

La paresse accommodative peut se manifester sous la forme d'une presbytie, non seulement précoce, mais encore rapidement croissante, dans le *diabète,* et il y a longtemps que Trousseau avait classé ce symptôme parmi les « signes révélateurs de la glycosurie ».

Au début du *glaucome,* on constate souvent une presbytie rapide ; quelquefois il en est de même dans la *cataracte commençante* (quoiqu'il soit beaucoup plus fréquent de voir ces malades diminuer ou abandonner leurs verres de presbytes).

La *parésie de la* IIIe *paire* peut s'accompagner de parésie accommodative.

Les **paralysies de l'accommodation** peuvent être d'origine *médicamenteuse* (atropine et ses succédanés), *hystérique* ou *traumatique.*

Les causes les plus fréquentes sont la *paralysie de la IIIe paire,* les *intoxications* (botulisme, champignons vénéneux, diabète), les *infections* : syphilis héréditaire ou acquise, oreillons, influenza ; d'autres infections générales, surtout la diphtérie). La diphtérie peut provoquer des paralysies accommodatives, accompagnées ou non de mydriase ; souvent il n'existe aucune autre paralysie ; celle du voile du palais est celle qui coexiste le plus fréquemment avec la paralysie oculaire intrinsèque.

Les *affections du système nerveux,* surtout les localisations cérébrales de la syphilis et le tabes, peuvent aussi la produire ; la paralysie accommodative de la période préataxique revêt souvent l'allure fugace et récidivante, que prennent les paralysies extrinsèques de cette période.

Spasme de l'accommodation. — Il est le plus souvent lié à un *vice de réfraction* : hypermétropie, myopie, astigmatisme. On le rencontre aussi dans l'*hystérie*, l'*hystéro-traumatisme*. les *irritations de la* IIIᵉ *paire*.

Il peut être *partiel* et provoquer de la diplopie monoculaire, dans l'hystérie surtout. On a signalé aussi ce spasme partiel dans le tabes juvénile (Rochon-Duvigneaud).

Le myosis spasmodique accompagne souvent le spasme accommodatif lorsqu'il est d'origine nerveuse, et rarement lorsqu'il dépend d'un vice de réfraction.

DEUXIÈME PARTIE

APPAREIL OCULAIRE SENSORIEL
(APPAREIL DE LA VISION)

CHAPITRE PREMIER

ÉTUDE ANATOMIQUE DE L'APPAREIL OCULAIRE SENSORIEL

Les vibrations lumineuses (phénomène physique) viennent frapper notre rétine et y donnent naissance à un ébranlement nerveux (phénomène physiologique), qui se propage jusqu'à l'encéphale, où il est perçu. Nous devrons donc étudier : A, un *appareil de réception* ; B, un *appareil de transmission* ; C, un *appareil de perception* (qu'il s'agisse de la sensation consciente ou de la sensation inconsciente).

A. — ANATOMIE DE L'APPAREIL SENSORIEL DE RÉCEPTION
(COUCHE SENSIBLE DE LA RÉTINE, 1er NEURONE VISUEL)

La **rétine** est une des trois membranes de l'œil ; si la sclérotique en est le squelette, la choroïde la membrane nourricière, la rétine en est la membrane sensible. Mais ce rôle n'est pas dévolu à toutes les couches de la rétine ; seule, la couche sensible, ou 1er neurone visuel (constitué par l'ensemble des cônes et bâtonnets et de leurs corps cellulaires), reçoit la sensation. En dehors d'elle, l'épithélium pigmentaire la sépare de la choroïde ; en dedans, sont toutes les autres couches de la rétine, qui représentent des éléments de transmission.

Nous ne pouvons décrire en détail la rétine et nous renvoyons aux livres d'anatomie ; nous ne parlerons que de la couche sensible et de l'épithélium pigmentaire, qui, bien que se développant séparément chez l'embryon, ont des liens extrêmement étroits, aux points de vue anatomique et physiologique ; l'épithélium a pour but de rendre plus précise la perception.

L'*épithélium pigmentaire* forme une couche étendue entre la choroïde et la partie sensible de la rétine ; il est constitué par des cellules plates, dont les corps cellulaires juxtaposés forment comme un dallage, d'où partent de très nombreux prolongements, comparés aux poils d'une brosse ; ces prolongements, doués de propriétés rétractiles, se glissent dans les interstices des cônes et des bâtonnets qu'ils enveloppent, de sorte que ceux-ci sont presque dans la situation des doigts de la main enfoncés dans les poils de la brosse. Les cellules de l'épithélium et leurs prolongements sont très chargés de pigment. L'ensemble de l'épithélium pigmentaire forme donc un peu comme la teinture noire qui revêt l'intérieur d'un appareil photographique.

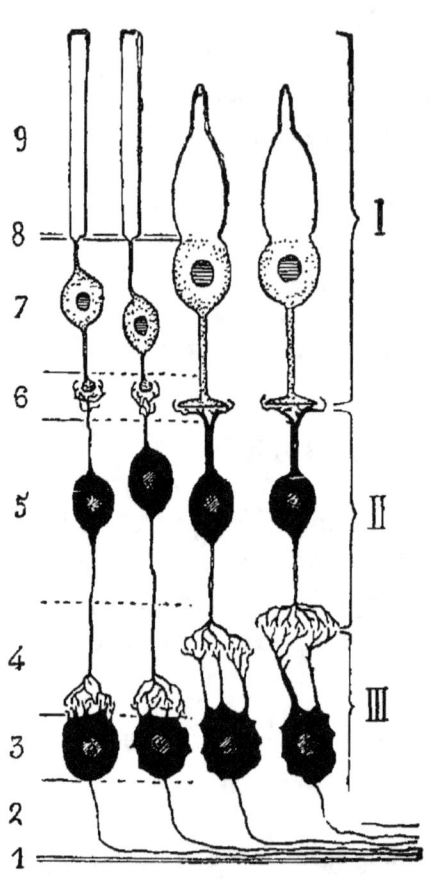

Fig. 49. — Coupe schématique de la rétine. (D'après Math. Duval.)

I, II, III : 1°, 2°, 3° neurones visuels. — 1, membrane limitante interne. — 2, couche des fibres optiques. — 3, couche des cellules multipolaires.— 4, couche plexiforme interne. — 5, couche des grains internes ou des cellules bipolaires. — 6, couche plexiforme externe. — 7, couche des grains externes ou des corps des cônes et des bâtonnets. — 8, membrane limitante externe. — 9, cônes et bâtonnets, au contact de l'épithélium pigmentaire, non représenté (voy. fig. 54).

La **couche sensible de la rétine**, ou *1er neurone visuel*, est un ensemble formé par deux rangées superposées d'éléments ; les uns, plus externes, au contact des prolongements de l'épithélium pigmentaire, sont les cônes et bâtonnets ; les autres, plus internes, sont les corps cellulaires des cônes et bâtonnets. En réalité, il ne s'agit que d'un seul neurone, dont le centre cellulaire constitue la rangée la plus interne, et dont les prolongements, différenciés pour une fonction sensorielle de premier ordre, sont les cônes et les bâtonnets (fig. 49).

Les **cônes** sont des éléments longs de 25 μ à la périphérie de la rétine, de 85 μ au niveau de la fovea, ou point central de la vision (macula ou fovea). Ils sont formés d'un segment externe cônique, à extrémité tournée vers l'épithélium pigmentaire, et d'un segment interne renflé, qui serait doué de propriétés contractiles. Les **corps des cônes** (dits quelquefois grains de cônes) sont constitués par un amas protoplasmique, contenant le noyau du neurone, et d'où part vers la partie interne un gros prolongement (pied de cône), ramifié à sa terminaison.

Les **bâtonnets**, longs de 40 à 60 μ, comprennent un segment externe, cylindrique, qui contient une substance spéciale, le *pourpre rétinien*, absente chez les animaux exclusivement diurnes, et un segment interne, à peu près cylindrique, mais plus gros que le segment externe. Les **corps des bâtonnets** (grains de bâtonnets) sont formés d'un simple filament protoplasmique, renflé en un point où se trouve le noyau du neurone.

Les cônes et les bâtonnets sont inégalement répartis dans la rétine : au niveau de la fovea, il n'y a que des cônes (fig. 56) ; sur les confins de la fovea, chaque cône est entouré d'un cercle de bâtonnets ; un peu plus loin, et jusqu'à la périphérie, chaque cône est entouré de 2 à 4 cercles concentriques de bâtonnets ; ceux-ci sont donc bien plus nombreux que les cônes.

Ce premier neurone visuel n'est pas vascularisé ; il est nourri par simple diffusion des plasmas nutritifs, venus des capillaires choroïdiens formant la très riche couche chorio-capillaire. La choroïde nourrit l'épithélium pigmentaire et la partie externe de la rétine.

B. — ANATOMIE DE L'APPAREIL SENSORIEL DE TRANSMISSION

(NEURONES VISUELS DE TRANSMISSION)

Ces neurones, étendus entre le neurone de perception et les centres, sont au nombre de deux, lorsque l'ébranlement nerveux ne doit aller que jusqu'aux ganglions de la base du cerveau (centres réflexes et relais ganglionnaires), au nombre de trois, lorsque l'impression franchit ce relai pour gagner l'écorce.

Ce sont : un neurone intra-rétinien, un neurone rétino-ganglionnaire, un neurone intra-cérébral.

Le *neurone de transmission intra-rétinien*, ou *2e neurone visuel*, est constitué par les **cellules bipolaires**, dont l'ensemble forme une autre couche de la rétine (*couche des grains internes*, celle que forment les corps des cônes et bâtonnets étant nommée, par opposition, *couche des grains externes*). Ce sont des cellules constituées par un corps cellulaire, envoyant, du côté externe, des prolongements ramifiés, qui se mettent en rapport avec ceux des corps des cônes et bâtonnets, et, du côté interne, d'autres prolongements, en rapport avec ceux des cellules ganglionnaires. Sauf à la fovea, les cellules bipolaires collectent les impressions de plusieurs cônes et bâtonnets ; ce sont donc des éléments de réduction et de groupement.

Le *neurone de transmission rétino-ganglionnaire*, ou *3e neurone visuel*, comprend un corps cellulaire : **cellules multipolaires**, émettant, du côté externe, des prolongements unis à ceux du neurone précédent, et, du côté interne, un cylindraxe, ou *fibre optique*, qui, par son groupement avec les cylindraxes des autres cellules multipolaires, forme dans la rétine la *couche des fibres optiques*, couche la plus interne de la rétine, au contact de la membrane limitante interne, qui la sépare du corps vitré. Ces fibres optiques convergent toutes vers un point du pôle postérieur de l'œil, où leur entassement forme une petite saillie, la papille optique ; elles sortent du globe à ce niveau, par les orifices de la sclérotique (lame criblée) et constituent le *nerf optique*. Le nerf optique a une longueur d'environ 5 centimètres : 3 pour la portion intra-orbitaire, 1 pour la portion caniculaire (canal optique), 1 pour la portion intra-crânienne. Il s'unit alors avec le nerf optique du côté opposé, pour former une sorte de commissure, ou *chiasma*, de la partie postérieure de laquelle émanent deux cordons nerveux, les *bandelettes optiques*, qui conduisent les fibres optiques aux *ganglions de la base* (couche optique, corps genouillé externe, tubercule quadrijuméau antérieur) (fig. 50).

Si l'on examine sur une coupe un point quelconque des *voies optiques extra-cérébrales* (ce terme employé pour désigner l'ensemble des nerfs optiques, du chiasma et des bandelettes), on remarque deux sortes de fibres : les unes, grosses, sont les fibres pupillaires, dont nous avons déjà montré le rôle (p. 54); les autres, plus petites et plus nombreuses, sont les fibres visuelles, adaptées à la vision proprement dite.

Les **fibres pupillaires** naissent de toutes les parties de la rétine ; après avoir suivi le nerf optique, elles arrivent au chiasma, où elles se divisent en deux groupes, dont l'un s'engage dans la bandelette du même côté que l'œil considéré, et l'autre dans la bandelette opposée (fig. 11). Il en résulte que chaque œil envoie des fibres pupillaires aux centres irido-moteurs droits et gauches et que chacun de ces centres est uni aux deux yeux ; on comprend, d'après cela, le fonctionnement des voies centripètes de la réaction pupillaire consensuelle.

Les **fibres visuelles** ont un trajet un peu plus complexe, nécessité anatomique, due à la nécessité physiologique où nous sommes de voir unique un objet fixé par les deux yeux, c'est-à-dire de recevoir en un seul hémisphère les impressions fournies par chaque moitié de l'espace. La disposition anatomique est différente pour le trajet des fibres centrales, ou maculaires, et pour celui des fibres périphériques.

Les *fibres maculaires* sont celles qui émanent de la macula, ou fovea, point central de la vision, situé à l'extrémité postérieure de l'axe visuel. Elles forment le *faisceau maculaire*, qui se place d'abord dans la partie externe du nerf optique et qui tend à gagner le centre de ce nerf, à mesure qu'il s'éloigne de l'œil. Arrivé au niveau du chiasma, il partage ses fibres en deux groupes, dont l'un, suivant la bandelette du même côté, va aux ganglions (et ultérieurement à l'écorce) du même côté, et dont l'autre, suivant la bandelette opposée, va aux ganglions et à l'écorce du côté opposé (fig. 50). Cette disposition rappelle absolument celle des fibres pupillaires (avec cette différence que les fibres pupillaires ne vont pas plus loin que les ganglions de la base, tandis que toutes les fibres visuelles, maculaires et périphériques, se continuent par un autre neurone jusqu'à l'écorce).

Les *fibres périphériques* se divisent, pour chaque œil, en deux faisceaux. Le *faisceau externe, ou temporal,* recueille les impressions reçues par la moitié temporale de la rétine et, arrivé au chiasma, s'engage dans la bandelette optique du même côté; il ne croise donc pas la ligne médiane, d'où son nom de faisceau *direct*. Le *faisceau interne, ou nasal,* émané de la moitié nasale de la rétine, traverse en totalité le chiasma, pour gagner la bandelette et les ganglions du côté opposé; il mérite donc le nom de faisceau *croisé*. Disons de suite que ces faisceaux du 3ᵉ neurone sont prolongés dans le cerveau par un 4ᵉ neurone, qui ne croise pas la ligne médiane, de telle sorte que la terminaison se fait pour les faisceaux temporaux dans l'écorce du même côté, pour les faisceaux nasaux dans celle du côté opposé.

De tout cela il ressort que *l'écorce droite reçoit le faisceau temporal de l'œil droit, le faisceau nasal de l'œil gauche et les faisceaux maculaires des deux yeux; l'écorce gauche reçoit le temporal gauche, le nasal droit et les maculaires droit et gauche.*

Les **rapports topographiques** des troncs nerveux formés par ce neurone (voies optiques extra-cérébrales), sont indispensables à connaître, pour tirer des déductions cliniques de ses lésions.

Le *nerf optique* contracte des rapports immédiats avec ses trois gaines, prolongements des méninges encéphaliques. De dedans en dehors, ce sont : la gaine piale, la gaine arachnoïdienne et la gaine durale ou dure-mérienne; elles se terminent en avant en se fusionnant avec les membranes oculaires. Entre ces gaines sont des espaces, dont le plus important est l'espace sous-arachnoïdien, communiquant avec l'espace analogue du crâne; les hypertensions du liquide céphalo-rachidien pourront donc comprimer le nerf optique, par l'intermédiaire de son manchon sous-arachnoïdien.

Les rapports médiats du nerf optique s'établissent dans l'orbite avec les organes contenus dans l'entonnoir musculaire; nous ne reviendrons pas sur cette description (v. page 7). Dans son trajet canaliculaire, il est en rapport avec l'artère ophtalmique qui, placée

---

Sylvius. — 4, tubercules quadrijumeaux antérieurs. — 5, corps genouillés externes. — 6, corne occipitale des ventricules latéraux. — 7, scissure calcarine et écorce visuelle.— 8, fibres d'association de l'écorce visuelle aux autres centres corticaux. Les fibres commissurales unissant les deux centres corticaux de la vision passent par le corps calleux. — A, B, C, D, E, F, G, lésions diverses.

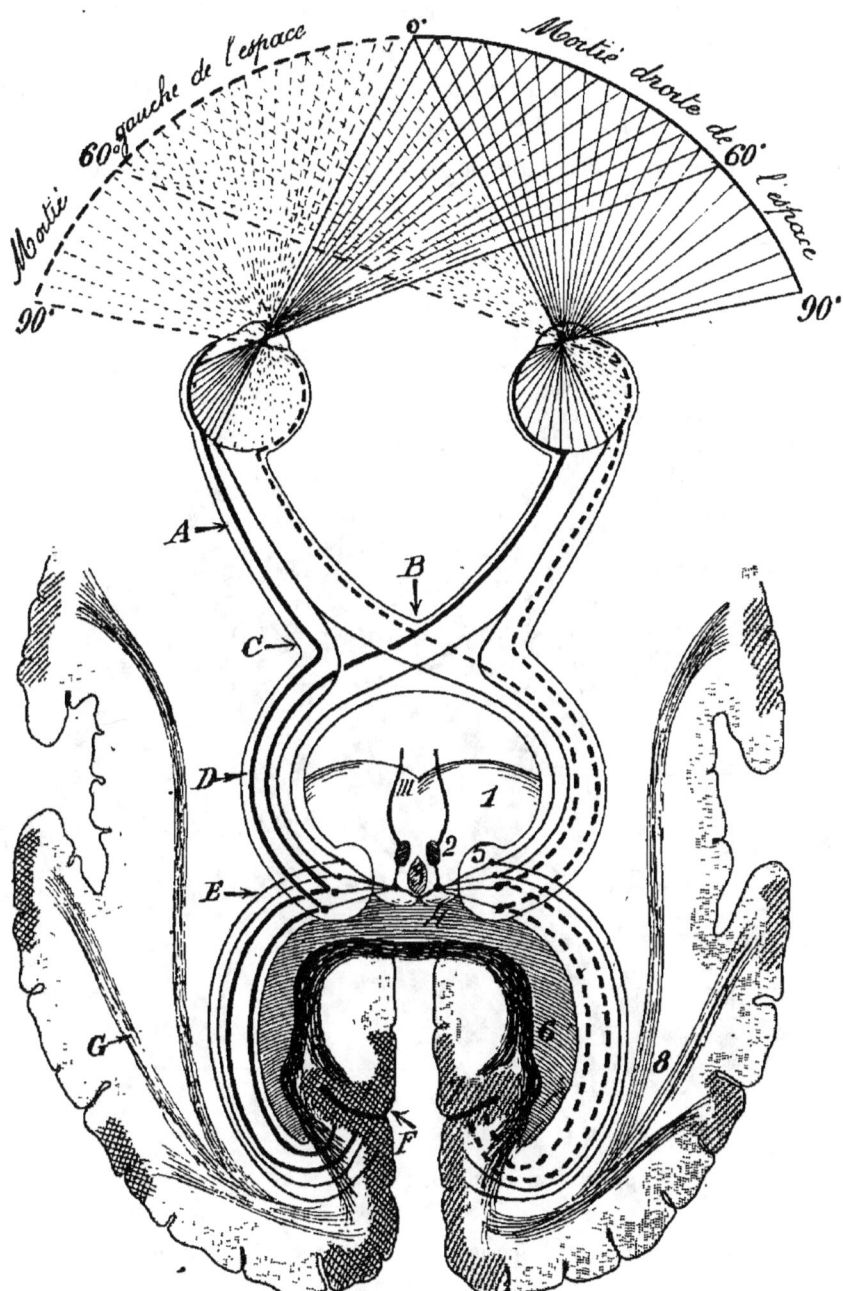

Fig. 50. — Appareil de la vision et ses connexions.

—— Appareil de la vision à droite.
- - - - Appareil de la vision à gauche.
—— Appareil de la vision centrale (faisceaux maculaires).
1, pédoncule cérébral. — 2, noyaux de l'oculo-moteur commun (III). — 3, aqueduc de

sur son côté inféro-externe, traverse aussi le canal optique. Rappelons que ce canal est voisin de la fente sphénoïdale, située en dehors, et du sinus sphénoïdal, placé en dedans; une lame osseuse fort mince, quelquefois déhiscente, l'en sépare seulement.

Dans le crâne, il est placé sous le lobe frontal et la racine interne

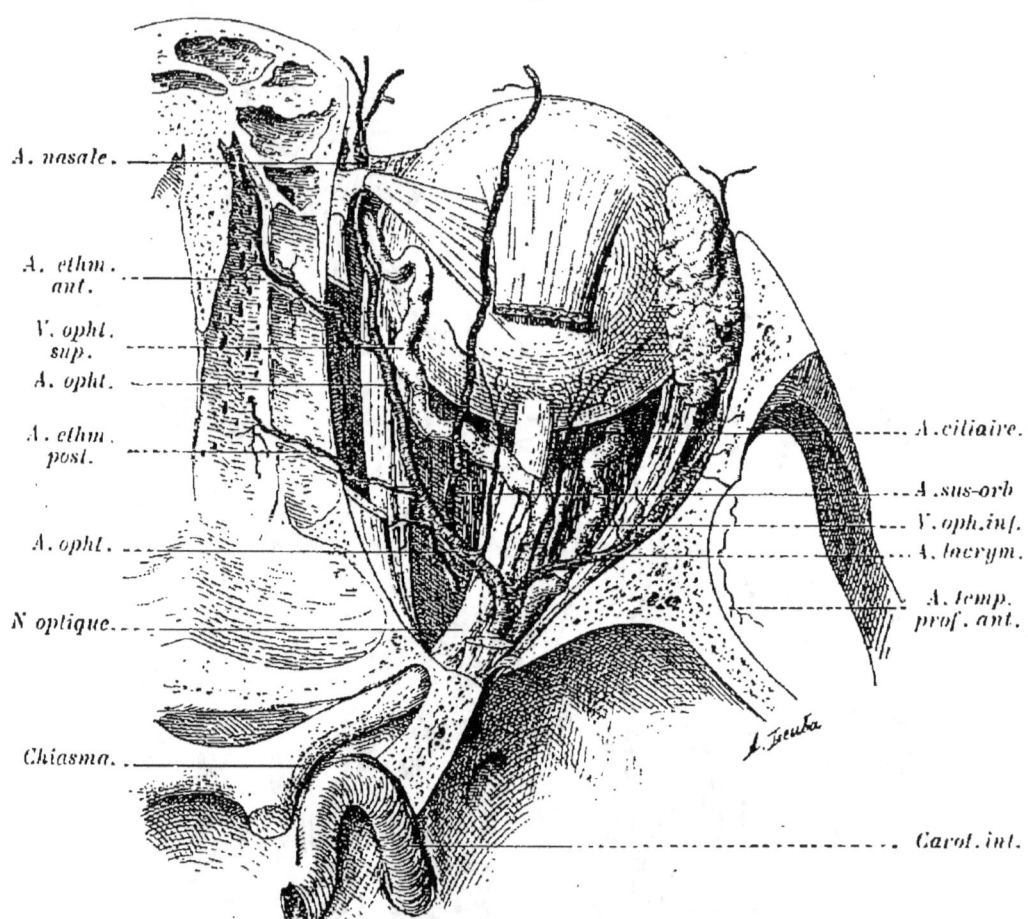

A. nasale.

A. ethm. ant.

V. opht. sup.

A. opht.

A. ethm. post.

A. opht.

N optique.

Chiasma.

A. ciliaire.

A. sus-orb.

V. oph. inf.

A. lacrym.

A. temp. prof. ant.

Carot. int.

Fig. 51. — Rapports du nerf optique avec les vaisseaux de l'orbite.
(D'après Cunéo.)

Vue par en haut. Le droit supérieur et le releveur palpébral ont été réséqués.

du nerf olfactif, dont le sépare l'artère cérébrale antérieure. Il repose sur la dure-mère, qui recouvre le sinus caverneux, et sur la convexité de la carotide, qui sort du sinus pour se porter sur le côté externe du nerf optique, au niveau duquel elle émet l'artère ophtalmique; il ne repose pas sur la gouttière optique (Panas, Zander).

Le *chiasma* est accolé, par sa paroi postéro-supérieure, au plancher du 3e ventricule, sur lequel il fait une saillie déterminant deux recessus, l'un supérieur, ou recessus sus-optique, l'autre inférieur, ou infundibulum de la tige pituitaire. Dans toutes ses autres parties, il est immédiatement recouvert par la pie-mère. Ses rapports médiats sont : en bas, la gouttière optique, sur laquelle il ne repose pas;

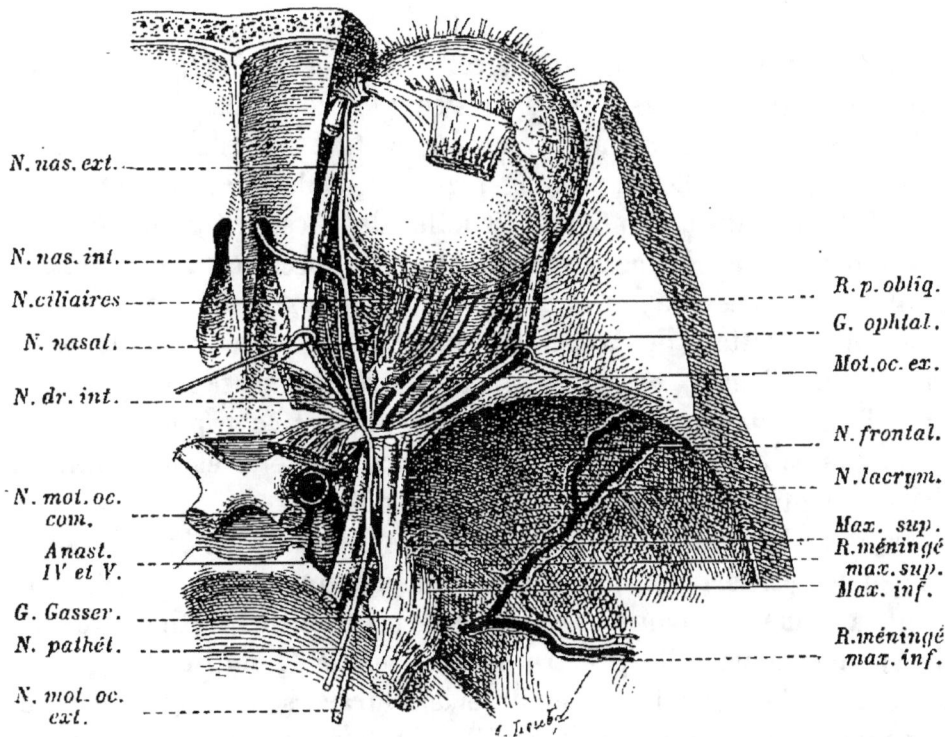

Fig. 52. — Rapports du nerf optique et du chiasma avec les nerfs de l'orbite.
(D'après Hirschfeld.)

Vue par en haut. Le droit supérieur, le releveur palpébral ont été réséqués et la paroi externe du sinus caverneux disséquée.

l'hypophyse peut grossir de 5 millimètres dans le sens vertical avant d'arriver à son contact; en arrière, il forme la limite antérieure du triangle opto-pédonculaire et embrasse le tuber cinereum (fig. 3); ses bords latéraux répondent à l'espace perforé antérieur et n'arrivent pas au contact de la crosse de la carotide qui est un peu plus

en avant et en dehors. Le chiasma baigne dans le liquide céphalo-rachidien ; il sépare le confluent antérieur, ou lac pré-chiasmatique,
du confluent central, ou lac rétro-chiasmatique.

Les *bandelettes optiques* sont des rubans aplatis, qu'on ne découvre
qu'en soulevant la partie antérieure du lobe temporal. Leur face
externe est libre et répond, à travers la pie-mère, à la circonvolution
de l'hippocampe, dont la sépare la fente de Bichat ; leur face interne
est adhérente sur toute son étendue et contourne la face inféro-
externe du pédoncule cérébral.

Le ***neurone de transmission intra-cérébral***, ou *4e neurone visuel*, est constitué par des cellules contenues dans les ganglions de la base (surtout le corps genouillé externe et un peu la
couche optique). Leurs prolongements protoplasmiques s'articulent
avec la terminaison des fibres visuelles dans ces ganglions et leur
cylindraxe gagne l'écorce occipitale. Ces fibres cortico-ganglion-
naires, groupées sous le nom de *radiations optiques*, traversent la
substance sagittale de Wernicke, le segment rétro-lenticulaire de
la capsule interne, puis, cheminant entre le faisceau longitudinal
en dehors, le tapetum en dedans, elles entrent en rapport avec les
parois de la corne occipitale du ventricule latéral et se terminent
dans le centre cortical de la vision (fig. 50).

La **vascularisation** de cet appareil de transmission est complexe.
La partie du nerf optique située immédiatement derrière l'œil et
toute la rétine sont nourries par l'artère centrale de la rétine, branche
de l'ophtalmique ; elle pénètre dans le nerf, à 12 millimètres en arrière du globe, chemine à son intérieur, traverse la lame criblée et
s'épanouit au niveau de la papille, en branches qui se ramifient
dans la rétine. Les artères rétiniennes sont à distribution terminale
et le rétablissement, par voies anastomotiques de la circulation interrompue, est impossible. Très visibles à l'ophtalmoscope (fig. 66),
car elles occupent la couche des fibres optiques, elles y forment des
réseaux, d'où partent des branches s'élevant jusqu'aux cellules bipolaires ; elles n'irriguent que les couches internes de la rétine, tandis
que le 1er neurone visuel est nourri par la choroïde. Les veines vont
à la veine centrale de la rétine, qui suit, dans la papille et le nerf
optique, le même trajet que l'artère. La partie postérieure de la por-

tion orbitaire et la portion canaliculaire du nerf optique sont nourries par des branches venues directement de l'ophtalmique.

Ainsi, l'artère centrale de la rétine irrigue la rétine et la portion orbitaire antérieure du nerf optique; — l'ophtalmique : la rétine, les portions orbitaire et canaliculaire du nerf optique.

Nous verrons plus loin que des branches de la carotide ou de la cérébrale antérieure nourrissent la portion crânienne du nerf et le chiasma; — la choroïdienne antérieure fournit à la bandelette.

C. — ANATOMIE DE L'APPAREIL SENSORIEL DE PERCEPTION
(CENTRES VISUELS)

Centres visuels primaires. — Ce sont les ganglions de la base. Toutes les fibres s'y terminent; les fibres pupillaires sont prolongées vers les centres irido-moteurs par d'autres neurones; les fibres optiques sont continuées vers l'écorce par celles du 4e neurone.

Les fibres destinées aux réflexes aboutissent principalement au tubercule quadrijumeau antérieur et accessoirement au pulvinar de la couche optique; les fibres à destination corticale vont surtout au corps genouillé externe et un peu au pulvinar.

Le *corps genouillé externe* (fig. 53) est un petit ganglion en forme de cœur, dont la base est en haut et en dedans; il est profondément enfoncé dans le pulvinar et la substance sagittale de Wernicke; celle-ci recouvre son côté externe; les fibres géniculo-corticales doivent donc la traverser.

Le *tubercule quadrijumeau antérieur* est une grosse saillie ovoïde, située à la partie supérieure de l'isthme de l'encéphale; il répond à la calotte du pédoncule; entre lui et son congénère est la glande pinéale.

Le *pulvinar* est l'extrémité postérieure renflée de la couche optique; la couche optique à ce niveau est libre, tandis que par sa face interne elle répond au tubercule quadrijumeau antérieur et au 3e ventricule (fig. 6); sa face externe est soudée au bras postérieur de la capsule interne et répond plus bas à la bandelette optique, qui lui adhère; sa face inférieure, adhérente en grande partie, entoure les trois quarts supérieurs du pédoncule.

Centre visuel supérieur ou cortical. — Ses limites exactes ne sont pas rigoureusement établies; il est cependant certain que la scissure calcarine et les circonvolutions qui la bordent (cuneus en haut, lobules lingual et fusiforme en bas) en font partie; en somme, toute la face interne du lobe occipital, mais surtout la scissure calcarine (fig. 6).

Les rapports du centre visuel cortical avec les artères qui cheminent à sa surface, les méninges (faux du cerveau, tente du cer-

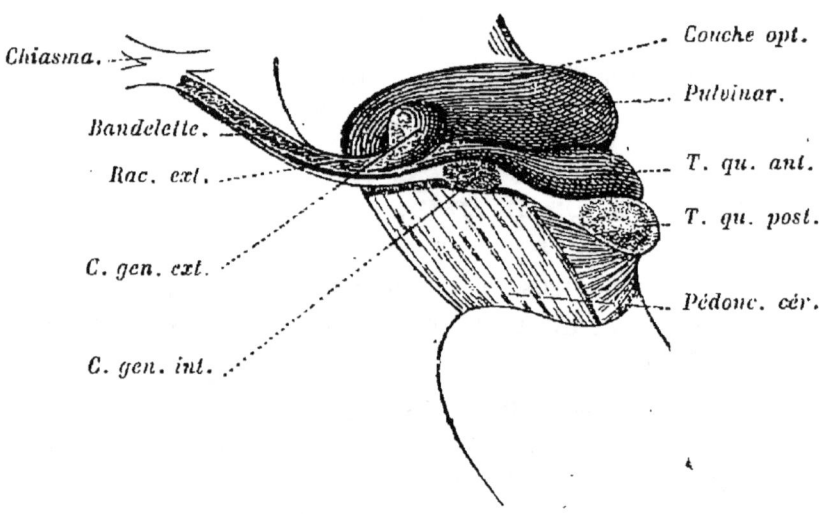

Fig. 55. — Centres optiques primaires (ganglions optiques). (D'après Charpy.)

Face latérale gauche du tronc cérébral.

velet), les sinus méningiens, le crâne, etc., expliquent son atteinte dans les diverses affections portant sur ces organes.

Tous les centres visuels, primaires ou corticaux, sont irrigués par des branches de la cérébrale postérieure; on conçoit l'importance de ce tronc artériel dans les troubles de l'appareil visuel central. On peut dire que, des deux grands systèmes artériels formant l'hexagone de Willis et la circulation intra-crânienne, l'un, le carotidien ou antérieur, irrigue les voies optiques périphériques ou extra-cérébrales, l'autre, le vertébral ou postérieur, irrigue les voies optiques centrales ou intra-cérébrales.

Voies d'association de l'appareil oculaire sensoriel. —

Dans la rétine. *Au niveau de la couche des cellules bipolaires* (neurone intra-rétinien de transmission), des cellules aplaties, nommées « cellules horizontales », s'étendent perpendiculairement aux bipolaires et, par leurs prolongements étoilés, mettent en connexion

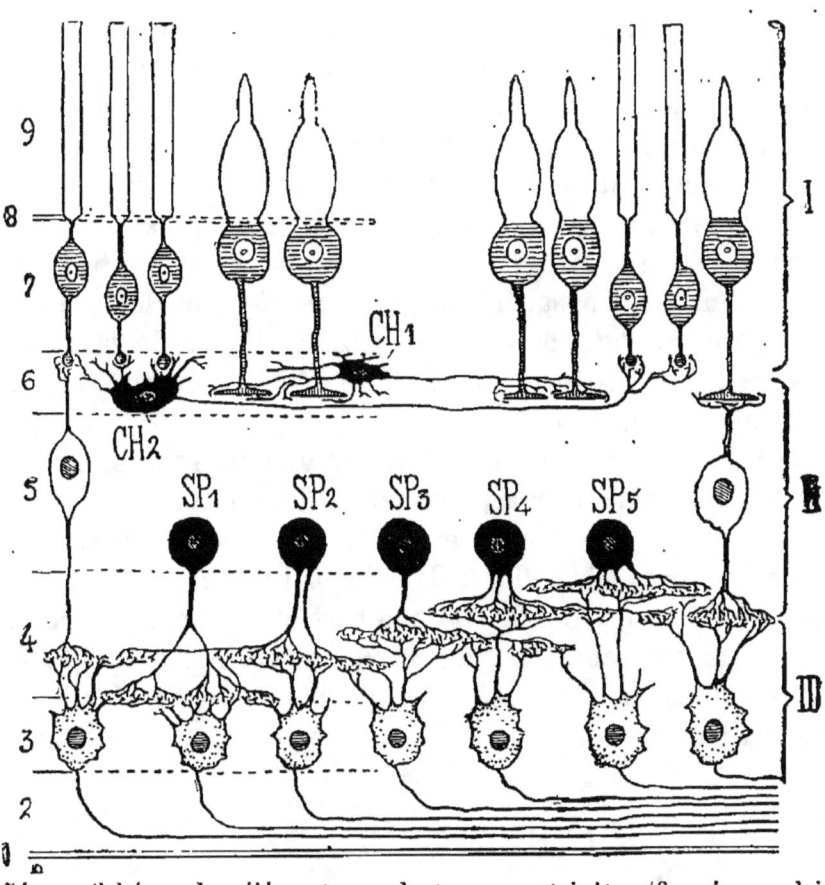

Fig. 54. — Schéma des éléments conducteurs centripètes (figurés en clair) et des éléments d'association (figurés en noir) de la rétine. (Mathias Duval.)

I, premier neurone (cellule visuelle). — II, second neurone (cellule bipolaire). — III, troisième neurone (cellule multipolaire). — CH[1] et CH[2], les deux variétés de cellules horizontales. — SP[1] à SP[5], les cinq ordres de spongioblastes. — Les chiffres arabes, placés sur le côté gauche de la figure, indiquent les diverses couches de la rétine (voy. fig. 49).

des bipolaires assez éloignées (fig. 54); ce sont des associations entre les divers éléments du 2ᵉ neurone.

Entre la couche des bipolaires et celle des multipolaires (c'est-à-dire entre le 2ᵉ et le 5ᵉ neurones) est une zone extrêmement épaisse, la « couche plexiforme interne », qui n'est qu'un vaste buisson de dendrites entremêlés et contractant les associations les plus complexes; ces associations se font, non seulement entre les prolongements du 2e et du 3e neurones, mais aussi par l'intermédiaire de cellules intercalaires, « cellules amacrines ou spongioblastes » (fig. 54). L'impression visuelle a devant elle des voies diverses.

Entre les rétines. On a décrit des fibres inter-rétiniennes passant par le chiasma; il s'agirait de voies non visuelles, mais seulement d'association entre le 5e neurone droit et le 3e neurone gauche.

Au niveau des centres optiques primaires, il existe aussi de petits neurones intercalaires entre le 3e et le 4e neurones.

Au niveau du centre cortical, des voies d'association mettent en jeu les centres moteurs des membres ou de la tête (*région rolandique*), ceux du langage (*hémisphère gauche*), ou les centres idéatoires (*lobe frontal*). Les deux centres corticaux de la vision sont en outre unis entre eux par des fibres commissurales, traversant le corps calleux (fig. 50).

Fibres centrifuges de l'appareil oculaire sensoriel. — Cajal a décrit, dans l'appareil visuel, de fines fibres à direction centrifuge, au milieu des fibres sensorielles à direction centripète; il a retrouvé de semblables fibres dans l'appareil olfactif.

Elles partent des ganglions de la base et viennent se terminer par des arborisations entourant les cellules amacrines ou spongioblastes; quelques-unes viendraient même de l'écorce (Wernicke), avec un relai aux ganglions de la base.

CHAPITRE II

ÉTUDE PHYSIOLOGIQUE DE L'APPAREIL OCULAIRE SENSORIEL

A. — HOMOLOGIE DE L'APPAREIL DE LA VISION
AVEC LES AUTRES APPAREILS SENSORIELS

La succession des divers neurones de l'appareil de la vision et le groupement des corps cellulaires des trois premiers neurones dans une même membrane, la rétine, peut sembler au premier abord inexplicable. Cependant, le schéma de Mathias Duval (fig. 55) permet de comprendre que l'homologie est complète entre l'appareil de la vision et les autres appareils sensoriels.

Le *sens du tact*, le plus simple, comprend un neurone périphérique, extra-médullaire (ganglion rachidien), dont le cylindraxe (nerf rachidien) recueille les sensations par des ramifications entre des cellules non différenciées, et un neurone central, intra-médullaire.

Le *sens du goût* offre le même dispositif, mais le neurone périphérique recueille les sensations par une cellule épithéliale différenciée.

Le *sens de l'audition* répond à ce même type, avec cette particularité que la cellule, qui est interposée entre le neurone périphérique et l'excitant, n'est plus une simple cellule épithéliale différenciée, mais une vraie cellule sensorielle.

Le *sens de l'olfaction* est plus simple, car le neurone périphérique perçoit lui-même les sensations, mais le neurone central a son corps cellulaire hors des centres (bulbe olfactif).

Le *sens de la vision* présente un épithélium sensoriel ou neuro-épithélium (1er neurone visuel), le neurone périphérique (2e neurone) et le neurone central (3e neurone); ce dernier a son corps cellulaire, non seulement hors des centres, mais inclus dans la membrane sensorielle elle-même, dont il forme une des couches.

La rétine est donc un véritable centre nerveux, parce qu'elle contient le neurone central, parce qu'elle présente de la névroglie et parce qu'elle se développe, non comme un organe à part, mais comme un prolongement du cerveau ; elle est l'équivalent de la substance grise de la moelle. Il s'en suit que le nerf optique n'est en rien

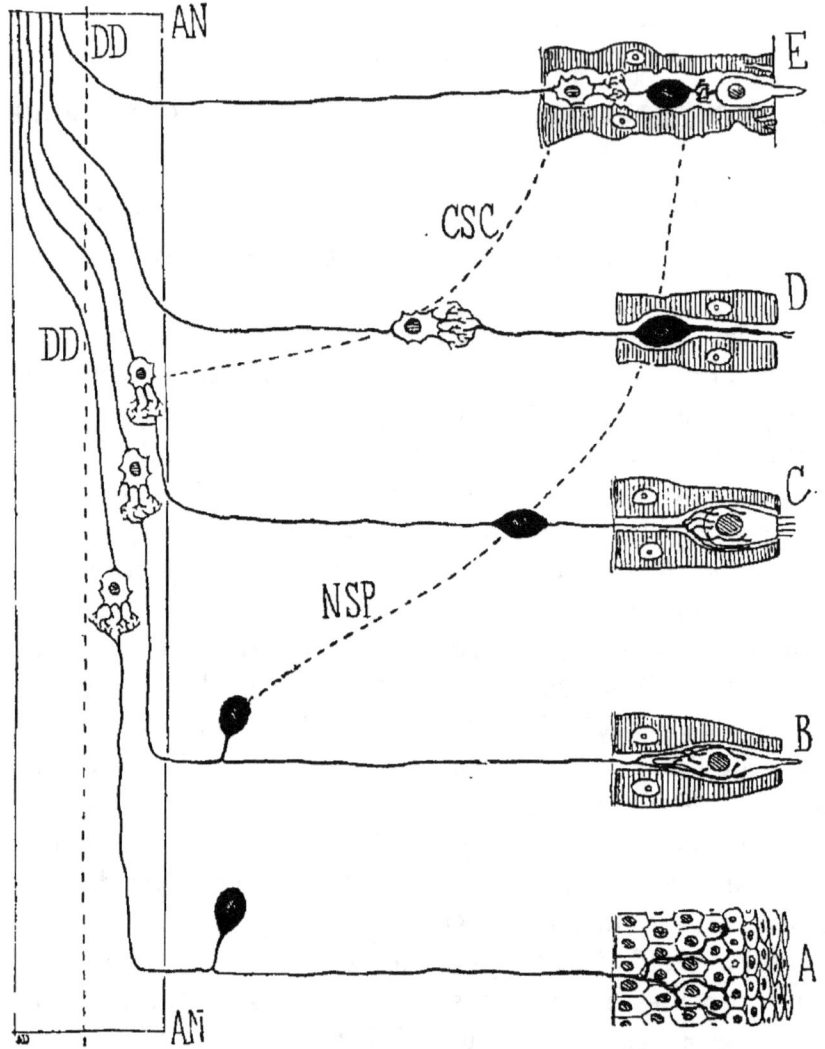

Fig. 55. — Schéma de la série des organes des sens : leur épithélium, leurs cellules sensorielles et leurs neurones (Math. Duval).

A la partie droite de la figure, la série des épithéliums de la sensibilité générale (A), de la gustation (B), de l'audition (C), de l'olfaction (D), de la vision (E). — La ligne pointillée NSP marque le déplacement vers la périphérie des neurones sensitifs périphériques, à partir de celui de l'audition (C). — La ligne pointillée CSC marque ce même déplacement pour les neurones sensitifs centraux, à partir de celui de l'olfaction (D). — AN, l'axe nerveux. — DD, décussation des cylindraxes des neurones sensitifs centraux. — Les centres ne sont pas représentés et le terme de neurone central répond à celui qui atteint les premiers centres (3ᵉ neurone visuel). — Le quatrième neurone visuel n'est pas représenté.

comparable à un nerf périphérique, mais un véritable nerf commissural entre deux centres ; il est l'équivalent d'un cordon blanc de la moelle.

B. — APPAREIL VISUEL DE RÉCEPTION

Excitants. — Ce neurone qui, d'après ce que nous avons exposé, correspond à un neuro-épithélium, n'a que la propriété d'engendrer un ébranlement nerveux, capable de donner la sensation de lumière, quel que soit l'excitant. L'excitant normal est la lumière, mais si l'excitation est due à une piqûre, un tiraillement (dans les mouvements brusques de l'œil ou dans les décollements rétiniens), une compression (phosphènes), il se produit une sensation lumineuse ; il y a donc relation habituelle, normale, entre la lumière et la sensation lumineuse, mais non relation exclusive.

Différences d'excitabilité selon les points. — Les zones *périphériques* voient mal et la vision est d'autant moins bonne qu'on s'en approche. Il y a même une bande de rétine, au voisinage du cercle ciliaire, large de 2 millimètres en dedans et de 5 millimètres en dehors (Druault), où elle est insensible.

La *macula*, ou point central de la rétine, appelée quelquefois *fovea* car son centre est déprimé en fossette, est placée exactement à l'extrémité postérieure de l'axe visuel. Pour voir nettement, l'homme dirige son œil de façon que l'image se fasse sur la macula ; il *regarde* donc avec la macula, il *voit* avec le reste de la rétine. La projection de la macula dans l'espace correspond, d'après ce que nous venons de dire, au *point de fixation*. La macula n'a que 1 mm. 7 de diamètre et son étendue est, vis-à-vis de la totalité de la rétine, dans le rapport de 1 à 1500. La sensibilité exquise de la macula s'explique par les particularités de structure de la rétine à ce niveau (fig. 56) : nous savons déjà qu'il n'existe que des cônes ; ils ont une gracilité et une longueur plus grandes que dans le reste de la rétine ; l'abondance et le tassement des cônes entraîne l'épaississement considérable de la couche des grains externes ; les autres couches sont très obliquement rejetées à la périphérie, de telle sorte qu'au fond de l'excavation maculaire il n'existe que le 1ᵉʳ neurone visuel : les cônes et leur corps cellulaire.

La *papille optique* n'est pas une région de la rétine, mais une aire où la rétine est interrompue, perforée, pour laisser échapper les fibres optiques ; elle ne contient aucun élément percepteur ; elle se projette donc dans le champ visuel comme une tache ou scotome, la *tache aveugle de Mariotte*, large de 5 à 6 degrés, située

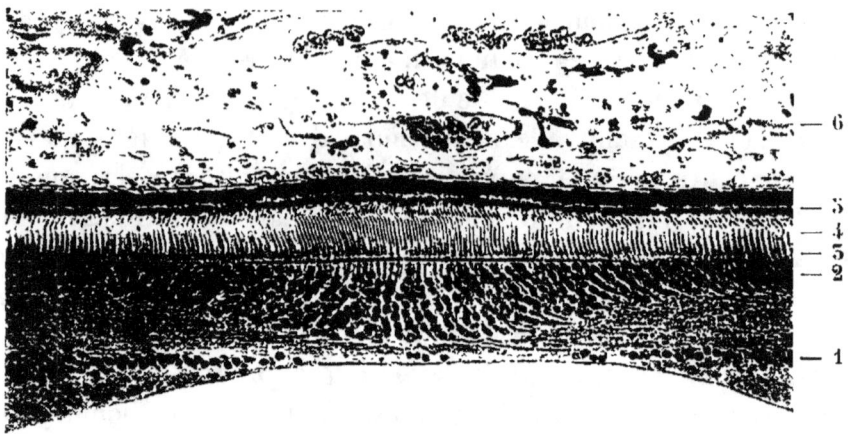

Fig. 56. — Coupe de la macula, ou fovea centralis. (D'après Rochon-Duvigneaud.)

1, couche des grains internes (cellules bipolaires ou 2ᵉ neurone). — 2, couche des grains externes ou corps de cônes. — 3, couche plexiforme externe. — 4, couche des cônes. — 5, épithélium pigmentaire. — 6, choroïde.

en dehors (15 degrés) et un peu au-dessous du point de fixation : on doit connaître l'emplacement de ce scotome physiologique pour éviter de le confondre avec une lacune pathologique (fig. 58).

Rôle de l'épithélium pigmentaire. — Son rôle est assez complexe ; il *absorbe* certains rayons trop irritants pour la rétine ; par sa teinte noire, il *évite la diffusion* et rend la sensation plus précise. Il sert de *transformateur de force*, entre la vibration physique et l'ébranlement nerveux. Son rôle de *miroir de réflexion* (Rouget) est capital ; cette réflexion s'accompagne de *phénomènes d'interférence* (Charpentier, Dargens). Ce rôle lui vient de ce que, contre toute attente, les éléments percepteurs de la rétine ne sont pas tournés vers la direction d'où arrive la lumière, mais en sens inverse ; ils forment en effet la couche externe de la rétine. Les animaux supérieurs ont tous ce type de « rétine inversée », tandis que les autres ont des « rétines directes », leurs éléments percepteurs étant tournés vers la lumière. L'épithélium contribue aussi à l'*adaptation de la rétine* aux variations d'éclairage ; les prolongements descendent assez bas le long du segment externe des cônes et des bâtonnets pendant la vive lumière ; ils se rétractent quand l'éclairage diminue.

Son rôle dans la nutrition de la rétine est considérable, il *sécrète le pourpre* et sert de lieu de *passage des plasmas nutritifs*, venus de la choroïde et destinés aux couches externes de la rétine.

Cônes et bâtonnets. — On a admis qu'il existait deux rétines, fusionnées en une seule, celle des cônes et celle des bâtonnets ; leurs fonctions sont en effet fort distinctes. Les **bâtonnets** ont pour rôle d'apprécier les modifications *quantitatives* de la lumière, c'est-à-dire le degré de clarté ou d'obscurité ; leur valeur détermine celle de l'*acuité lumineuse*. Les animaux à vision exclusivement nocturne ne possèdent que des bâtonnets ; l'héméralopie est due à l'altération de ces éléments. Le pourpre rétinien qu'ils contiennent se détruit à la lumière ; une rétine fatiguée perçoit moins bien les différences d'éclairage, tandis que sa sensibilité aux couleurs reste la même. Le pourpre se régénère en 10 ou 15 minutes.

Les **cônes** apprécient les modifications *qualitatives* de la lumière, c'est-à-dire la forme et les couleurs ; le maximum de la perception a lieu au niveau de la macula, qui ne contient que des cônes.

La *vision des formes* correspond à l'*acuité visuelle* ; celle-ci se juge par le « minimum separabile » dont l'œil est capable. Un œil normal doit

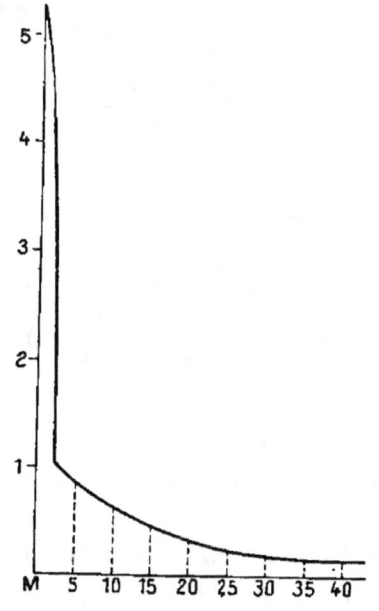

Fig. 57. — Sensibilité rétinienne. (Schéma de Charpentier.)

Décroissance rapide de l'acuité visuelle depuis la macula M vers les parties périphériques de la rétine.

distinguer deux objets séparés par un angle d'une minute, ce qui correspond à peu près à une lettre de 7^{mm},2, vue à une distance de 5 mètres. Il faut bien comprendre que l'acuité visuelle donne la valeur du sens des formes, phénomène rétinien ; il est donc indispensable d'avoir la certitude que les rayons lumineux forment leur foyer sur la rétine même ; autrement dit, il est nécessaire de déterminer et de corriger exactement le vice de réfraction (myopie, hypermétropie, astigmatisme) dont le sujet peut être atteint ; faute de cette précaution, les rayons lumineux forment leur foyer en avant ou en arrière de la rétine ; il devient alors impossible d'apprécier ses qualités.

L'acuité visuelle diminue très rapidement de valeur à mesure qu'on s'éloigne du point de fixation, correspondant à la macula (fig. 57). Si l'objet est déplacé de plus en plus vers la périphérie, un point arrive où il n'est plus perçu ; en déterminant dans chaque direction le point où l'œil normal ne distingue plus un objet blanc, on délimite le *champ visuel*. Ses limites moyennes sont de 55 degrés en haut, 55 en haut et en dedans, 60 en dedans, 60 en bas et en dedans, 75 en bas, 90 en bas et en dehors, 90 en dehors, 75 en haut et en dehors. La « tache de Mariotte » est un petit scotome normal, étendu entre les degrés 11 et 16 du côté temporal du point de fixation ; elle est la projection dans l'espace de la papille optique, dépourvue de perception (fig. 58).

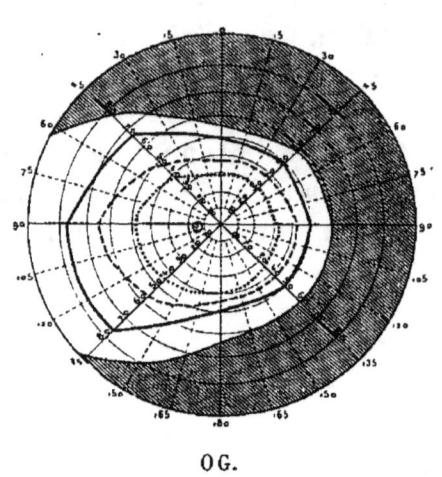

O G.

Fig. 58. — Champ visuel normal.

Les hachures limitent le champ du blanc, la ligne pleine celui du bleu, la ligne en tirets celui du rouge et la ligne pointillée celui du vert. Près du point de fixation, le scotome physiologique (tache de Mariotte).

L'acuité visuelle est influencée par le diamètre pupillaire (sa diminution l'améliore, en raison de la suppression des rayons mal réfractés par la périphérie de la cornée), par l'éclairage et par le degré d'adaptation de la rétine.

L'*adaptation de la rétine* met cette membrane dans l'état de sensibilité optima ; elle dépend de réflexes provoqués par l'intensité de l'éclairage et venus, soit de la rétine intéressée, soit de la rétine opposée (fibres rétino-rétiniennes) : développement ou rétraction des prolongements de l'épithélium, contraction du segment interne des cônes et peut-être des bâtonnets, contraction des cellules multipolaires. Ces transformations sont assez longues à se produire (temps d'adaptation dans les passages brusques de la lumière à l'obscurité ou inversement, devant l'écran radioscopique, etc.); la pupille, dont les mouvements sont beaucoup plus rapides, prend aussitôt les dimensions voulues et la rétine a le temps de s'adapter ; l'adaptation rétinienne est défectueuse dans les troubles pupillaires. L'adaptation pourrait aussi être provoquée par des ordres volontaires (attention), transmis par les fibres centrifuges des conducteurs visuels.

La *vision des couleurs*, ou sens chromatique, est appréciée par l'étude de l'*acuité chromatique*. La rétine est impressionnée par les vibrations variant de 160 à 260 dans l'unité de temps ; les rayons infra-rouges n'ont aucune action, tandis que les ultra-violets agissent sur elle et souvent d'une façon pathologique si leur application est prolongée (lampes électriques à vapeurs de mercure). La perception chromatique, meilleure à la macula, s'étend aussi vers la périphérie, mais moins loin que celle des formes. Le *champ visuel chromatique* est donc inférieur à celui du blanc; il varie pour chaque couleur. Pour le bleu, il est réduit sur celui du blanc de 10 à 20 degrés, selon les directions : pour le rouge, de 20 à 30 degrés ; pour le vert, de 30 à 40 (fig. 58). Les couleurs étant perçues, même normalement, moins bien que le blanc, la recherche du champ chromatique pourra donner des indications plus précises que celle du champ du blanc, au début des affections rétiniennes ou des névrites optiques; les couleurs altérées les premières seront presque toujours le jaune et le vert. Les dyschromatopsies ou achromatopsies, congénitales ou acquises, sont produites par des altérations des cônes.

Nous passerons rapidement sur divers phénomènes rétiniens, tels que la *persistance des images* (ventre d'une corde qui vibre, disque de Newton, cinématographe, etc...), les *images consécutives* (positive ou négative, de couleur réelle ou complémentaire), les *con-*

trastes, les *irradiations*, la *vision entoptique*. Les *illusions d'optique* sont dues à ces phénomènes.

C. — APPAREIL DE TRANSMISSION

Cette transmission se fait, dans toute l'étendue de la rétine, sauf au niveau de la macula, par *condensation, ou réduction, des impressions*. Il y a deux zones de condensation : au niveau des cellules bipolaires, dont chacune est en rapport avec plusieurs cônes ou avec des bâtonnets dont le nombre varie de 4 à 20, et au niveau des cellules multipolaires, qui reçoivent chacune des fibres de plusieurs bipolaires. Ces condensations sont du reste variables. Les voies des cônes et des bâtonnets sont distinctes au niveau du 2e neurone (bipolaires), mais confondues le plus souvent au niveau du 3e neurone (multipolaires).

A la macula, il existe une *conduction individuelle*, sans condensation; chaque cône maculaire est relié directement aux centres.

Le rôle des *éléments d'association* (cellules horizontales, cellules amacrines ou spongioblastes) consiste, non seulement à coordonner les impressions dans leur marche centripète, mais à recevoir et à transmettre les ordres reçus des *fibres centrifuges*, pour l'adaptation volontaire de la rétine (attention).

L'*appareil de transmission rétino-ganglionnaire* (*3e neurone*) est, comme nous l'avons dit, composé de faisceaux distincts : maculaire, temporal, nasal, dont nous connaissons le trajet. Au niveau de la bandelette optique, les éléments de fonction identique pour les deux yeux (faisceau temporal du même côté et nasal de l'autre) sont réunis ; même ils se pénètrent et s'unissent par groupes de deux fibres, une nasale et une temporale, pour assurer la synergie des deux hémi-rétines correspondantes. Dans tout ce trajet rétino-ganglionnaire, les fibres ne s'entremêlent donc pas au hasard, mais conservent des rapports topographiques, toujours les mêmes (loi d'homologie topographique de Pick).

L'*appareil de transmission intra-cérébral* répond, lui aussi, à la loi d'homologie topographique; on n'a pu encore distinguer le faisceau maculaire au milieu des radiations optiques.

D. — APPAREIL DE PERCEPTION

Les **centres visuels primaires** n'ont pas tous des fonctions identiques.

Le *corps genouillé externe* n'est qu'un relai neuronal dans le trajet des fibres visuelles destinées à l'écorce.

Le *tubercule quadrijumeau antérieur* est un centre réflecteur; il dirige ses neurones sur les centres de l'irido-motricité et les autres appareils, sensoriels ou moteurs, qui sont en relations avec celui de la vision.

Le *pulvinar* envoie peut-être quelques fibres à l'écorce, mais ses fonctions principales consistent à mettre l'appareil visuel en connexion avec les appareils sensoriels ou moteurs, surtout avec celui de la mimique.

On pourrait donc schématiser ainsi : le corps genouillé est affecté à la vision corticale et consciente ; le tubercule quadrijumeau, aux mouvements réflexes d'origine visuelle ; le pulvinar, aux mouvements automatiques d'origine visuelle. Ces deux derniers centres ne donnent qu'une perception inconsciente : l'animal privé de ses lobes occipitaux suit une lumière, évite un obstacle, a des réflexes pupillaires normaux, mais ne reconnaît plus rien. Chez les animaux inférieurs, ces deux centres sont développés, tandis que le corps genouillé et l'écorce le sont peu ; chez les animaux intelligents, on voit leur volume diminuer, tandis que celui de l'écorce et du corps genouillé augmente.

Le **centre visuel cortical** transforme l'image physique, reçue par la rétine-écran, en *image psychique* ; on conçoit donc qu'à côté de cécités physiques, il existe des cécités psychiques, dont nous reparlerons.

L'*extériorisation de la sensation* se fait par un redressement mental des images (Képler), ou mieux par la projection mentale de la source lumineuse, dans la zone opposée au point de rétine excité ; il existe une part acquise dans cette faculté et l'éducation réciproque de nos sens la développe.

L'*excitabilité de l'écorce visuelle* ne se produit qu'après un certain temps ; l'enfant n'aurait de regard volontaire qu'à partir de l'âge de cinq mois (Ræhlmann.)

Associations des centres visuels corticaux entre eux.
— Les deux centres corticaux n'ont entre eux que des relations fonctionnelles minimes chez les animaux (poissons), qui ne sont doués
que de la *vision panoramique* (Cajal), c'est-à-dire chez lesquels les
champs des deux yeux sont absolument indépendants. Aucun point
de l'espace ne peut être vu simultanément par leurs deux yeux :
il ne peut y avoir vision binoculaire, mais seulement vision simultanée. Le chiasma est remplacé par un entrecroisement total des
nerfs optiques.

La vision de l'homme est *binoculaire*, pas entièrement cependant,
car il existe dans le champ temporal de chaque œil une petite zone
qui ne peut être vue par l'œil
opposé (fig. 59) ; or, le champ
temporal est vu par l'hémi-rétine nasale ; donc l'hémi-rétine
nasale est douée du peu de vision panoramique qui nous reste
et de la moitié du champ visuel
binoculaire, tandis que l'hémi-
rétine temporale ne répond qu'à
l'autre moitié du champ binoculaire. Dans les cas d'hémianopsie (fig. 67), le champ temporal perdu (qui répond à l'hémi-rétine nasale insensible) sera
donc toujours plus grand que
le champ nasal perdu (hémi-rétine temporale).

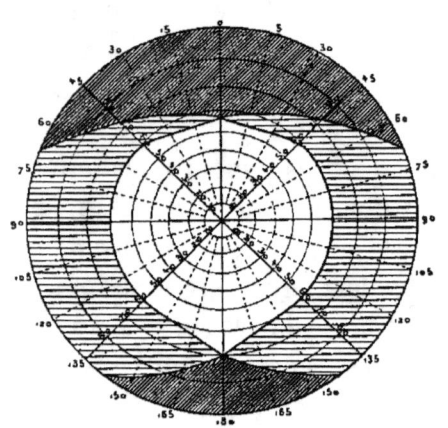

Fig. 59. — Superposition du champ
visuel des deux yeux.

Champ de la vision binoculaire (en blanc),
champ de la vision panoramique (en hachures horizontales).

La vision binoculaire nous permet de recevoir et de fusionner
deux images d'un même objet. Par suite de l'écartement (en moyenne
62 millimètres chez l'homme adulte) du centre des deux yeux,
l'objet est vu sous des angles différents ; les images ne sont donc
pas identiques ; il en résulte la sensation du *relief*, ou de la 3ᵉ *dimension*, que l'homme perd lorsqu'il devient borgne, mais qu'il
peut recouvrer en partie par rééducation. Cette sensation nous
permet de juger de la distance ; la connaissance du degré de convergence et d'accommodation mises en jeu complète cette estimation.

La diplopie est le dédoublement pathologique de l'image unique, obtenue par fusionnement dans la vision binoculaire.

Connexions fonctionnelles des centres visuels corticaux. — Les centres corticaux de la vision sont en connexion avec les *centres de l'idéation et de la mémoire* (mémoire visuelle des objets, mémoire visuelle des mots ou des lettres, etc.); nous n'insisterons pas sur l'importance considérable des impressions visuelles dans les élaborations psychiques de l'individu.

Les centres de la vision sont en rapport avec ceux des *autres appareils sensoriels* et des *voies sensitives générales,* dont ils complètent les sensations, et avec les *centres de la motricité générale,* qui ordonnent des mouvements que la vision contrôle et précise.

Leur rôle dans la *motricité oculaire* est considérable; à côté du centre sensitivo-moteur, ou antérieur, placé dans la zone périrolandique, nous avons vu qu'il existe un centre postérieur, ou sensorio-moteur, dont l'étendue répond à celle du centre visuel. L'écorce visuelle est mixte, à la fois sensorielle et motrice; les expériences déjà citées de Mott et Schæffer nous l'ont prouvé. *La sphère visuelle corticale gauche, reliée aux deux hémi-rétines gauches, voit la moitié droite de l'espace; elle commande à l'oculo-dextrogyre qui dirige les deux globes à droite.* On peut donc dire que « *chaque hémisphère voit et regarde du côté opposé* » (Grasset). Il en résulte qu'une lésion de la sphère visuelle pourra produire à la fois une hémianopsie du côté opposé et une déviation conjuguée de la tête et des yeux du côté lésé (par prédominance des antagonistes).

Le centre cortical du releveur, au pli courbe, leur est aussi relié étroitement.

Les connexions avec les centres corticaux des mouvements oculaires intrinsèques sont moins connues, ces centres ayant une existence certaine, mais un siège encore ignoré.

Les centres visuels agissent aussi sur les *rétines* elles-mêmes, par les fibres centrifuges déjà décrites.

Quant à leurs connexions avec le *cervelet,* elles sont d'une importance capitale, pour la fonction sensorielle de l'orientation (dont les yeux et les canaux semi-circulaires sont les principaux organes) et pour la fonction motrice de l'équilibre, où leur rôle est moindre et n'intervient qu'à titre de contrôle.

CHAPITRE III

EXAMEN CLINIQUE DE L'APPAREIL OCULAIRE SENSORIEL

A. — EXAMEN SUBJECTIF

Acuité visuelle. — Certains yeux, lorsque l'éclairage est excellent, peuvent distinguer des objets sous-tendant un arc de 30 secondes; cet arc correspondrait à une surface rétinienne de 2 μ, soit la largeur d'un cône ; mais il s'agit là d'une acuité visuelle optima, que nous laisserons de côté. Il suffit en clinique de déterminer *l'acuité visuelle normale minima*; cette acuité répond à l'angle d'une minute.

Les échelles d'optotypes sont formées de lettres majuscules, en trait plein et uniforme; l'épaisseur du trait correspond à l'angle d'une minute et la lettre entière est inscrite dans un carré, dont le côté sous-tend un angle de 5 minutes. L'échelle est graduée en général par dixièmes de l'acuité normale : 1 ; 0,9 ; 0,8 ; etc. Le Congrès international d'ophtalmologie, tenu à Naples en 1909, a adopté une échelle universelle pour la détermination de l'acuité visuelle ; elle se compose d'un côté de chiffres, de l'autre des optotypes de Landolt. Ces derniers affectent la forme d'un anneau brisé ou d'un C ; le malade doit indiquer l'emplacement de l'interruption du trait circulaire; ils offrent le grand avantage de permettre la détermination de l'acuité visuelle d'un individu illettré. Les optotypes et les chiffres sont gradués en dixièmes de l'acuité normale.

Le sujet est placé à 5 mètres (¹), le dos tourné à la fenêtre ; l'un des yeux est masqué par un verre dépoli, un papier tenu à la main, ou par la main ouverte, appliquée au contact de l'œil fermé, qu'elle

---

(¹) L'acuité visuelle doit toujours être recherchée à longue distance et non à la distance de la lecture, car, si le sujet est hypermétrope ou presbyte, la vision de près est fort difficile et l'examen à courte distance donnerait des renseignements inexacts.

ne comprime pas. L'éclairage de l'échelle typographique devra être assez intense, et réalisé par une source lumineuse masquée aux yeux du sujet par un écran ou un réflecteur.

Il y a avantage à se servir d'un éclairage artificiel et non de la lumière du jour, car, d'une part, il sera toujours le même dans le cas où des examens répétés seraient nécessaires et, d'autre part, l'intensité de la source lumineuse pourra être facilement diminuée, lorsqu'on voudra rechercher l'acuité pour les faibles éclairages (voy. Héméralopie, p. 191).

Le degré d'acuité visuelle (V) sera donné par la fraction 0,5; 0,7; etc., indiquée en regard de la ligne la plus fine lue par le patient. Si même la ligne des plus gros optotypes (0,1) n'est pas lue à 5 mètres, on fera progressivement rapprocher le malade, jusqu'à ce qu'il puisse la déchiffrer; si ce résultat est obtenu à 2m,50 (soit à une distance moitié moindre), l'acuité sera de 0,1 divisé par 2, soit 1/20; si elle est lue à 1 mètre, l'acuité sera de 0,1 divisé par 5, soit 1/50; etc.

Lorsque l'acuité est très basse, on n'a plus recours aux optotypes, mais on tient la main fermée, ouverte, ou en partie ouverte (1, 2, 5, 4 doigts étant étendus) et l'on recherche à quelle distance maxima l'état de la main est exactement indiqué; on dit alors que le malade « compte les doigts » à 1m,50; 0m,75; etc. S'il ne distingue que le jour de la nuit, on énoncera « vision quantitative »; la désignation de « vision nulle, ou V = 0 » sera

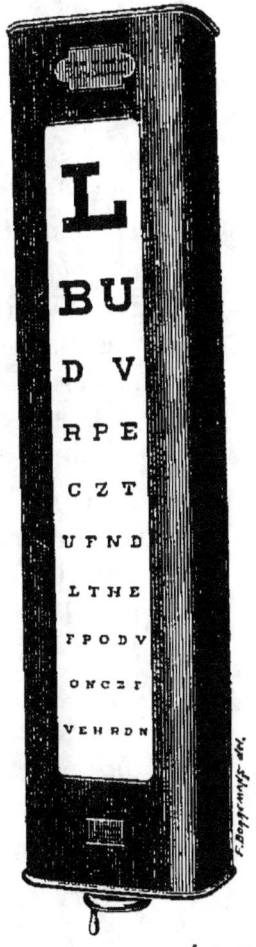

Fig. 60. — Échelle d'optotypes de Lapersonne.

Cet appareil comprend huit échelles, quatre de lettres (celle-ci et trois analogues), afin de pouvoir présenter au sujet tantôt certains caractères, tantôt certains autres,—une d'optotypes en anneaux brisés de Landolt, — une de traits d'obliquité variable, pour la détermination du méridien de l'astigmatisme, — enfin, deux échelles de lettres, imprimées, l'une en rouge, l'autre en vert (couleurs complémentaires), servant dans certains cas de simulation. Une manette, placée à la partie inférieure de l'appareil, permet de présenter au malade l'une de ces huit échelles.

notée seulement lorsque la lumière ne provoquera plus aucune sensation. Le terme d'amaurose s'applique à ce dernier état; celui d'amblyopie aux divers degrés d'acuité visuelle compris entre la normale et l'amaurose.

Il est quelquefois utile de pouvoir déjouer une simulation (affaires judiciaires, hystérie, etc.) ; des procédés très divers ont été proposés ; les uns, excellents par ailleurs, nécessitent une assez grande habitude de ce genre de recherches et les autres sont rapidement connus des simulateurs. Il n'en est pas de même avec le *diploscope de Rémy*, déjà décrit (voy. fig. 16). Il suffira de se reporter à ce qui a été dit page 51 pour savoir quelles lettres sont vues par chacun des yeux. Les cartons présentés successivement porteront des lettres différentes, correspondant à des acuités variant de 1 à 0,1 ; en variant les expériences, le sujet ne pourra savoir quelles lettres sont vues par tel ou tel œil et l'appareil donnera en même temps l'acuité visuelle de chacun de ses yeux. Il importe de ne pas quitter du regard les yeux du patient, pendant toute la durée de chaque expérience, afin d'être sûr qu'il n'a pas fermé l'un d'eux pour se rendre compte des lettres vues par chaque œil.

Dans des cas rares, il est nécessaire de déterminer l'*acuité visuelle périphérique*, c'est-à-dire en un point de la rétine autre que la macula. On se sert pour cela du périmètre, dont on fait fixer le centre ou zéro, et l'on déplace, de la périphérie vers le centre, un index portant une lettre ; on note le point le plus périphérique où cette lettre est lue.

Une recommandation déjà faite, et sur laquelle il n'est pas inutile de revenir, est celle de toujours corriger exactement le vice de réfraction dont le sujet peut être porteur ; prendre l'acuité d'un myope ou d'un hypermétrope, non pourvu de verres correcteurs, ne signifie rien ; il faut, par le moyen des verres, faire former l'image exactement sur la rétine ; alors seulement il est permis de juger de sa sensibilité. Si un sujet lit à 5 mètres les lettres fines, on peut affirmer qu'il a l'acuité normale; s'il ne les lit pas, il faut être capable de déterminer sa réfraction et de la corriger au besoin : après correction il les lira peut-être.

L'examen de la réfraction est donc connexe de celui de l'acuité visuelle. Sans entrer ici dans des détails trop techniques, nous en donnerons les principales notions.

La myopie est l'état d'un œil trop long dans le sens antéro-postérieur; les rayons lumineux parallèles forment leur foyer en avant de la rétine; la myopie se corrige par des verres divergents ou concaves, qui reportent les images plus en arrière, c'est-à-dire sur la rétine. *L'hypermétropie* est l'état inverse : l'axe antéro-postérieur étant trop court, le foyer d'un faisceau parallèle se forme en arrière de la rétine; les verres convergents ou convexes la corrigent. *L'astigmatisme* est un état tel que les rayons arrivant dans un plan (le vertical, par exemple) ne forment pas leur foyer au même point que ceux arrivant dans un autre plan (l'horizontal); cela dépend de ce que la cornée n'est plus un segment de sphère régulière, mais aplatie dans un méridien donné (comme le sont la terre ou une orange). Il en résulte, lorsque le sujet regarde (d'un seul œil) une étoile composée de lignes convergentes, que cer-

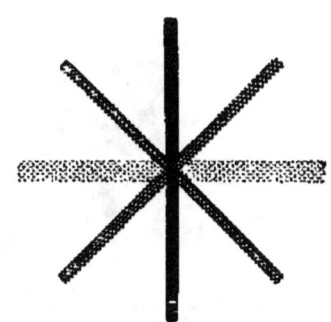

Fig. 61.
Vision de l'astigmate.

Le plan vertical est vu nettement; le plan horizontal est vu flou; les autres plans sont dans un état intermédiaire.

taines d'entre elles (les verticales le plus souvent) apparaissent plus teintées et plus nettement délimitées que les autres (fig. 61). L'astigmatisme peut exister dans un œil myope ou dans un œil hypermétrope : il est assez souvent mixte, l'un des méridiens étant myope et l'autre hypermétrope. Les verres cylindriques le corrigent.

L'examen objectif de la réfraction se fait dans la chambre noire, par le procédé de la *skiascopie*. Le malade relâche son accommodation en fixant un point éloigné; l'observateur, placé à 80 centimètres et armé d'un ophtalmoscope à miroir plan, projette un faisceau lumineux dans l'œil du sujet; par l'orifice de l'ophtalmoscope, il voit la pupille rouge; s'il déplace son miroir par un mouvement de rotation autour de son axe vertical, de droite à gauche par exemple, il voit apparaître dans le champ pupillaire une ombre en croissant (fig. 65), dont l'étendue progresse à mesure que le miroir tourne et prend une position plus oblique par rapport à la ligne de visée ; cette ombre finit par envahir tout le champ pupillaire.

A l'état normal (emmétropie), l'ombre se déplace dans le même sens que le miroir (ombre directe) ; si l'œil est hypermétrope, il en est de même ; pour en faire la différence, il suffit de tenir devant l'œil du malade un verre convexe faible ; si l'ombre de directe devient inverse (se déplaçant en sens inverse du miroir), le sujet

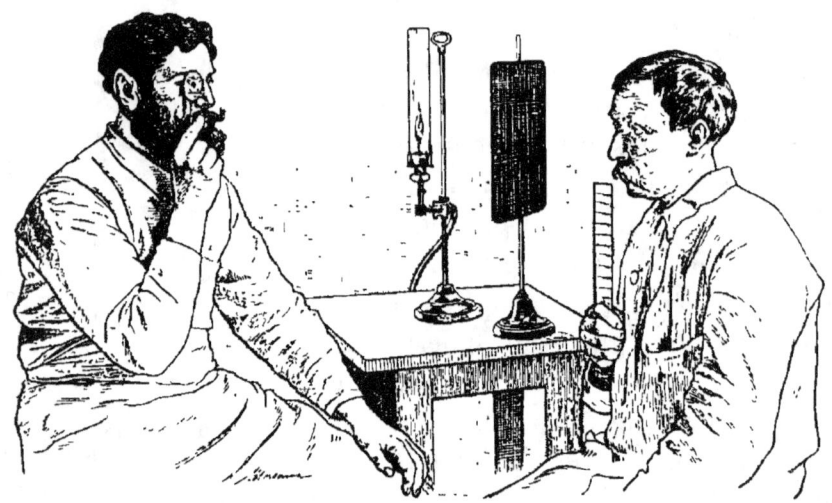

Fig. 62. — Examen objectif de la réfraction par la méthode de la skiascopie.

L'observateur recherche, au miroir plan, le jeu des ombres pupillaires ; le patient tient à la main une règle de verres correcteurs, qu'il va faire passer successivement devant ses yeux.

est emmétrope ; s'il faut un verre de + 1, + 2, + 5 dioptries pour opérer ce changement, le sujet est hypermétrope d'autant de dioptries.

Chez le myope, l'ombre est inverse ; on évalue le degré de myopie en déterminant la valeur du verre concave qui change l'ombre inverse en ombre directe.

L'examen subjectif de la réfraction se fait en plaçant le sujet à 5 mètres de l'échelle des lettres ; s'il lit les plus fines, son acuité et sa réfraction sont normales. S'il ne les lit pas, on fait passer devant ses yeux des verres, concaves ou convexes, progressivement croissants, jusqu'à ce que son acuité visuelle atteigne un maximum ; la réfraction est alors corrigée et l'acuité visuelle obtenue est la bonne. Mais le sujet peut être astigmate et la vision non améliorable par les verres convexes ou concaves ; on le place alors devant une figure de lignes entre-croisées (fig. 61) ou devant un cadran ; si les lignes verticales et horizontales ne sont pas vues de façon à peu près identique, son astigmatisme est suffisant pour nécessiter une correction ; la correction de l'astigmatisme est souvent difficile et demande une certaine habitude. Cet examen subjectif permettra cependant de savoir si le sujet est atteint d'un vice de réfraction et de le corriger, si le cas est simple.

Acuité lumineuse. — On la recherche assez rarement en clinique. On détermine l'éclairage nécessaire à la lecture d'optotypes déterminés ; l'appareil le plus employé est le photomètre de Fœrster. Il faut avoir soin de laisser le malade pendant un certain temps dans la pièce obscure

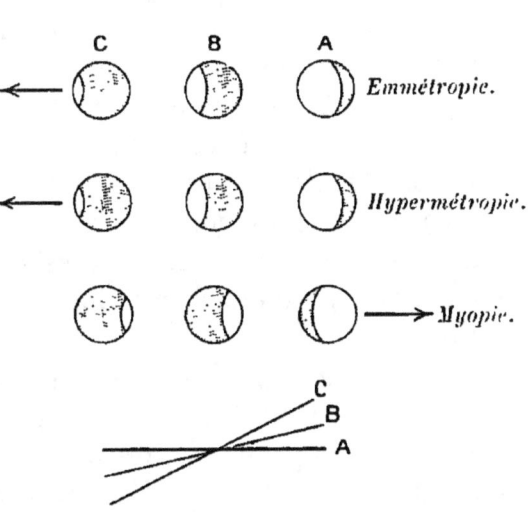

Fig. 63. — Résultats de la skiascopie.

Le miroir (plan) subit un mouvement de ro'ation de droite à gauche. Les aspects de l'ombre, figurés dans les colonnes A, B, C, correspondent aux positions successives, A, B, C, du miroir.— Les flèches indiquent le sens de la marche de l'ombre.

avant de commencer l'expérience (adaptation rétinienne) ; l'inconvénient de cette assez longue attente a beaucoup nui à la vulgarisation de cet examen, capable cependant de donner d'intéressants résultats.

Acuité chromatique. — Les procédés de recherche sont fort nombreux. Parmi les plus pratiques, nous citerons le périmètre, l'épreuve des écheveaux de Holmgren et l'échelle chromatométrique.

Avec le *périmètre*, on fait fixer au malade le point central et l'on déplace, de la périphérie vers le centre, un objet ou test coloré. L'endroit précis où il distingue, non la forme, mais la couleur exacte du test, indique la limite, dans cette direction, de son acuité chromatique pour cette couleur. Cet examen, pratiqué dans toutes les directions et pour les principales couleurs (jaune, vert, rouge, bleu), permettra d'établir le champ chromatique de cet œil.

Le périmètre sert aussi à déterminer s'il existe un scotome central pour une ou plusieurs couleurs. On place au zéro un test coloré de petites dimensions, 3 à 4 millimètres par exemple, et l'on demande au sujet quelle en est la couleur; si sa réponse est inexacte, il existe un scotome central pour cette couleur. On augmente alors l'étendue du test coloré, toujours maintenu au centre du périmètre, jusqu'à ce que la couleur en soit reconnue; on mesure ainsi l'étendue du scotome. Le périmètre de Lapersonne permet de présenter des index colorés de grandeurs variables; une graduation en indique les dimensions. Le scotome central sera recherché pour toutes les couleurs; on déplacera ensuite les tests colorés vers la périphérie, pour bien s'assurer que le trouble chromatique n'existe bien qu'au centre.

A défaut du périmètre, et lorsqu'on soupçonne un malade d'avoir un scotome central pour les couleurs, on lui présente un objet coloré quelconque de petites dimensions; comme le jaune est une des couleurs perdues les premières, on peut présenter une pièce de dix francs; les exemples d'individus, atteints de scotome central pour les couleurs, donnant une pièce de dix francs pour une pièce de cinquante centimes, sont fréquents.

L'épreuve des écheveaux de Holmgren est excellente et pratique, en ce sens qu'elle n'exige aucun appareil et ne nécessite pas de réponses du sujet (son langage peu précis lui fait quelquefois mal énoncer une couleur cependant bien vue). On place sur une table bien éclairée un assez grand nombre d'écheveaux de laine de toute nuance et l'on engage le malade à les grouper selon leur couleur.

L'expérience comprend deux épreuves (planche I) :

1° *Y a-t-il une altération du sens chromatique?* On présente un échantillon vert clair (I); si le sens chromatique est altéré, le sujet placera à côté des écheveaux (1, 2, 3, 4, 5) de toutes couleurs claires autres que le vert.

2° *Est-il aveugle pour le rouge ou pour le vert?* On présente alors un échantillon mauve (II, *a*); l'aveugle pour le rouge montre les écheveaux 6 et 7, tandis que l'aveugle pour le vert montre les écheveaux 8 et 9.

EXAMEN DU SENS CHROMATIQUE
d'après Holmgren

1re ÉPREUVE. — On présente à l'observé un échantillon de laine de la couleur ci-dessous et on l'engage à réunir tous les écheveaux de même tonalité.

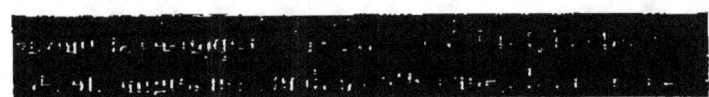

S'il existe une altération du sens chromatique, l'observé réunira des écheveaux des différentes tonalités indiquées en 1 à 5.

| 1 | 2 | 3 | 4 | 5 |

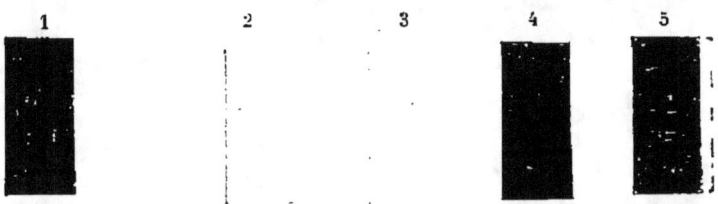

2e ÉPREUVE. — On donne à l'observé un écheveau de laine du ton mauve IIa en l'engageant à réunir les écheveaux de même couleur.

IIa

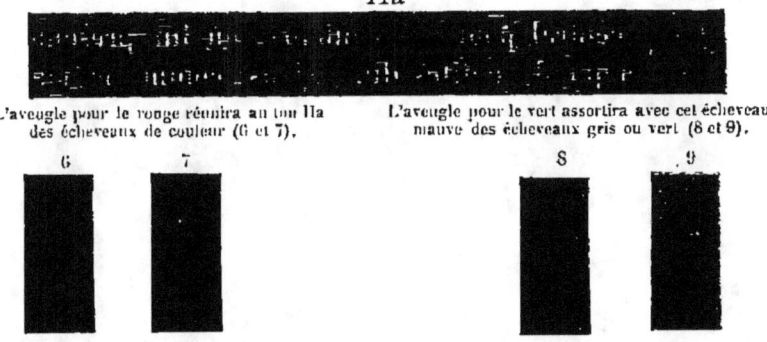

L'aveugle pour le rouge réunira au ton IIa des écheveaux de couleur (6 et 7).

L'aveugle pour le vert assortira avec cet écheveau mauve des écheveaux gris ou vert (8 et 9).

| 6 | 7 | 8 | 9 |

3e ÉPREUVE. — Un échantillon rouge IIb sera assorti par l'aveugle pour le rouge avec des écheveaux vert et marron (10 et 11)

IIb

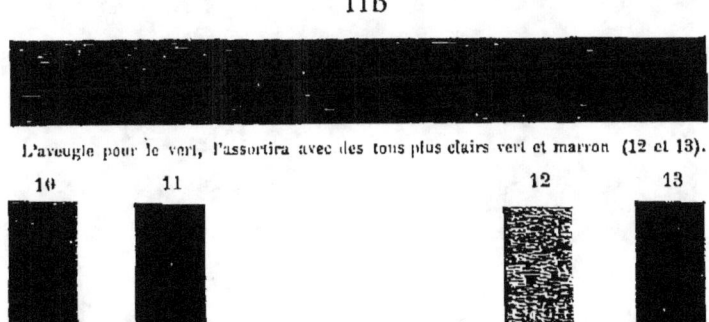

L'aveugle pour le vert, l'assortira avec des tons plus clairs vert et marron (12 et 13).

| 10 | 11 | 12 | 13 |

Masson et Cie, Éditeurs.

Prieur & Dubois. — Puteaux.

Cette épreuve peut être contrôlée par celle-ci, qui a la même valeur : on présente un échantillon rouge carmin (II, *b*); l'aveugle pour le rouge montre les écheveaux 10 et 11, tandis que l'aveugle pour le vert désigne ceux des teintes 12 et 13.

Cette épreuve classique est, à juste titre, l'une des plus employées.

L'échelle chromatométrique de Wecker et Masselon est une échelle typographique, offrant des surfaces carrées de différentes dimensions et de couleurs diverses; le sujet placé à 5 mètres doit dénommer la couleur du carré désigné. Cette méthode n'a aucun avantage sur le procédé de Holmgren et la périmétrie des couleurs, qui résument la recherche de l'acuité chromatique.

Ajoutons que, comme pour la détermination de l'acuité visuelle, le sujet devra dans tous les cas être muni des verres correcteurs de son vice de réfraction, s'il en existe.

Champ visuel. — La détermination du champ visuel doit quelquefois être faite sur un malade incapable de quitter son lit; on a fait construire des périmètres de lit, permettant d'examiner un malade, même étendu horizontalement: ils sont inusités. Si le malade peut s'asseoir dans son lit, on peut employer un des nombreux périmètres portatifs proposés. Faute de ces instruments, il est possible de faire une détermination, assez grossière du reste, du champ visuel de la façon suivante : l'observateur se place bien en face du visage du sujet, à 33 centimètres en avant de lui, et lui fait fixer d'un œil (l'autre étant obturé par la main) la racine du nez; il importe que le regard du malade ne quitte pas ce point de fixation pendant toute la durée de la recherche. L'observateur déplace alors la main dans les principales directions; le sujet doit indiquer à quel moment exact il voit apparaître la main: pour éviter toute réponse erronée, tantôt on agite les doigts, tantôt on les tient immobiles et le malade doit indiquer si les doigts remuent ou non.

Pour se rendre mieux compte si le champ visuel est normal, l'observateur ferme son œil gauche s'il examine le champ de l'œil gauche du sujet (et inversement); il fixe alors de son œil droit l'œil gauche ouvert du malade et se trouve dans les mêmes conditions que lui; il juge ainsi aisément si le champ visuel du patient est égal au sien, c'est-à-dire s'il perçoit la main en même temps que lui-même.

Chaque fois que cela est possible, on doit pratiquer un examen plus précis; le *campimètre*, faute de mieux, peut servir, mais le *périmètre*, qui exprime en degrés la valeur du champ visuel, est seul à recommander. Il se compose essentiellement d'un arc de cercle pouvant être déplacé autour d'un centre, ou zéro; les degrés partant de ce centre sont marqués sur le côté convexe de l'arc, jusqu'au

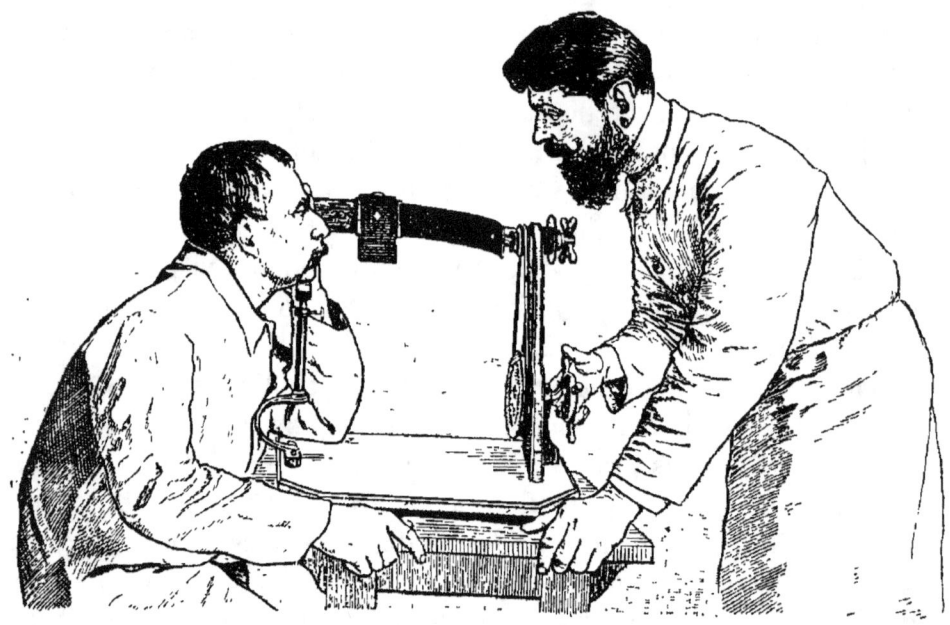

Fig. 64. — Examen du champ visuel au périmètre (périmètre de Lapersonne).

Le patient masque son œil gauche et fixe de l'œil droit le point central du périmètre : l'observateur ne quitte pas du regard l'œil du patient, afin de s'assurer qu'il fixe toujours le point central; en agissant sur la roue, sa main étant cachée, il déplace le curseur le long de l'arc périmétrique. En ce moment, l'examen porte sur le méridien horizontal interne de l'œil droit.

degré 90 (angle droit); le menton du patient est placé sur une mentonnière, de telle sorte que l'œil soit à 30 centimètres du zéro. L'examen est fait pour chaque œil isolément, l'autre étant obturé. Après avoir fait comprendre au patient de quoi il s'agit, on l'engage à ne pas quitter des yeux le point correspondant au zéro; on déplace alors du côté concave de l'arc, de la périphérie vers le

centre, une petite baguette noire portant à son extrémité un index
blanc de 2 centimètres de diamètre ou de côté ; le sujet doit prévenir *dès qu'il voit* l'index et ne pas attendre qu'il en voie très
nettement la forme. On note le point indiqué et l'on continue à
avancer l'index jusqu'au zéro ; le patient doit indiquer si l'index disparaît (scotome absolu) ou devient très indistinct (scotome relatif)
et préciser aussi à quel moment il redevient visible ou net. Cette
détermination doit être faite dans toutes les directions (ou méridiens) du champ visuel, au moins dans huit d'entre elles (en haut,
en bas, côté temporal, côté nasal, et les 4 directions intermédiaires
à celles-là).

Il faudra, bien entendu, et surtout pour les premières détermina-
tions, lorsque le patient est peu accoutumé à cette recherche,
recommencer à plusieurs reprises, afin de vérifier, en les multipliant,
l'exactitude de ses réponses ; c'est à cause de cela que les périmètres
enregistreurs ne sont pas à recommander. On pourra aussi, mais
seulement à titre de contrôle, déplacer l'index du centre vers la périphérie, en demandant à quel moment il devient invisible. La non-
concordance des réponses dépend quelquefois de ce que l'œil ne fixe
pas continuellement le zéro du périmètre ; il ne faut donc pas perdre
de vue l'œil du malade pendant tout l'examen, afin de s'assurer de
son immobilité et de sa bonne fixation. Une cause d'erreur peut
provenir aussi de ce que le sujet voit la main qui déplace l'index ;
certains périmètres, dont le périmètre de Lapersonne, présentent
des dispositifs qui permettent de le mobiliser à distance, la main
restant cachée ; ce périmètre permet aussi de modifier la dimension de l'index. Il faut laisser reposer le malade fréquemment,
afin d'éviter la fatigue de son œil ou le relâchement de son attention.
Enfin, le diamètre pupillaire et la clarté de l'index influant sur
l'étendue du champ visuel, il est bon de procéder dans des conditions toujours identiques, de lumière et d'orientation de l'appareil ;
le sujet doit être placé le dos tourné à la fenêtre.

Les résultats obtenus, et bien contrôlés, sont transcrits sur un
graphique portant des cercles concentriques, qui répondent aux
divers degrés et coupés de rayons indiquant les directions ou méridiens. Un gros trait marque les limites périphériques du champ ;
s'il existe des lacunes ou scotomes (absolus ou relatifs), il suffit de

les indiquer ; rappelons que la tache de Mariotte est un scotome normal, dû à la projection de la papille optique (fig. 58).

L'examen du champ visuel pour le blanc sera complété par celui des principales couleurs.

Nous avons vu qu'une des conditions indispensables pour une bonne détermination du champ visuel est que l'œil examiné fixe bien le zéro du périmètre ; or, dans certaines affections (altérations du faisceau maculaire ou de la macula), il existe un *scotome central*, le reste du champ visuel étant normal ; la fixation centrale devient donc impossible. On peut l'obtenir cependant au moyen de divers artifices, à condition que l'autre œil ne présente pas, lui aussi, un scotome central. Deux cas peuvent se présenter :

1° On veut savoir si la périphérie est normale et l'on ne tient pas à connaître l'étendue exacte du scotome central ; il suffit alors de faire fixer le zéro du périmètre par l'œil sain, mais en supprimant la vision périphérique de cet œil, au moyen d'un tube de carton, ou de papier enroulé, au travers duquel il regarde le zéro ; la détermination de la vision périphérique donnera celle de l'œil atteint de scotome central et non armé du tube.

2° On veut connaître les dimensions exactes du scotome central ; le stéréoscope le permettra ; on se servira soit du stéréoscope ordinaire à prismes (procédé de Haitz), soit du stéréoscope, à plan bissecteur et à miroir, de Pigeon (procédé de Joseph) ; ce dernier a l'avantage de donner un graphique de grandes dimensions dans les parties voisines du centre. Dans les deux cas, le stéréoscope porte un graphique correspondant à chaque œil ; le bon œil fixe le zéro de son graphique et l'on déplace un petit index sur le graphique de l'œil atteint ; lorsque l'index devient invisible on est à la limite du scotome.

B. — EXAMEN OBJECTIF

Examen des milieux. — Cet examen est indispensable, car, lorsque l'acuité visuelle est mauvaise, même après correction de la réfraction, il faut pouvoir éliminer toute cause de baisse de la vision, due à autre chose qu'à une lésion de l'appareil oculaire sensoriel, le seul qui nous intéresse ici. Les rayons lumineux doivent,

avant d'atteindre la rétine, traverser les milieux transparents de
l'œil : cornée, humeur aqueuse, cristallin, corps vitré; une lésion
d'un de ces milieux arrêtera les rayons lumineux et abaissera la
vision. Cet examen se fait à la chambre noire.

L'**examen à l'éclairage oblique**, que nous connaissons déjà
(voy. fig. 17), nous permettra d'étudier la cornée, l'humeur aqueuse
et les parties antérieures du cristallin.

L'**examen avec l'ophtalmoscope à miroir plan** (qui sert aussi
pour l'étude objective de la réfraction) montrera la teinte rouge du
fond de l'œil dans l'orifice pupillaire, mais sans qu'aucun des détails
en soit visible; si une opacité quelconque siège dans le cristallin ou
le corps vitré, elle apparaîtra sous l'aspect d'une tache noire, tranchant sur ce fond rouge. Il est utile d'avoir une lumière faible,
afin qu'une opacité minime ne soit pas traversée par des rayons
trop puissants et afin que la pupille reste élargie. On pourra même
dilater la pupille par un mydriatique; l'atropine est à rejeter, car
son action est de longue durée et elle paralyse l'accommodation;
on se servira soit d'une solution de cocaïne à 4 % (la dilatation
demande environ un quart d'heure) soit d'une solution de brom-
hydrate d'homatropine à 1 % ou d'euphtalmine à 2 ou 4 %.
Cette dilatation ne devra jamais être provoquée chez les sujets me-
menacés de glaucome, aussi la recherche de la tension intra-oculaire
(voy. fig. 95) devra toujours être pratiquée au préalable; si l'œil est
plus dur que normalement, il faut éviter l'instillation de ces substances, y compris la cocaïne, qui peuvent provoquer une poussée
aiguë de glaucome.

Examen du fond de l'œil. — Deux procédés peuvent être
employés.

L'**examen à l'image droite** a le grand avantage de donner un
grossissement considérable (10 à 12 fois); la papille optique, qui a
1 mm, 5 de diamètre, semble en avoir 15 à 18; il présente aussi cet
avantage de permettre la mesure du relief ou de l'excavation des parties du fond de l'œil (stase papillaire, tumeurs, glaucome, etc); il
suffit pour cela d'ajouter ou de retrancher des dioptries à la combinaison optique nécessaire pour voir nettement le plan général du
fond de l'œil; chaque tiers de millimètre, en saillie ou en excavation, nécessite une modification de 1 dioptrie. Par contre, ce procédé

d'examen a l'inconvénient de rétrécir beaucoup le champ d'observation, de nécessiter un ophtalmoscope compliqué, dit « à réfraction », et surtout d'exiger une assez grande habitude, car le relâchement de l'accommodation et la correction de la réfraction de l'observateur et de l'observé sont nécessaires ; il ne peut donc être pratiqué que par des médecins exercés.

L'examen à l'image renversée est plus simple ; on devra toujours commencer par lui, afin d'avoir une vue d'ensemble du fond

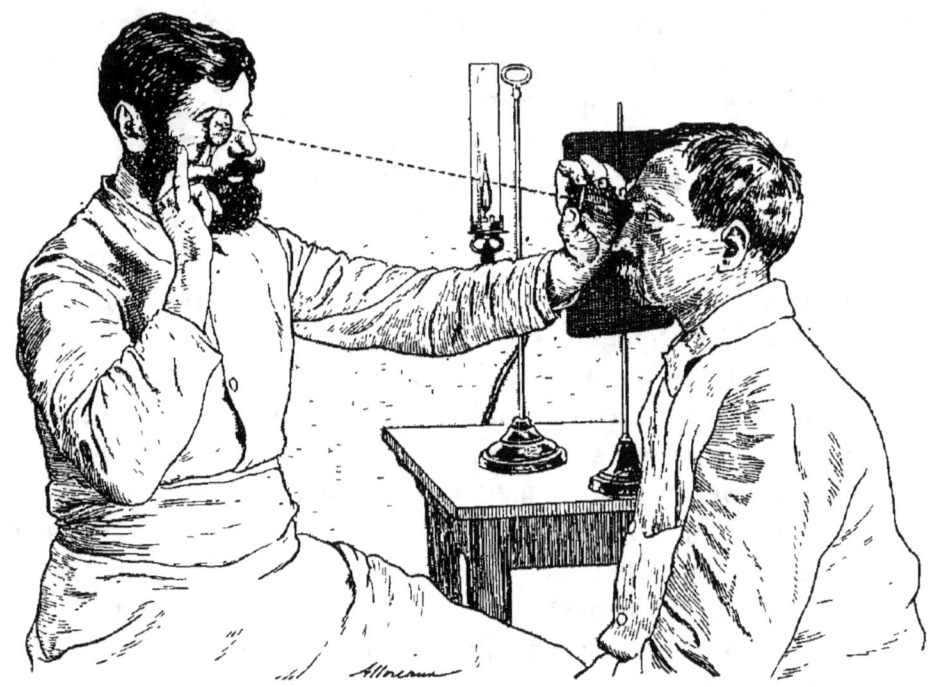

[Fig. 65. — Examen du fond de l'œil (procédé dit à l'image renversée).

L'observateur tient de la main gauche une loupe, de la main droite un miroir concave ; le doigt auriculaire relevé sert de point de fixation au patient, dont on examine l'œil droit.

de l'œil, car, si son grossissement est faible (3 à 4 fois), son champ est vaste. Une courte expérience suffit pour le bien pratiquer ; au début ou dans les cas difficiles, on pourra dilater la pupille, à moins de contre-indications.

On se sert pour cet examen de l'ophtalmoscope à miroir concave ; il est donc nécessaire d'avoir un ophtalmoscope à bascule, portant d'un côté un miroir plan (examen de la pupille, de la réfraction,

des milieux) et de l'autre un miroir concave (image renversée).
L'observateur se place à 55 ou 40 centimètres du sujet, qu'un écran
sépare de la source lumineuse; il tient de la main droite l'ophtalmoscope appliqué au-devant de son œil et de la main gauche une
loupe de 14 à 15 dioptries qu'il maintient, en prenant point d'appui
avec les autres doigts sur le front du malade, à 5 à 6 centimètres
au devant de l'œil examiné. Il est bon de placer la loupe très près
de l'œil observé, puis de s'en éloigner peu à peu, jusqu'au point où
l'image du fond de l'œil apparaît nettement; la loupe doit être
tenue dans un plan bien perpendiculaire à la ligne de visée. Il ne
faut pas chercher à voir au fond de l'œil du sujet, car l'image se
forme entre la loupe et l'observateur; celui-ci doit donc accommoder
à cette courte distance. Il se produit toujours un reflet lumineux sur
la cornée du patient; il gêne au début, mais peu à peu l'on arrive à
en faire abstraction.

Malgré l'étendue assez grande du champ que donne ce procédé,
on ne peut embrasser dans son ensemble tout le fond de l'œil. On
doit commencer par examiner la papille optique; pour cela le malade
lorsqu'il s'agit de son œil gauche, regarde l'oreille gauche de l'observateur, et lorsqu'il s'agit de son œil droit, le petit doigt étendu
de la main droite qui tient l'ophtalmoscope. Puis on examine les
régions périphériques de la rétine, en faisant regarder le malade successivement en haut, en bas, à droite, à gauche et dans les directions
intermédiaires. L'examen de la macula est plus difficile, surtout
chez les vieillards où le cristallin est moins transparent et où la
pupille est plus étroite; souvent il faut la dilater. L'observé
regarde l'orifice perforé situé au centre du miroir ophtalmoscopique; les reflets cornéens augmentent d'intensité et, dans certains
cas, seul un observateur très exercé peut arriver à voir la macula.

Ce procédé donne, comme son nom l'indique, une image renversée du fond de l'œil; ce qui paraît à droite est à gauche, et ainsi de
suite; il est bon de se souvenir de ce fait pour éviter des méprises.

L'*aspect du fond de l'œil normal* est le suivant: au pôle postérieur
sont les deux régions dont l'étude est si importante : la papille
optique et la macula. La papille (fig. 66) offre l'aspect d'un disque
blanc rosé, plus teinté dans sa partie nasale; il est limité plus nettement du côté temporal que du côté nasal, car, en ce dernier

point, les fibres optiques, confluant vers la lame criblée qui forme le
fond de la papille, sont plus nombreuses et en masquent un peu
les limites. Ces limites sont formées par deux anneaux : l'un scléral
ou blanc, l'autre choroïdien ou noirâtre, en dehors du premier.
La papille est creusée en son centre d'une excavation physiologique.
Il en résulte trois zones concentriques : une centrale, blanche, ré-

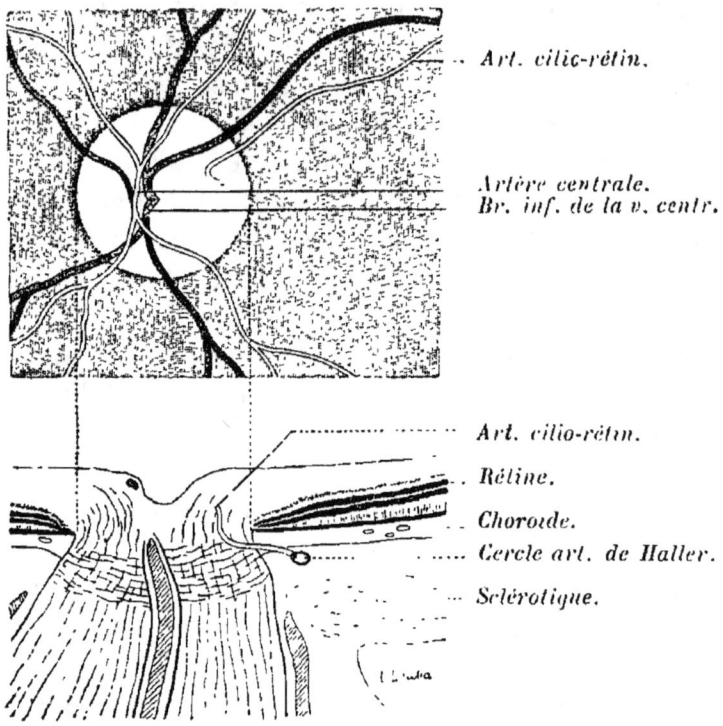

Art. cilic-rétin.

Artère centrale.
Br. inf. de la v. centr.

Art. cilio-rétin.

Rétine.

Choroïde.

Cercle art. de Haller.

Sclérotique.

Fig. 66. — Papille optique (vue ophtalmoscopique et coupe), avec une artère
cilio-rétinienne très volumineuse. (Elschnig.)

pondant à l'excavation physiologique, l'autre moyenne, plus colorée,
et la plus externe, blanche, correspondant à l'anneau scléral. Même à
l'état physiologique, il y a de grandes différences dans la coloration,
suivant l'état de pigmentation du fond de l'œil. De la dépression
centrale divergent les artères rétiniennes et vers elle confluent les
veines ; ces vaisseaux apparaissent très nettement, sous forme de
deux troncs, supérieur et inférieur, qui se divisent presque aussitôt
en deux branches chacun, l'une temporale, l'autre nasale. Les
branches temporales supérieure et inférieure s'inclinent l'une vers

l'autre, pour encercler entre elles l'importante région de la macula. On voit quelquefois une ou plusieurs artères « cilio-rétiniennes » ; ce sont de petits vaisseaux indépendants du système de l'artère centrale de la rétine; ils naissent du cercle artériel de Haller, formé par les ciliaires dans la choroïde. Ce sont donc des anastomoses, inconstantes du reste, entre le système choroïdien et le système rétinien. Il faut bien connaître l'aspect de l'excavation physiologique (qui n'atteint jamais les bords de la papille), pour la différencier des excavations pathologiques.

La macula, ou fovea, est en dehors de la papille, à environ un diamètre papillaire et demi ; elle apparaît sous la forme d'une petite tache rouge sombre à bords mal délimités ; chez l'enfant, il est constant de la voir entourée d'un reflet ovalaire (halo), quelquefois dédoublé.

La périphérie de la rétine n'offre à étudier que les vaisseaux, car la rétine est un tissu transparent et invisible à l'état normal, dont seuls les vaisseaux sont perceptibles ; ils le sont très nettement. Au-dessous du plan où ils courent, on voit des traînées sombres, pigmentaires, un peu ovalaires et dirigées radiairement vers le pôle postérieur ; elles sont limitées par les gros vaisseaux choroïdiens ; il faut bien se garder de les confondre avec des aspects pathologiques ; elles offrent des différences individuelles assez marquées, surtout entre les sujets blonds et les sujets bruns.

CHAPITRE IV

SYMPTOMES DES LÉSIONS DE L'APPAREIL OCULAIRE SENSORIEL

A. — SYMPTOMES SELON LA NATURE DES LÉSIONS

Les lésions portant sur l'appareil de la vision produisent, selon leur nature, des troubles par *irritation*, par *paralysie ou inhibition*, *par défaut de coordination* ou *par perte de la mémoire visuelle* (*troubles psycho-sensoriels*) ; nous les envisagerons successivement.

I. *Troubles de nature irritative*. — 1° *Troubles provoqués*. — La **photophobie** est la gêne excessive produite par la lumière ; elle entraîne un afflux de larmes et l'occlusion forcée des paupières ; elle peut être d'origine cornéenne ou d'origine rétinienne. Dans le premier cas, son intensité est en général plus grande, surtout chez les enfants ; elle est due alors à l'état d'irritation que la lésion cornéenne entretient dans l'œil entier. La photophobie par lésion de la rétine est rarement aussi intense ; elle affecte des degrés décroissants de la photophobie vraie jusqu'à la simple *hyperesthésie rétinienne* ; dans ce dernier cas, le malade pourra vaquer à ses occupations, en portant seulement des verres de teinte plus ou moins foncée. La photophobie rétinienne vraie s'accompagne le plus souvent de troubles irritatifs spontanés, éblouissements, photopsies, vision colorée, que nous étudierons plus loin.

Les **phosphènes** sont constitués par des taches lumineuses, blanches ou colorées, apparaissant dans l'œil fermé, sous l'influence de pressions mécaniques ou de l'électricité, à l'ouverture et à la fermeture du courant. La pression digitale au niveau de la cornée fait apparaître un phosphène central arrondi ; des pressions latérales provoquent un phosphène en croissant au point diamétralement opposé ; si la pression est plus forte un petit phosphène apparaît aussi au niveau du point comprimé.

2° *Troubles spontanés*. — Les **hallucinations visuelles** sont des images, souvent complexes, reproduisant des scènes de la vie, mais n'étant pas directement provoquées par elles ; elles se produisent les yeux étant ouverts ou fermés ; elles peuvent s'accompagner de délire ou d'autres hallucinations sensorielles.

Les **photopsies** sont de simples sensations lumineuses sans images, se produisant aussi bien lorsque l'œil est tenu fermé. Elles affectent les aspects les plus divers, depuis celui de points, de lignes brisées, de bandes en demi-cercle, jusqu'à celui d'une lumière intense couvrant la totalité du champ de la vision. Ces taches lumineuses peuvent être fixes ; le plus souvent elles varient de forme, se déplacent dans un sens toujours le même ou sans ordre aucun ; quelquefois ce sont des boules de feu ou des flammèches, qui semblent jaillir d'un soleil de feu d'artifice. Ces sensations peuvent rester cantonnées dans une zone du champ visuel. Elles ne sont jamais de couleur blanche ; elles ont la teinte de la flamme ou sont colorées.

L'**éblouissement** est une sensation de lumière trop intense ; il est dû soit à la photophobie rétinienne, soit aux photopsies ; lorsqu'il est assez marqué, il s'accompagne de perte momentanée, complète ou incomplète, de la vision.

La **vision colorée** est perçue à la fois sur tout le champ visuel, ou seulement en des points limités. Lorsqu'elle porte sur la totalité du champ visuel, il s'agit de *vision colorée proprement dite* ; la vision rouge (érythropsie) est de beaucoup la plus fréquente ; elle peut être précédée d'une vision verte (couleur complémentaire), très fugace ; en général, elle est de courte durée, n'excédant pas quelques minutes ; rarement elle dure 24 heures. La vision jaune (xanthopsie) est peu fréquente ; les visions verte et violette sont exceptionnelles.

Les *scotomes colorés* sont caractérisés par l'apparition, dans le champ visuel, de taches colorées, plus ou moins bien limitées, le plus souvent rouges ou vertes. Ils ont en général une durée un peu prolongée ; on ne les confondra donc pas avec des images secondaires, de couleur complémentaire à celle d'un objet longtemps fixé. Ces scotomes colorés sont rares.

La **migraine ophtalmique**, ou **scotome scintillant**, est un syndrome, ou mieux un groupement de symptômes, dont les plus importants sont une hémicrânie, une hémianopsie homonyme et l'apparition dans le champ hémianopsique de sensations lumineuses très particulières. Selon que ces symptômes sont plus ou moins au complet, Charcot la nomme « migraine ophtalmique type » ou « migraine ophtalmique fruste » ; dans quelques cas, certains accès présentent une partie des symptômes, et d'autres accès, l'autre partie (migraine ophtalmique dissociée) ; enfin des troubles connexes, assez rares, peuvent coexister et donner le tableau de la « migraine ophtalmique accompagnée ».

L'accès débute en général par la perte brusque de la vision d'une moitié de l'espace (hémianopsie latérale homonyme) ; il est rare que toute vision disparaisse (double hémianopsie) ; l'hémianopsie supérieure ou inférieure est absolument exceptionnelle ; nous en possédons cependant un cas personnel inédit. Les limites du scotome sont en général animées de vibrations et de trémulations. Ce scotome hémianopsique revêt ce caractère très particulier de passer par la macula, et les patients voient, les objets qu'ils regardent, coupés exactement par leur milieu. Ce fait montre bien qu'il s'agit d'un trouble portant au niveau des voies optiques périphériques ; on sait, en effet, que dans les hémianopsies de cause centrale, la conservation de la vision maculaire est la règle.

Dans des cas plus rares, le scotome n'affecte pas la forme hémianopsique typique, mais celle de petites taches hémianopsiques, quelquefois celle de scotomes centraux.

La photopsie présente un caractère spécial ; elle prend presque toujours l'aspect d'un arc de cercle ou d'une demi-circonférence, siégeant dans la région scotomateuse, et dont la concavité est tournée du côté du point de fixation ; cet arc lumineux n'est pas constitué par une ligne régulière, mais par des lignes brisées, adaptées entre elles de façon à simuler des « fortifications à la Vauban », ou le bord d'une scie rotative. De cet arc lumineux, coloré ou jaune, jaillissent des éclairs, des boules colorées ; l'arc lui-même est animé de mouvements, soit de vibrations sur place, soit de déplacements d'ensemble le portant du centre vers la périphérie, où il finit par s'éteindre.

La céphalalgie affecte le plus fréquemment le type d'une hémicrânie siégeant du côté de l'hémisphère intéressé, c'est-à-dire du côté opposé à l'hémianopsie ; quelquefois toute douleur est absente. Le malaise général est souvent très marqué, allant jusqu'aux nausées et aux vomissements.

Les troubles connexes consistent en aphasie ou amnésie fugaces, en troubles de la sensibilité (hyperesthésie ou anesthésie dans le domaine du trijumeau), en troubles sensoriels olfactifs ou auditifs (migraines sensorielles de Charcot), ou en troubles moteurs, tels que paralysies fugaces des membres, de la face ou des muscles des yeux. Ces paralysies, quand elles existent, ont une allure qui les éloignent des paralysies récidivantes de la IIIᵉ paire, que nous avons décrites (p. 118), sous le nom de migraine ophtalmoplégique, affection différente de la migraine ophtalmique.

L'accès aigu dure en général 10 à 15 minutes, souvent plus ; il est fréquemment suivi de lassitude et de céphalée, durant parfois un jour ou deux. Il est unique ou se reproduit à intervalles variables.

II. Troubles de nature paralytique ou inhibitrice. — **1º Troubles de l'acuité visuelle. —** Les **obnubilations visuelles** sont des troubles passagers, unilatéraux, ou plus souvent bilatéraux, survenant en général assez brusquement et allant de l'amblyopie la plus légère à l'amaurose complète. Elles s'accompagnent de vertige, dû plutôt à l'affection causale. Ces obnubilations peuvent se répéter fréquemment et atteindre, dans certains cas, le chiffre de 150 en une journée.

Les **amblyopies** sont essentiellement des diminutions de l'acuité visuelle produites par une altération de l'appareil oculaire sensoriel : on ne doit pas, en effet, donner ce nom aux troubles de la vision dus à une lésion des milieux (taie, cataracte, etc.), ou à l'insuffisance visuelle tenant à un vice de réfraction, qu'il faut savoir corriger exactement pour la détermination de l'acuité visuelle. Les amblyopies offrent tous les degrés entre la vision normale et la vision nulle ; elles sont unilatérales ou bilatérales ; leur marche clinique, leur durée sont absolument variables.

L'amblyopie peut être généralisée à toute la rétine ou n'être localisée qu'à certains points, le faisceau maculaire étant seul pris, par exemple ; on donne à ces amblyopies localisées le nom de « scotomes relatifs » ; nous en reparlerons (p. 189).

L'amaurose est le cas de l'individu dont un œil, ou les deux yeux, ne distinguent même plus le jour de la nuit, et n'éprouvent aucune sensation lumineuse; la pression digitale du globe n'éveille plus les phosphènes. La pupille est modérément dilatée, se contracte encore dans le regard en convergence, mais n'obéit plus à la lumière: l'éclairage de l'œil atteint ne provoque pas la réaction pupillaire consensuelle du côté opposé. Il faut se garder de confondre cet état des réflexes pupillaires avec le signe d'Argyll Robertson (tabétique ou syphilitique devenu ultérieurement aveugle).

L'amaurotique marche généralement la tête levée, comme cherchant le maximum de lumière.

Les amblyopies et l'amaurose sont, pour la plus grande majorité des cas, des symptômes permanents; l'amblyopie peut, à la longue, s'améliorer ou guérir. Mais il en est d'autres où elles surviennent plus ou moins brusquement, persistent un temps très court ou fort long, et guérissent en quelques jours ou en quelques minutes (hystérie ou hystéro-traumatisme).

2º *Troubles portant sur le champ visuel.* — Les **mouches volantes** (myodésopsie) sont de deux ordres : tantôt elles ont l'aspect de petits cercles ou de globules clairs, isolés les uns des autres ou se groupant de façons diverses, pour figurer des chaînettes, des amas irréguliers, etc..., ce sont les mouches volantes physiologiques; — tantôt, au contraire, elles sont d'origine pathologique et se manifestent sous la forme de filaments, de membranes flottantes ou de petites taches noirâtres, se déplaçant dans le champ visuel. Quand l'œil est tenu absolument immobile, elles disparaissent, car elles s'amassent dans les parties déclives; si l'œil est brusquement agité, elles sont projetées en tous sens, d'où elles retombent comme de la suie vers la région inférieure. Elles constituent en fait de petits scotomes mobiles, mais, de par leur mobilité et leurs très petites dimensions, elles échappent à une détermination clinique précise.

Les **rétrécissements du champ visuel** affectent des types très divers : diminution à peu près égale dans tous les méridiens (*rétrécissement concentrique*), diminution inégale selon les méridiens, avec transition insensible ou, au contraire, avec atteinte beaucoup plus marquée d'un méridien (*rétrécissement avec encoches*). A côté de

ces rétrécissements *généralisés*, il en existe de *limités* à un seul méridien ou à une seule zone du champ visuel ; le périmètre en précisera les contours.

La limite du champ visuel passe quelquefois par le méridien
vertical, qu'elle suit à peu près régulièrement sans couper la région
centrale qu'elle évite ; si cette altération est unilatérale, il s'agit d'un
rétrécissement pseudo-hémianopsique (fig. 86) ; d'autres caractères (irrégularité des limites, aspect de la papille, etc.), permettront de distinguer cette variété de rétrécissement des hémianopsies vraies.

Les *hémianopsies* sont des rétrécissements du champ visuel ayant
pour caractère d'atteindre la moitié du champ de chaque œil ; cette
bilatéralité est indispensable pour qu'on puisse parler d'hémianopsie.

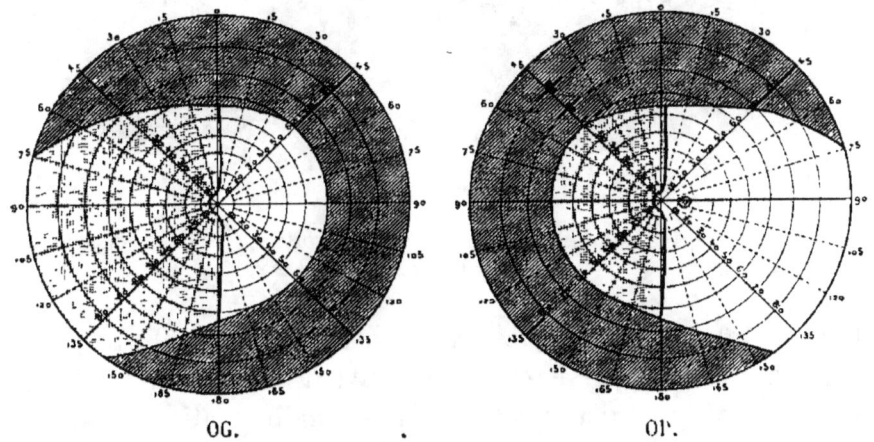

OG.   OD.

Fig. 67. — Hémianopsie homonyme gauche ([1]).

L'hémianopsique se rend rarement compte de la nature de son
trouble visuel ; souvent même il n'en est aucunement gêné ; ceci
tient à l'intégrité du point de fixation. L'examen périmétrique, pratiqué systématiquement, permettra de ne pas laisser passer inaperçu
ce trouble, dont la valeur séméiologique est si grande.

L'*hémianopsie latérale homonyme* (fig. 67) est constituée par la
perte de la vision des deux yeux dans la moitié droite ou la moitié
gauche de l'espace ; la ligne séparant la partie conservée de la partie

----

([1]) Les hachures limitent le champ visuel normal, la partie grisée est la partie
manquante par suite de la lésion.

perdue ne coupe pas le point de fixation, mais le contourne à quelques degrés de distance, de telle sorte que l'hémianopsique a conservé la fixation centrale; ceci est dû au trajet et à la projection corticale spéciale du faisceau maculaire.

Le champ conservé a ses limites normales, ou présente un rétrécissement périphérique (fig. 68). Le champ temporal persistant est

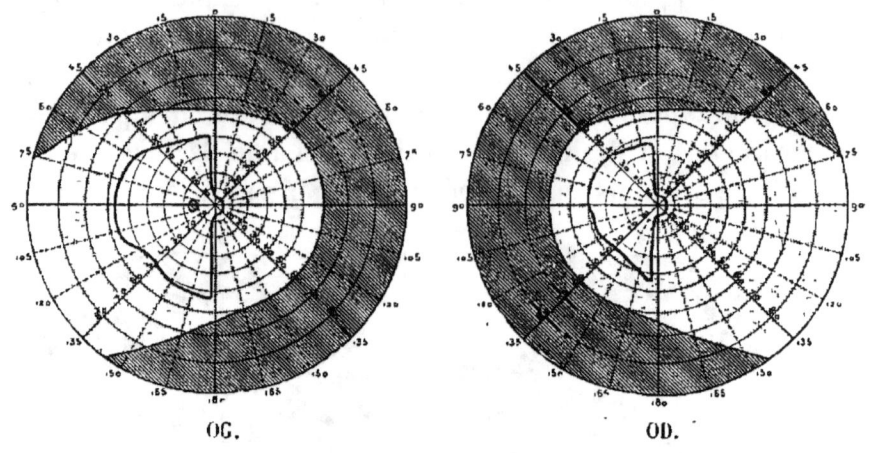

OG.   OD.

Fig. 68. — Hémianopsie homonyme droite, avec rétrécissement des champs conservés.

toujours plus grand que le champ nasal (voy. p. 160). La perception lumineuse brute persiste le plus souvent dans le champ hémianopsique (Bard); il existe quelquefois des hallucinations visuelles dans ce champ. L'examen ophtalmoscopique ne révèle aucune altération de la papille, sauf dans les périodes tardives et seulement dans certains cas spéciaux, dont nous étudierons la séméiologie. La réaction pupillaire à la convergence et à l'accommodation est toujours conservée; parfois la réaction photo-motrice est abolie si la lumière est projetée sur la moitié aveugle de chaque rétine et conservée si la projection est faite sur la moitié voyante des rétines (réaction pupillaire hémiopique de Wernicke) (p. 84 et 154).

L'hémianopsique gauche (qui a perdu la vision de la moitié gauche de l'espace) lit très bien lorsqu'il a commencé la ligne (déplacement de gauche à droite); mais il est fort gêné pour retrouver la ligne suivante (déplacement de droite à gauche), aussi doit-il maintenir le doigt sur le début des lignes; de même, il ne pourra

pêcher en rivière si le courant passe devant lui de sa droite vers
sa gauche, tandis qu'il le pourra dans le cas contraire, etc.... L'hémianopsique droit retrouve bien le commencement de la ligne suivante, mais ne peut la parcourir. Les hémianopsiques ont fréquemment une démarche oblique, parce qu'ils regardent par leur champ
conservé. L'hémianopsie homonyme est ordinairement accompagnée d'une conservation à peu près complète de l'acuité visuelle
centrale.

Ces hémianopsies sont nommées homonymes, car elles atteignent
la moitié de même nom (droite ou gauche), de chaque champ

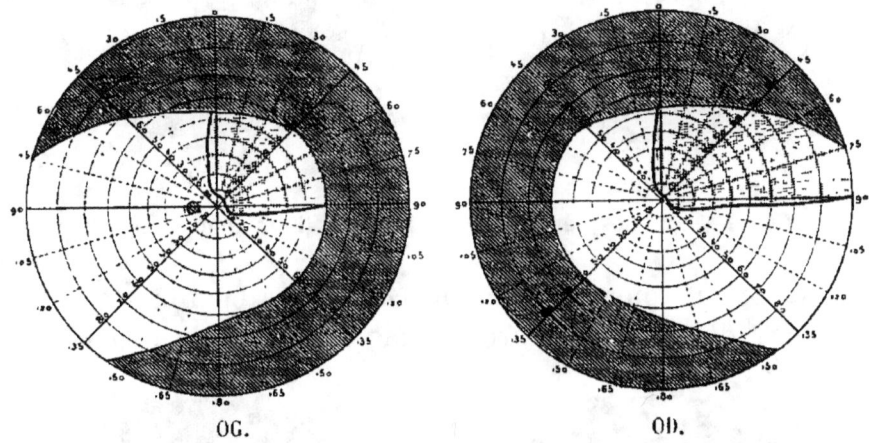

OG.   OD.

Fig. 69. — Hémianopsie homonyme droite en secteur (hémianopsie incomplète).

visuel. Souvent elles sont *incomplètes*, n'atteignant que le quart de
chaque champ, quelquefois moins ; ce sont alors des *hémianopsies
en secteur* (fig. 69) ou des *scotomes hémianopsiques* (fig. 70) ; ce
qui les caractérise, c'est leur aspect identique et la symétrie de leur
topographie.

L'hémianopsie latérale homonyme peut être *complétée*, c'est-à-dire
empiéter sur les champs conservés ; le scotome déborde sur la ligne
de séparation, et occupe les trois quarts de chaque champ (fig. 71):
là encore le caractère de symétrie est très important.

L'hémianopsie homonyme peut être *double*, c'est-à-dire porter
sur tout le champ visuel, avec conservation de la vision centrale
(fig. 72). Rarement, elle est double d'emblée; dans la majorité des
cas, il existe une hémianopsie, à laquelle s'ajoute bientôt l'hémia-

nopsie de nom contraire ; le sens chromatique est normal dans la petite zone centrale conservée, ce qui permet d'éliminer le rétrécissement concentrique dû à l'amblyopie hystérique.

Lorsque la vision centrale fait également défaut, la cécité est

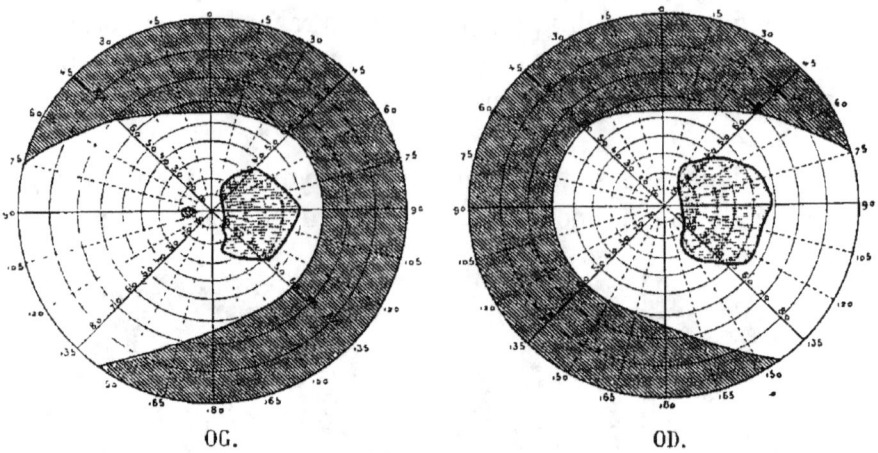

OG.   OD.

Fig. 70. — Scotomes hémianopsiques droits (hémianopsie incomplète).

absolue ; on la nomme *cécité corticale*, pour bien préciser qu'il ne s'agit pas d'une lésion portant sur l'appareil de réception. Les

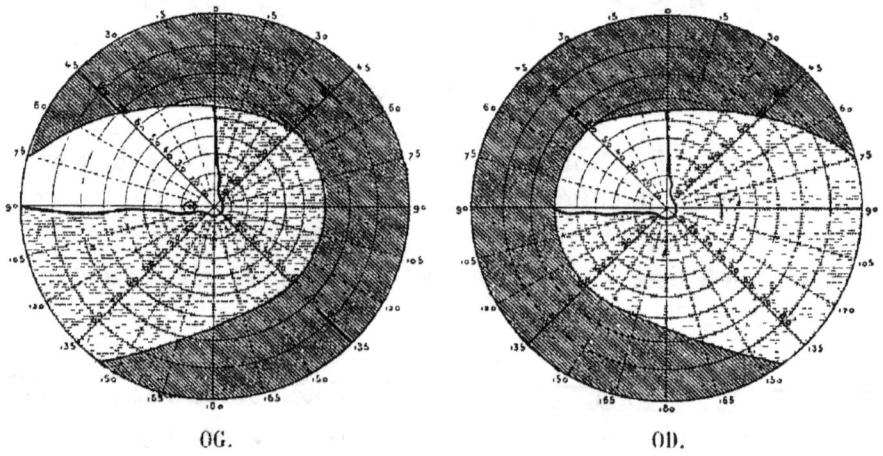

OG.   OD.

Fig. 71. — Hémianopsie homonyme droite complète et gauche en secteur
(hémianopsie complétée).

troubles de l'orientation sont souvent considérables, plus marqués que lorsqu'il s'agit de cécité produite par une lésion de l'appareil visuel périphérique ; la mémoire visuelle est conservée ; les pupilles réagissent à la lumière. Il n'est pas rare que la vision centrale réapparaisse après un temps, tandis que l'hémianopsie double per-

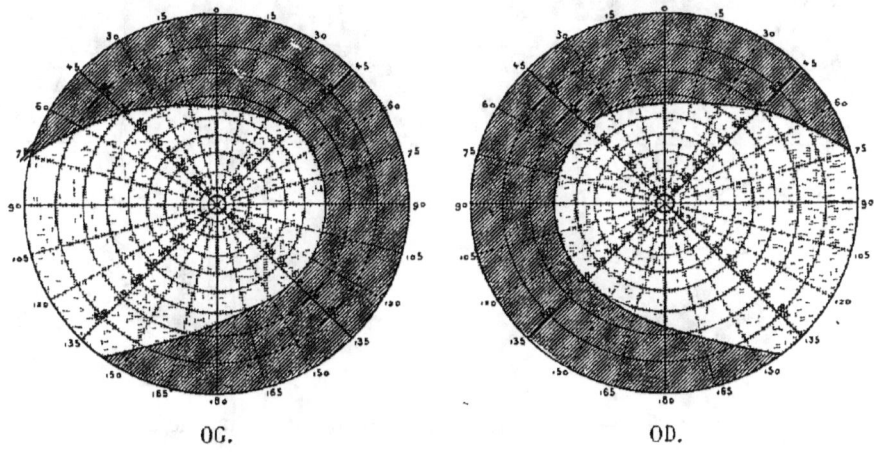

OG.   OD.

Fig. 72. — Hémianopsie double avec conservation de la vision centrale.

siste. La cécité corticale ne doit pas être confondue avec la cécité psychique, dont nous reparlerons (p. 193).

L'*hémianopsie homonyme supérieure* est caractérisée par la perte de la vision dans la moitié supérieure de chaque champ visuel ; il est rare qu'elle ne soit pas accompagnée d'une ébauche d'hémianopsie latérale. Il en est de même de l'*hémianopsie homonyme inférieure*.

Les *hémianopsies hétéronymes* sont constituées par la perte de la vision dans la moitié de chaque champ visuel, mais portant sur des régions de nom différent : moitiés droite de l'œil gauche et gauche de l'œil droit (hémianopsie bi-nasale), ou moitiés droite de l'œil droit et gauche de l'œil gauche (hémianopsie bi-temporale). L'*hémianopsie bi-nasale* (fig. 75) est extrêmement rare ; par contre, l'*hémianopsie bi-temporale* (fig. 74) est assez fréquente. Déjerine refuse, à juste titre, le nom d'hémianopsie vraie à ces formes hétéronymes ; elles ne sont pas dues, en effet, à une lésion intéressant un seul tronc nerveux, contenant des conducteurs différents, mais à l'atteinte de deux conducteurs nerveux. Au point de vue clinique, il existe aussi de notables différences : dans les hémianopsies homonymes, il est assez rare de constater le rétrécissement des

champs conservés, l'irrégularité de la ligne de séparation, l'inégalité marquée des scotomes des deux yeux, l'abaissement de l'acuité

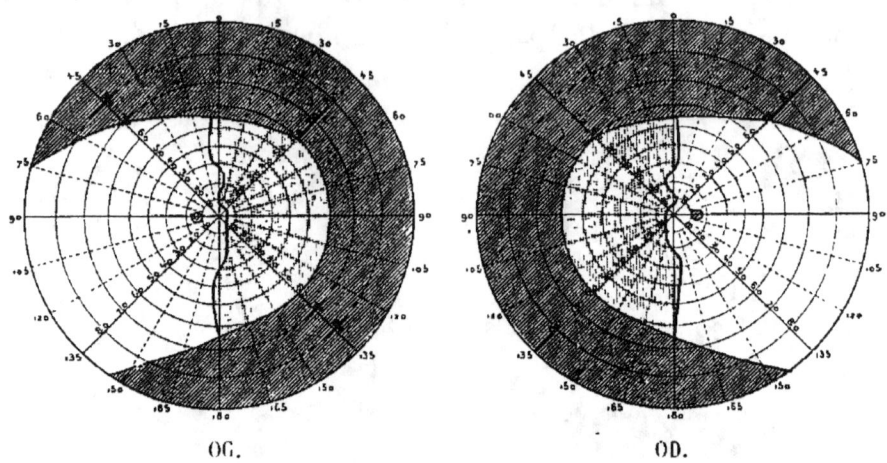

OG.   OD.

Fig. 73. — Hémianopsie hétéronyme bi-nasale.

visuelle, la réaction pupillaire hémiopique de Wernicke, des phénomènes de névrite et d'atrophie optique ; tous ces symptômes sont

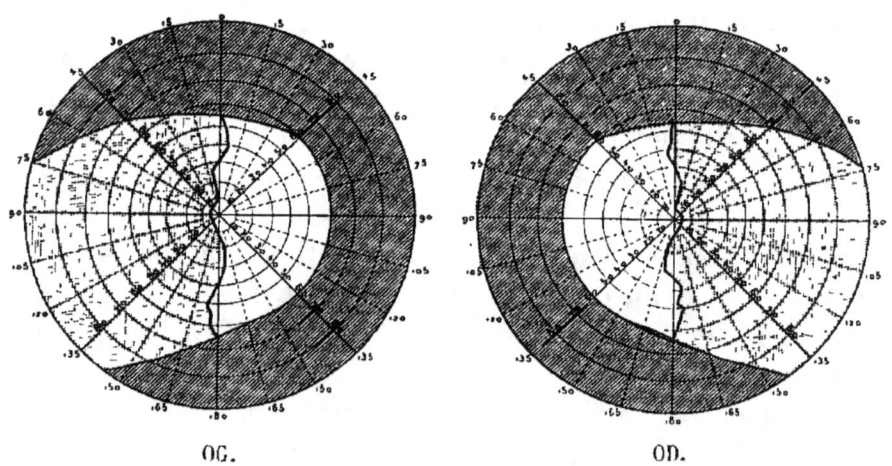

OG.   OD.

Fig. 74. — Hémianopsie hétéronyme bi-temporale.

la règle dans les hémianopsies hétéronymes. L'étude séméiologique
nous fera comprendre ces différences.

Les hémianopsies sont en général définitives ou améliorables
seulement à la longue ; plus rarement, elles sont fugaces (*hémianopsies transitoires*). Elles peuvent traverser des alternatives nettes

d'augmentation et de diminution (*hémianopsies oscillantes d'Oppenheim*).

Les **scotomes** sont des lacunes dans le champ visuel, dont ils peuvent atteindre les limites périphériques, normales ou rétrécies. On distingue, selon leur nature, des scotomes *positifs*, se projetant en noir sur les objets fixés, et des scotomes *négatifs*, caractérisés seulement par l'absence de vision au niveau de leur projection dans l'espace. Il existe des scotomes *absolus*, où toute perception est perdue, et des scotomes *relatifs*, où la perception, sans être perdue, est seulement très troublée. On observe des scotomes pour les couleurs, même pour certaines couleurs seulement, alors que les objets blancs sont perçus normalement.

Les *scotomes centraux* atteignent un œil ou les deux yeux. Ils siègent exactement au point de fixation, dont leur limite s'éloigne plus ou moins; le scotome central est en général isolé des autres scotomes, s'il en existe; il peut cependant, en s'élargissant, s'unir ultérieurement à un scotome périphérique.

Les *scotomes para-centraux* siègent dans les parties centrales mais n'atteignent pas, du moins primitivement, le point de fixation. Il existe une variété très spéciale de scotome para-central; c'est celui de l'amblyopie toxique alcoolo-nicotinique: il débute par un agrandissement de la tache aveugle de Mariotte (de Lapersonne), puis se développe du côté du point de fixation, qui finit par être englobé; il offre encore cette particularité de ne manifester d'abord pour les couleurs, qui sont atteintes successivement dans cet ordre : vert et jaune, puis rouge, puis bleu, pour se porter sur le blanc et devenir absolu que plus tardivement. L'étendue de ce scotome est en général plus grande pour les couleurs que pour le blanc (fig. 104 et 105).

Les *scotomes péri-centraux* affectent une forme *annulaire* et contournent la région centrale sans l'atteindre (fig. 75). Parfois ils sont *semi-annulaires*, ou *en croissant* (fig. 78), presque toujours en voie de développement ou de régression; ce qui le démontre, c'est que souvent le scotome absolu en croissant se continue par un scotome relatif qui complète l'anneau (fig. 82). A la longue, le scotome annulaire peut s'étendre et gagner vers le centre ou vers la périphérie, avec laquelle il se confond sur une partie de son étendue.

On rencontre quelquefois, mais assez rarement, deux scotomes annulaires, concentriques l'un à l'autre.

Les *scotomes périphériques* ont tous les aspects possibles : uniques ou multiples, entassés dans une seule zone du champ visuel ou disséminés, de très petites dimensions ou couvrant de larges territoires, gagnant la région centrale ou la périphérie.

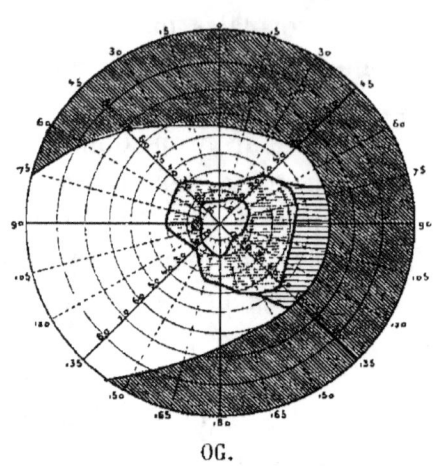

OG.

Fig. 75. — Scotome annulaire.

En pointillé, scotome absolu. En hachures, scotome relatif.

5° Troubles portant sur le sens chromatique. — Toutes les formes de *scotomes* étudiés pour la lumière blanche peuvent se rencontrer pour les couleurs ; ils portent sur une ou plusieurs couleurs, à l'exclusion des autres ou sur toutes les couleurs, mais de façon inégale. Les couleurs les plus atteintes sont les moins bien vues à l'état normal, c'est-à-dire le jaune et le vert, puis le rouge, puis le bleu.

Les *rétrécissements du champ visuel* affectent également tous les aspects décrits pour la lumière blanche : rétrécissements concentriques ou irréguliers, rétrécissements ou lacunes hémianopsiques (*hémi-dyschromatopsie, hémi-achromatopsie*). Ces troubles de la vision chromatique existent quelquefois, alors que la vision du blanc reste normale. Si le champ pour le blanc est altéré, les champs chromatiques le sont d'une façon correspondante ou, au contraire, d'une façon exagérée par rapport à l'altération pour le blanc.

Dans d'autres cas, les troubles portant sur le sens chromatique, au lieu d'être localisés à certaines parties du champ visuel, atteignent la totalité de la vision des deux yeux. Il s'agit alors de cas congénitaux :

L'**achromatopsie** est l'absence de toute sensation colorée ; c'est une affection extrêmement rare ; le sujet ne distingue aucune couleur, mais reconnaît les différences de clarté ; le monde extérieur est vu blanc sur noir, comme une gravure. Si on lui demande de grouper différentes tonalités de vert ou de jaune, il groupera le vert clair, le rouge clair, le violet clair, le bleu clair, etc.; pour le rouge ou le violet, il groupera le vert foncé, le violet foncé, le bleu foncé, etc. Toutes les modalités peuvent du reste se rencontrer.

L'acuité et le champ visuel sont parfois normaux; cependant il n'est pas rare de trouver un scotome central. Même en son absence, l'acuité visuelle est notablement au-dessous de la normale et oscille entre un et cinq dixièmes. Le nystagmus et la photophobie sont presque de règle. Cette affection est quelquefois familiale; elle est plus fréquente dans le sexe masculin.

La **dyschromatopsie congénitale**, ou **daltonisme**, est infiniment plus fréquente (5 % de tous les sujets). Elle revêt plusieurs types : les *trichromates anormaux* distinguent toutes les couleurs, mais ont des lacunes dans les nuances des diverses couleurs; les *protanopes* sont les aveugles pour le rouge; les *deutéranopes*, les aveugles pour le vert (les plus nombreux); les *tritanopes*, les aveugles pour le bleu et le jaune (les plus rares). La fréquence du daltonisme montre l'importance de l'examen chromatique.

Théoriquement, ces sujets ne devraient pas voir la couleur pour laquelle ils sont aveugles; cependant, en pratique, ils arrivent généralement à distinguer cette couleur des autres par les différences de clarté; dans ces recherches, il faudra donc toujours présenter des couleurs de clarté égale (planche I).

4° *Troubles du sens lumineux*. — L'**héméralopie** est caractérisée par la gêne qu'éprouve le malade à se conduire lorsque la lumière diminue d'intensité, au crépuscule par exemple; cette gêne peut aller jusqu'à une impossibilité absolue. Cet état ne s'accompagne d'aucun autre trouble du côté du champ ou de l'acuité visuelle centrale, à moins de lésions concomitantes; seul le champ visuel périphérique est diminué. Ce symptôme incommode tellement le malade qu'il le signale lui-même.

La **nyctalopie** est l'état inverse; la vision est meilleure lorsque l'éclairage diminue; mais, alors qu'il s'agit dans l'héméralopie d'une altération de l'appareil sensoriel, la nyctalopie est produite par des conditions mécaniques (jeu de la pupille, état du cristallin), permettant à la lumière de pénétrer plus ou moins bien jusqu'à la rétine.

III. *Troubles par déformation ou multiplication des images.*

La **métamorphopsie** consiste en une déformation des images dans une partie du champ visuel ; les lignes droites prennent l'aspect ondulé ou brisé, au niveau de la zone atteinte. Ce trouble est fixe (l'image étant seulement déformée) ou tremblottant (la partie déformée de l'image oscille et semble flotter) ; son début est lent et progressif ou, au contraire, brusque. La zone métamorphopsique du champ visuel peut se déplacer, généralement du bas vers le haut, surtout lorsqu'il s'agit de métamorphopsie tremblottante.

La **micropsie** et la **macropsie** portent sur la totalité ou sur une partie de l'objet regardé ; leur début est brusque ou progressif ; il en est de même de leur terminaison.

La **diplopie** est l'état de vision double d'un objet unique ; tantôt homonyme, tantôt croisée, elle affecte des modalités très diverses longuement étudiées à propos de l'appareil moteur (p. 64). Nous avons vu aussi quels symptômes annexes elle entraîne (vertige, attitude vicieuse de la tête et du cou, etc.). Mais il s'agit là de *diplopie binoculaire*, dans laquelle chacune des images est vue par un œil différent ; pour s'en assurer et soulager le malade, il suffit d'obturer l'un des yeux.

La *diplopie monoculaire* existe lorsque la double image se forme dans le même œil ; l'obturation de l'autre œil ne fait pas disparaître l'une des images.

La **polyopie** consiste en l'apparition de trois, ou plus de trois, images d'un même objet ; elle est binoculaire ou monoculaire.

En réalité, ces troubles visuels ne sont pas dus à des lésions de l'appareil sensoriel, mais à la marche fautive des rayons lumineux dans leur trajet vers la rétine.

IV. *Troubles par perte de la mémoire visuelle (troubles psycho-sensoriels).*

Nous savons (p. 95) que les altérations de la voie psycho-motrice provoquent des troubles, les apraxies, qui ont ce double caractère de ne porter que sur des mouvements non réflexes (c'est-à-dire supérieurs) et de n'être dues qu'à des lésions des zones d'idéation, avec intégrité des appareils de transmission et d'exécution. Les voies psycho-sensorielles peuvent être atteintes d'altérations analogues, ne portant que sur les zones d'idéation, tandis que les appareils de réception et de transmission restent intacts; seules les sensations supérieures, ou conscientes, sont troublées. Ces troubles constituent les *agnosies*; à chaque sens correspond une forme spéciale, mais l'agnosie visuelle prime les autres (Nodet). L'existence simultanée de toutes les agnosies correspond à l' « asymbolie totale »; le sujet a perdu tout pouvoir d'identification cérébrale de ses sensations; c'est un véritable décérébré.

L'agnosie visuelle constitue la **cécité psychique**. Il en existe plusieurs variétés :

Cécité psychique totale : le malade ne reconnaît plus rien de ce qui l'entoure; il voit les objets, sans que leur image éveille les idées qu'ils doivent évoquer normalement.

Aphasie optique de Freund : le malade reconnaît les objets, leur usage et leurs propriétés, mais a perdu le pouvoir de les nommer.

Cécité verbale ou *alexie* : l'écriture ou les textes imprimés n'ont pas plus de signification pour le malade que des textes d'une langue étrangère; le malade sait encore qu'il s'agit d'un texte et le retournera s'il lui est présenté à l'envers; quelquefois cependant il ignore jusqu'à cette donnée. Il écrit comme un sujet qui a les yeux fermés; il ne peut se relire. Ce trouble peut porter sur les lettres, qui ne sont plus reconnues (cécité littérale) ou, les lettres étant reconnues, sur la faculté de les assembler en syllabes (cécité syllabique) ou en mots (cécité verbale). Il parvient quelquefois à lire en suivant avec son doigt le tracé des lettres; s'il doit copier un mot, il le fait comme s'il s'agissait d'un dessin. La lecture des mots peut être correcte, tandis que la lecture de la musique devient impossible (cécité musicale). L'image visuelle intérieure des mots est conservée. L'hémianopsie latérale homonyme droite a été signalée jusqu'à présent dans toutes les observations. Telle est la cécité verbale *pure*; nous verrons (p. 207) que, le plus souvent, elle s'accompagne de surdité verbale, pour former avec elle l'aphasie sensorielle de Wernicke.

La *dyslexie* (Burns) est un trouble analogue de tous points à la cécité verbale, mais qui survient après un certain temps de lecture

pour disparaître par le repos ; le trouble apparaît et disparaît alternativement.

. I. **Lésions oculaires.** — Nous éliminerons les lésions oculaires
capables d'abaisser la vision, mais ne portant pas, directement ou
indirectement, sur la partie sensorielle de l'œil. De ce nombre sont
les inflammations ou les opacités de la cornée, les obstructions de
l'orifice pupillaire par inflammation de l'iris, les luxations du
cristallin, les cataractes, etc., enfin les vices de réfraction et les
déviations paralytiques du globe, qui provoquent une marche fautive des rayons lumineux. Les affections que nous étudierons sont
les glaucomes, les affections choroïdiennes et les affections rétiniennes.

Les **glaucomes** sont caractérisés par l'augmentation du tonus
de l'œil, ou hypertonie. La fréquence et la gravité de ce symptôme
doivent toujours faire rechercher la tension oculaire selon le procédé décrit (p. 255).

Il existe plusieurs variétés : le **glaucome aigu** se produit brusquement, souvent la nuit, précédé parfois d'une *période prodromique*.
Les douleurs sont atroces, fréquemment accompagnées de vomissements. L'œil est rouge, l'injection siège dans l'épisclère ; la cornée
est hypoesthésique, terne ; la pupille élargie, immobile et verdâtre
(d'où le nom de glaucome) ; la vision est nulle ou très basse. L'œil
est très dur. La vision revient en partie, mais le malade reste exposé
à des poussées nouvelles.

Le **glaucome subaigu irritatif** est caractérisé par une violence moindre de l'affection ; la marche en est plus lente et sujette
à améliorations et à rechutes. La vision reste assez basse. Dans
l'intervalle des accès, on constate que le champ visuel est rétréci, surtout du côté nasal, bien que tous les types de rétrécissement puissent se rencontrer ; les champs des couleurs subissent
un rétrécissement correspondant à celui du blanc. L'examen ophtalmoscopique fait constater un refoulement en arrière de la papille
optique, qui se présente excavée ; par l'image droite, on peut mesu-

rer la profondeur de cette dénivellation. Les vaisseaux papillaires doivent gravir les parois de l'excavation pour pénétrer dans la rétine; il s'en suit qu'ils paraissent faire un coude au niveau de ses limites, puis disparaître. Alors que l'excavation physiologique n'atteint jamais le bord de la papille, l'excavation glaucomateuse l'atteint toujours par une de ses parties. Autour de la papille, on voit souvent une atrophie choroïdienne en forme d'anneau; c'est le halo glaucomateux.

Le **glaucome chronique**, ou glaucome nerveux de Donders, affecte une allure très insidieuse; il n'y a ni rougeur, ni douleur,

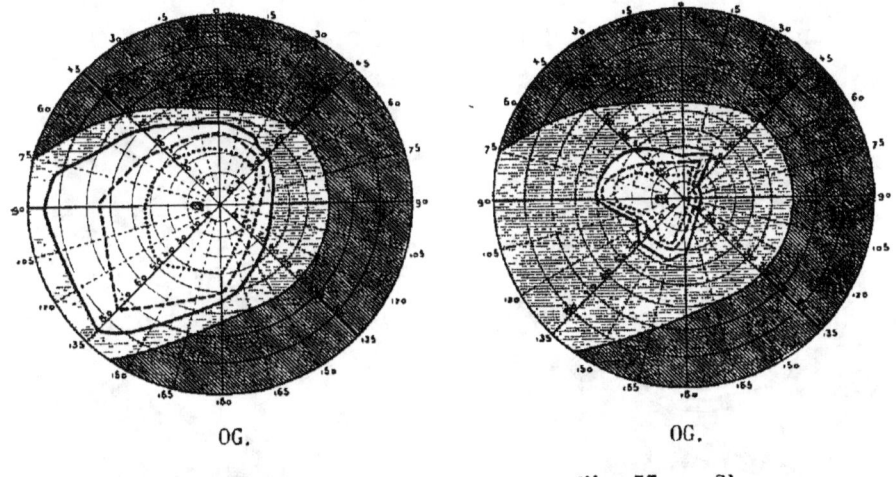

OG.

Fig. 76. — Glaucome
(degré peu accentué).

OG.

Fig. 77. — Glaucome
(degré plus marqué).

—— limites du champ du blanc. - - - limites du champ du bleu.
. . . . limites du champ du vert.

ni phénomènes irritatifs; la vue baisse lentement. L'examen périmétrique révèle un rétrécissement, toujours très marqué, du champ visuel, dont les caractères sont à peu près ceux du glaucome subaigu. L'excavation de la papille existe; la tension oculaire est normale ou augmentée, seulement dans une faible mesure et par périodes.

L'**hydrophtalmie**, ou **glaucome infantile**, s'accompagne d'une augmentation, parfois énorme, des globes (buphtalmie ou œil de bœuf); chez l'enfant, la coque scléro-cornéenne se laisse distendre. La vue est très mauvaise ; l'excavation papillaire existe, mais l'œil n'est pas ordinairement dur. Le pronostic est désastreux.

Les **choroïdites** retentissent toujours, plus ou moins, sur la rétine, ce qui montre le rôle important de la choroïde dans la nutrition de cette membrane ; très fréquemment, du reste, l'inflammation les atteint à la fois : **chorio-rétinites.** Dans la grande majorité des cas, il s'agit d'infection syphilitique, acquise ou héréditaire. La **chorio-rétinite diffuse** a une marche plutôt subaiguë ; elle répond aux premières périodes de la syphilis. Elle s'annonce par une sensation de nuage devant les yeux, de fumée, quelquefois de papillotement des objets, comme celui de l'air chaud sur une route. La vision est en général très basse ; le champ visuel peut être normal ; le scotome annulaire ou semi-annulaire n'est pas rare.

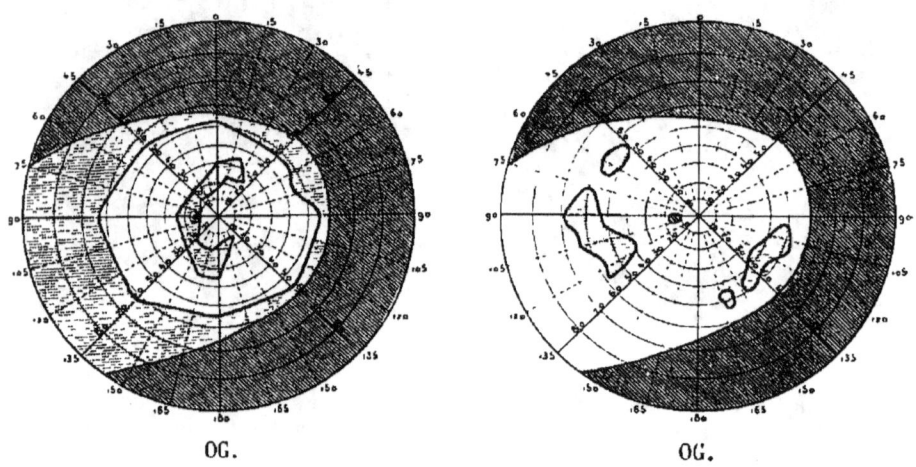

Fig. 78. — Chorio-rétinite (scotome semi-annulaire).

Fig. 79. — Choroïdite disséminée.

A l'ophtalmoscope, on constate un trouble diffus siégeant dans les parties postérieures du corps vitré (*trouble poussiéreux*) ; la rétine paraît gris rouge sombre. La guérison survient ou la vue se perd par divers processus. — La **choroïdite disséminée** est constituée par des plaques éparses dans la périphérie de la chorio-rétine. Cette affection succède à la forme diffuse ou s'installe d'emblée. Le champ visuel présente des scotomes limités (fig. 79) ; quelquefois on trouve un scotome annulaire, le plus souvent incomplet (fig. 78) ; des scotomes isolés peuvent coexister avec ce scotome annulaire. La vision centrale reste normale, à moins qu'une plaque de choroïdite siège à la macula, ou que le nerf optique soit atteint. L'ophtalmoscope montre des taches rondes ou ovalaires, assez bien limitées, tranchant en blanc sur le reste de la rétine; à leur niveau, en effet, la choroïde est atrophiée et la teinte blanche de la sclérotique apparait. Souvent des dépôts pigmentaires les bordent. — La choroïdite peut être réduite à une seule plaque portant sur la région maculaire : **choroïdite maculaire**; la vision centrale est alors perdue et le champ visuel présente un scotome central absolu (fig. 88). Quelquefois les plaques d'atrophie choroïdienne se groupent au pôle postérieur de l'œil, pour former un anneau autour de la région papillo-maculaire : **choroïdite aréolaire de Fœrster**; le pigment est extrêmement abondant; le scotome annulaire n'y est pas rare.

La **tuberculose de la choroïde** est toujours secondaire à une autre localisation. Elle affecte la *forme miliaire*, dont l'aspect est celui d'un semis de granulations blanchâtres, qui ne se manifeste par aucun signe subjectif; la forme conglomérée en *tubercule de la choroïde* est exceptionnelle.

Les **tumeurs de la choroïde** sont presque toujours des sarcomes. — Dans une première période, il n'y a aucun symptôme subjectif ou seulement des troubles visuels, se manifestant sous forme de scotome localisé, dû au refoulement de la rétine par la tumeur sous-rétinienne; souvent le scotome est plus grand que la projection de la tumeur, une notable partie de la rétine étant décollée par un exsudat sous-jacent. L'ophtalmoscope montre parfois la tumeur, noirâtre le plus souvent (sarcome mélanique), d'aspect sessile ou un peu pédiculé; mais presque toujours elle est masquée par le décollement rétinien. — Dans une deuxième période apparaissent la dureté du globe et les douleurs. Si la tumeur n'est pas directement visible, il faut tenir grand compte de la coïncidence du décollement et de l'hypertension oculaire; presque tous les décollements dus à une autre cause sont accompagnés d'hypotonie. — Enfin, dans une troisième période, la coque oculaire cède et par son ouverture se fait un fongus malin.

Les **altérations de la rétine** sont traumatiques, hémorrhagiques, ischémiques, exsudatives, pigmentaires ou cancéreuses.

Les **traumatismes de la rétine** sont fréquemment de degré léger. Dans la *commotion de la rétine*, la vision s'abaisse et la région maculaire apparaît d'un blanc laiteux; en quelques jours la guérison a lieu. Les *photo-traumatismes rétiniens*, dus aux éclipses de soleil ou aux éblouissements électriques, s'accompagnent d'un scotome central rouge sombre ou vineux; sa durée est ordinairement très courte, mais, dans certains cas, il persiste durant des mois et des années. L'ophtalmoscope montre presque toujours un fond d'œil normal.

Le **décollement de la rétine** relève de causes diverses, qui sont par ordre de fréquence : les traumatismes (contusions, perforations, hémorrhagies, tractus cicatriciels intra-vitréens, avec atrophie du globe), la myopie, les infections, les néoplasmes, exceptionnellement d'autres affections. Le début en est plus ou moins brusque. — Les symptômes subjectifs seront une baisse de la vision centrale, minime si le décollement occupe un point périphérique, marquée s'il s'approche du pôle postérieur, allant jusqu'à la perte de toute vision centrale s'il atteint la région maculaire. Les objets dont l'image se projette sur la partie décollée apparaissent déformés (métamorphopsie) ou flottants, car le décollement est mobile. Le champ visuel présente un large scotome correspondant (fig. 80); les champs des couleurs sont très rétrécis; leur

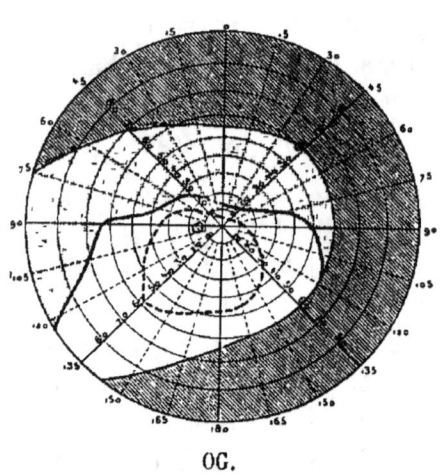

OG.

Fig. 80. — Décollement de la rétine.

- - - champ du bleu.

détermination est importante, car elle indique les zones rétiniennes non décollées, mais souffrant des tiraillements exercés sur elles par la partie décollée (Cantonnet); elle a donc une certaine valeur pronostique. — Objectivement, l'ophtalmoscope nous fait voir une sorte de masse grisâtre, coupée de sillons dont les vaisseaux rétiniens, noirâtres et sans reflet, suivent les vallonnements; cette masse est mobile lorsque l'œil se déplace. L'œil est hypotone. Le décollement siège au début en un point quelconque de la rétine; plus tard, le liquide sous-rétinien glisse vers les parties déclives et le décollement siège en bas.

Les **hémorrhagies rétiniennes** se produisent à la suite de traumatismes, de lésions des parois vasculaires ou par exagération de la pression artérielle. Elles revêtent, dans leur forme, leur nombre et leur étendue, différents types : hémorrhagies en flammèches, éparses dans le pôle postérieur et à direction radiée vers la papille ; hémorrhagies en pointillé très menu, plus ou moins discrètes ; larges flaques hémorrhagiques couvrant une vaste étendue de rétine ; enfin petite tache au niveau de la macula. Elles peuvent être accompagnées d'exsudats rétiniens. L'examen du champ visuel montre des scotomes correspondant aux parties de la rétine insensibles; s'il s'agit de petites hémorrhagies en pointillé, les scotomes minuscules qu'elles déterminent passent inaperçus.

L'obstruction de l'artère centrale de la rétine, produite par un embolus ou par des phénomènes d'endartérite oblitérante aboutissant à la thrombose, débute en général par un trouble subit. Le plus souvent, la vision est abolie en totalité (obstruction du tronc de l'artère); quelquefois (fig. 81), un seul secteur du champ visuel est perdu (obstruction d'une seule branche) ;

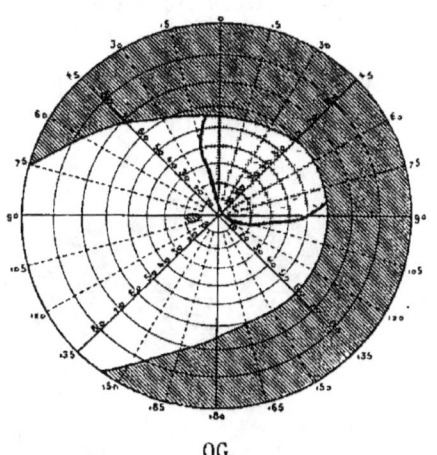

OG.

Fig. 81. — Obstruction d'une des branches de l'artère centrale de la rétine.

d'autres fois, au contraire, seul un secteur est conservé (perméabilité d'une branche ou suppléance fonctionnelle par la circulation choroïdienne, lorsqu'il existe des artères cilio-rétiniennes assez développées). — A l'ophtalmoscope, on constate un trouble laiteux du pôle postérieur de l'œil, au niveau duquel la rétine paraît un peu œdématiée ; sur ce fond opalescent tranche une tache rouge arrondie, qui correspond à la macula. Les artères sont filiformes : les hémorrhagies sont rares. La vision est en général perdue définitivement.

Plus tard, le trouble laiteux disparaît et l'on trouve l'aspect ophtal-moscopique d'une atrophie papillaire.

L'obstruction de la **veine centrale de la rétine** ne provoque pas aussi complètement la perte de la vision ; les veines sont tor-tueuses et distendues, bordées d'hémorrhagies nombreuses et vastes ; la papille optique est œdématiée et saillante, couverte elle aussi de taches hémorrhagiques.

Les **exsudats rétiniens** affectent tantôt la forme discrète et dis-séminée, tantôt la forme confluente ; ils sont presque toujours limi-tés au pôle postérieur, s'ordonnant plus ou moins autour de deux centres : la macula (constellation maculaire) et la papille. Ces exsu-dats sont accompagnés ou non d'hémorrhagies. Ils se projettent sous la forme de scotomes à bords assez mal limités. Leur présence au niveau de la macula entraîne un scotome central ; en général cependant ils la respectent. Leurs causes les plus fréquentes sont les néphrites, le diabète, la leucémie, etc.

La **dégénérescence pigmentaire de la rétine**, désignée à tort sous le nom de « rétinite pigmentaire », présente des lésions anato-

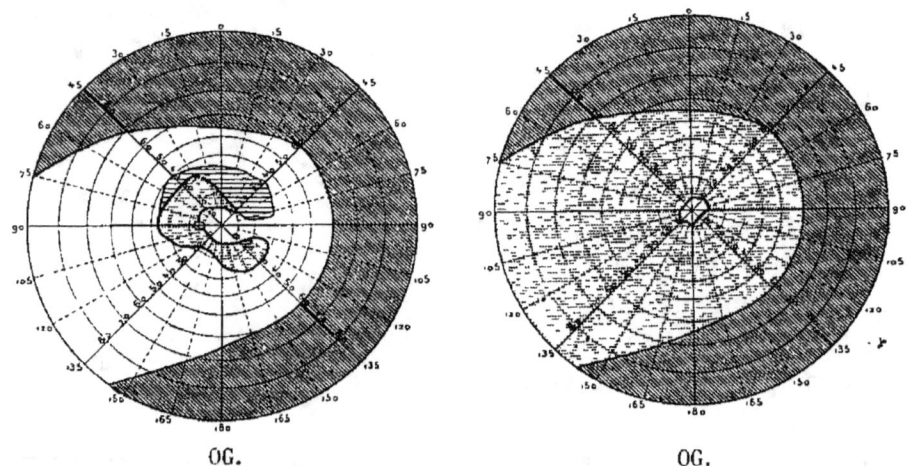

OG.   OG.

Fig. 82. — Dégénérescence pigmentaire   Fig. 83.— Dégénérescence pigmentaire
de la rétine (degré peu marqué).   de la rétine (degré très accentué).

En pointillé, scotome absolu. — En hachures horizontales, scotome relatif.

miques qui portent autant sur la choroïde que sur la rétine. Elle apparaît au début de l'adolescence ; son premier symptôme est l'héméralopie, qui se développe au point que ces malades fuient les endroits peu éclairés; l'acuité visuelle centrale reste normale pendant très longtemps, tandis que le champ visuel est atteint de bonne heure. On constate au début un scotome annulaire large (fig. 82), se tenant environ entre 20° et 40°; il commence sous la forme d'un allongement en haut et en bas de la tache de Mariotte et se complète ensuite. Puis les limites périphériques se rétrécissent irrégulièrement et le champ n'occupe plus que quelques degrés autour du point de fixation (fig. 85); on voit quelquefois l'acuité visuelle centrale rester presque normale dans un champ si exigu et les malades, incapables de se conduire, peuvent enfiler une aiguille. — L'examen ophtalmoscopique décèle des taches pigmentaires très petites, ramifiées en forme d'ostéoblastes, localisées au début à la périphérie de la rétine, gagnant les régions centrales avec les progrès de la maladie. La teinte générale de la rétine n'est plus la teinte rose, mais devient jaune sale, « feuille morte ». L'affection marche fatalement vers la cécité, quelquefois complète, d'autres fois presque complète et empêchant le sujet de travailler (cécité économique).

Le **gliome de la rétine** se développe dans les trois premières années de la vie, jamais plus tard. L'orifice pupillaire prend un reflet chatoyant (reflet d'œil de chat); on constate que la vision de cet œil est dès ce moment perdue. La tumeur augmente rapidement de volume, l'œil devient dur et douloureux; la coque oculaire cède et le gliome envahit les régions orbitaire, crânienne, etc....

II. *Lésions du nerf optique.* — Les lésions portant sur le nerf optique l'atteignent dans ses portions orbitaire, caniculaire ou intra-crânienne. Au point de vue symptomatique, il y a lieu de diviser le nerf optique en deux parties seulement : sa portion intrabulbaire, comprise dans le bulbe oculaire (papille et lame criblée), et sa portion rétro-bulbaire, correspondant à tout le reste de son trajet ; bien des lésions porteront sur la totalité du nerf.

Sa *portion intra-bulbaire*, ou *papille*, est atteinte par des inflammations qui constituent les **papillites** ; celles-ci, le plus souvent d'origine syphilitique, débutent par une baisse de la vision, en général très considérable; elle est accompagnée d'un rétrécissement du champ visuel (fig. 84 et 85), présentant ces caractères d'être irrégulier, d'atteindre avec intensité tel méridien alors que

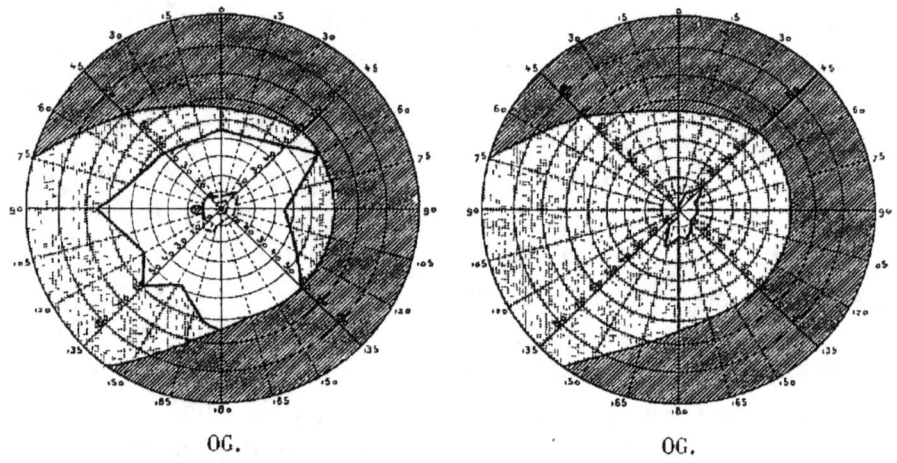

OG.

Fig. 84. — Atrophie optique
(au début).

OG.

Fig. 85. — Atrophie optique
(très marquée).

—— limites du blanc. - - - limites du bleu. .... limites du vert.

les méridiens voisins sont presque normaux, disposition d'où résul-

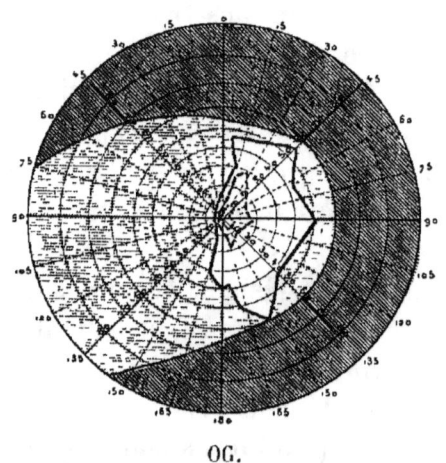

OG.

Fig. 86. — Rétrécissement pseudo-
hémianopsique dans l'atrophie optique.

—— limites du blanc. - - - limites
du bleu. .... limites du vert.

tent des aspérités et des encoches dans la ligne limitante. Les
champs des couleurs sont relativement beaucoup plus atteints
que celui du blanc (nous avons vu
que dans le glaucome ceci n'a pas
lieu). Quelquefois ce rétrécissement peut simuler une hémianopsie (fig. 86), mais il n'en a ni la
symétrie aux deux yeux ni la régularité de contours. La papille
apparaît à l'ophtalmoscope congestionnée, à bords flous; les artères sont diminuées de calibre
et les veines un peu distendues.

Les papillites non soignées
vont vers l'atrophie papillaire : la
papille devient blanche, plate, quelquefois même très légèrement
excavée, moins profondément que dans le glaucome où les vaisseaux

font des coudes à leur sortie de la papille ; ses bords ne sont pas nettement limités, mais pourvus de nombreuses petites bavures blanches empiétant sur la rétine ; les artères sont filiformes ; telle est l'*atrophie papillaire post-névritique*.

L'œdème de la papille, ou **stase papillaire**, est caractérisé par la distension œdémateuse de la papille, venant faire dans l'œil une saillie arrondie en forme de tête de clou à tapis ; à l'image droite on peut évaluer cette saillie, qui atteint souvent plusieurs milli-mètres ; la papille paraît infiltrée et notablement plus large qu'une papille normale, dont elle peut doubler le diamètre ; ses bords sont diffus ; les artères sont pe-tites, les veines gonflées ; ces vais-seaux, noyés et disparaissant par places dans l'œdème, descendent sur les flancs de la saillie papil-laire, pour gagner la rétine. La vision, malgré l'intensité de ces lésions ophtalmoscopiques, peut rester longtemps normale ; sou-vent cependant des obnubilations passagères se produisent. Le

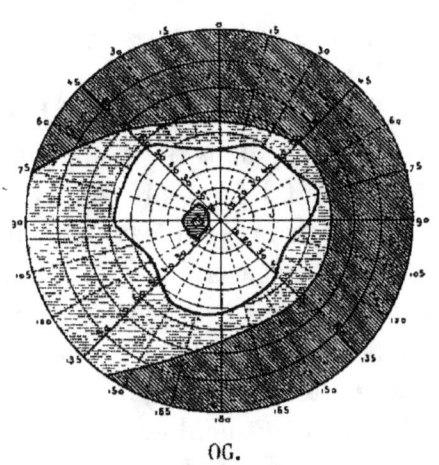

OG.

Fig. 87. — Stase papillaire.

champ visuel périphérique est parfois intact, mais la tache de Mariotte est notablement agrandie (fig. 87). Si l'affection ne guérit pas par cessation de la cause, elle fait place à une atrophie post-né-vritique.

Dans l'**atrophie papillaire simple**, ou **primitive**, la dégéné-rescence des faisceaux nerveux s'installe d'emblée. Elle se distingue facilement de l'atrophie post-névritique, parce que les bords de la papille sont nets, comme tracés au compas et sans bavures ; la teinte de la papille et l'aspect des vaisseaux est le même que dans la forme post-névritique. L'atrophie optique reste quelquefois par-tielle, sans gagner toute l'étendue de la papille.

La *portion rétro-bulbaire* du nerf optique est assez souvent atteinte isolément ; les troubles subjectifs peuvent avoir une grande intensité, la vision est même abolie, alors que l'examen objectif du fond de l'œil ne révèle rien d'anormal. Ultérieurement cependant, si la guérison ne survient pas, on voit apparaître des lésions d'atrophie papillaire par dégénérescence descendante. Les affections rétro-bulbaires ont fréquemment le caractère de ne porter que sur le faisceau maculaire. Il en résulte un scotome central, absolu ou relatif, avec intégrité de la vision périphérique.

Les *infections* rétro-bulbaires ont parfois une marche *aiguë*, au cours des maladies qui intéressent directement le nerf, le compriment ou l'infectent médiatement par sinusite sphénoïdale (de Lapersonne). La forme *subaiguë* est de beaucoup la plus fréquente ; quant à la forme *chronique*, nous verrons qu'il s'agit d'une affection héréditaire et familiale (p. 215).

Le nerf optique peut être le siège d'*hémorrhagies* ; celles-ci se font quelquefois dans le tronc même du nerf, plus souvent dans ses gaines. Cet hématome des gaines se produit spontanément ou à la suite de traumatismes ; son existence, longtemps discutée, est aujourd'hui prouvée (Rollet). A l'ophtalmoscope, il est parfois possible de voir un anneau péri-papillaire brun foncé ; plus rarement, on trouve de la stase papillaire ou des hémorrhagies papillo-rétiniennes.

Les altérations du nerf optique sont assez souvent *associées* à des affections soit oculaires, soit orbitaires, telles que blessures musculaires, osseuses, hémorrhagies, etc..., ou à des paralysies des nerfs moteurs et sensitifs. Nous avons indiqué (p. 98 ; fig. 58 et 59) qu'à la localisation au niveau du sommet de l'orbite (fente sphénoïdale et trou optique) correspond l'*ophtalmoplégie sensorio-sensitivo-motrice*. Dans le crâne, les lésions du nerf optique s'associeront à celles des nerfs contenus dans la paroi du sinus caverneux ou à celle du nerf olfactif ; le voisinage de l'hypophyse et de la crosse de la carotide expliquent ces lésions simultanées.

III. *Lésions du chiasma*. — Les lésions du chiasma sont produites par une augmentation de volume de l'hypophyse ou de la crosse carotidienne, par une fracture de la base, par des inflammations méningées, par l'hypertension du liquide céphalo-rachidien dans lequel il baigne, quelquefois par un épithéliome du sinus sphénoïdal (Morax). Si la lésion porte sur un de ses angles externes, droit ou gauche, il s'en suivra une dégénérescence du faisceau temporal, ou direct, de ce côté et un *scotome de la partie nasale de l'œil correspondant*; si elle agit à la fois sur les deux angles latéraux, il se produira une *hémianopsie bi-nasale*, très rare, nous l'avons vu.

Si la lésion porte au contraire au niveau de ses angles antérieur ou postérieur, la dégénérescence des deux faisceaux nasaux, ou croisés, se produira et le malade aura perdu la vision de la moitié temporale du champ de chaque œil : *hémianopsie bi-temporale*.

Sa lésion en masse produit la *double cécité*.

IV. **Lésions des bandelettes optiques.** — Les bandelettes sont atteintes surtout par des affections méningées ou vasculaires, des tumeurs, quelquefois des projectiles. Si la bandelette est détruite dans toute son épaisseur, ce qui est le cas le plus fréquent, on constate une *hémianopsie latérale homonyme*, qui siège du côté opposé à la bandelette lésée; — lésion de la bandelette droite : hémianopsie homonyme gauche; et inversement. Si la bandelette n'est détruite qu'en partie, l'hémianopsie n'est pas complète, il n'y a que des *scotomes hémianopsiques homonymes*.

Les fibres optiques étant groupées binoculairement dès le commencement des bandelettes, toutes les lésions siégeant depuis la fin du chiasma jusqu'à l'écorce inclusivement, produisent une hémianopsie homonyme, du côté opposé à la lésion.

V. **Lésions des centres optiques primaires.** — Les données cliniques manquent sur la symptomatologie des lésions limitées à ces centres. La théorie fait cependant penser que l'atteinte du corps genouillé externe (relai des voies optiques à destination corticale) produit une *hémianopsie latérale homonyme du côté opposé*; — celle du tubercule quadrijumeau antérieur (centre de réflexion dans l'arc réflexe photo-moteur de la pupille) produit la perte de la réaction pupillaire à la lumière, la vision et les autres réflexes pupillaires restant normaux, ce qui correspond au *signe d'Argyll Robertson*. Plusieurs auteurs (Dejerine) admettent que ce symptôme est dû à une lésion siégeant au niveau du tubercule quadrijumeau ou dans son voisinage immédiat; d'autres (Mœbius, Marina, Lafon), localisent la lésion dans le ganglion ophtalmique.

VI. **Lésions des radiations optiques.** — Là encore il se

produit une *hémianopsie latérale homonyme*. Le voisinage relatif des conducteurs visuels et des conducteurs oculogyres et céphalo-gyres permet, dans certains cas, leur atteinte simultanée par une lésion un peu vaste; — lésion au niveau de l'hémisphère droit : hémianopsie gauche, déviation conjuguée de la tête et des yeux vers la droite, quelquefois paralysie faciale gauche et hémiplégie gauche; inversement pour une lésion de l'hémisphère gauche.

La lésion au niveau de la *capsule interne* provoque l'hémianopsie homonyme et l'hémianesthésie croisées.

VII. *Lésions corticales.* — Lésions du centre visuel cortical.

— Il se produit une *hémianopsie latérale homonyme*. Le faisceau ma-culaire de chaque œil, se projetant à la fois sur l'écorce des deux hémisphères, conserve toujours son intégrité. Ceci explique pourquoi la limite du champ hémianopsique, suivant partout ailleurs le méri-dien vertical, s'en écarte en approchant du point de fixation, qu'elle contourne pour le laisser dans le champ conservé. L'hémianopsie peut être précédée d'*hémi-dyschromatopsie* ou d'*hémi-achromatopsie*.

L'écorce visuelle est souvent atteinte dans une partie seulement de son étendue; l'hémianopsie est alors incomplète et prend la forme de *scotomes hémianopsiques homonymes*.

Associations. — La lésion de la sphère visuelle d'un hémisphère s'accompagne parfois de celle de l'hémisphère opposé. Nous savons qu'il est rare de voir les deux hémisphères atteints d'emblée; à une hémianopsie s'ajoute l'autre; mais, au début, les champs maculaires sont pris (*cécité corticale*) et les troubles de l'orientation sont con-sidérables; peu à peu les champs maculaires reviennent et il ne persiste que l'*hémianopsie double*.

Il existe un cas de Wilbrand où la *cécité corticale* (incomplète et sous la forme d'hémianopsie double, avec conservation des visions maculaires) accompagnait la *cécité psychique*.

On a signalé quelques observations de coexistence d'*hémianopsie homonyme avec syndrome de Weber* (Raymond, Joffroy, Marie et Léri). Bien que cette association puisse aussi s'expliquer par atteinte de la bandelette et du pédoncule, on admet plutôt qu'il s'agit d'une thrombose de l'artère cérébrale postérieure, irriguant à la fois le pédoncule et la sphère visuelle corticale.

Si la lésion de la sphère visuelle corticale gauche s'étend au centre de la mémoire visuelle, il en résulte la *cécité verbale*; celle-ci s'accompagne toujours d'hémianopsie homonyme droite, tandis que la réciproque n'est pas vraie. Cette association qui, théoriquement, n'est pas obligatoire, s'explique par ce fait que la lésion, touchant le centre de la mémoire visuelle à la face convexe de l'hémisphère, atteint un peu aussi les couches sous-corticales, où cheminent les radiations optiques. Si la lésion causale de la cécité verbale est réellement et uniquement corticale, il y a en même temps surdité verbale (*aphasie sensorielle de Wernicke*); la cécité verbale pure (c'est-à-dire sans surdité verbale, mais cependant avec hémianopsie) ne se rencontre que dans les lésions sous-corticales (Dejerine).

La déviation des yeux du côté opposé à l'hémianopsie (*paralysie de l'oculogyre*) peut se rencontrer, car la sphère visuelle corticale est aussi, nous le savons, le centre postérieur, ou sensorio-moteur. des mouvements oculogyres; elle est cependant rare, car le centre sensitivo-moteur, ou antérieur, y supplée.

CHAPITRE V

SÉMÉIOLOGIE DES SYMPTOMES OCULAIRES SENSORIELS

A. — TROUBLES IRRITATIFS

Photophobie. — La *photophobie superficielle* ne nous intéresse pas; elle est due à des lésions cornéennes, ou seulement conjonctivales, et aussi aux iritis et irido-cyclites. Il suffira de constater que le segment antérieur de l'œil présente des phénomènes irritatifs pour l'éliminer. La *photophobie profonde* est parfois symptomatique d'une *névrite optique au début* (l'examen périmétrique et ophtalmoscopique, l'état de l'acuité visuelle complèteront le diagnostic (p. 201); plus souvent elle est provoquée par une *rétinite* ou une *chorio-rétinite*; elle est fréquemment accompagnée dans ces cas de la sensation spéciale de papillotement des objets; le diagnostic de la lésion sera facilement établi par un examen méthodique.

La photophobie profonde existe aussi en l'absence de toute lésion de l'appareil sensoriel : dans les cas de *mydriase*, où la pupille, maintenue dilatée par l'atropine ou la paralysie de l'oculo-moteur commun, laisse pénétrer trop de lumière; dans l'*asthénopie* (p. 88), trouble sensorio-moteur dû à la fatigue de l'œil; dans les cas enfin de nervosité de l'état général, en particulier dans l'*hystérie* et la *neurasthénie*.

Les affections congénitales qui présentent de la photophobie sont l'*albinisme*, où l'iris, trop peu pigmenté, se laisse traverser par la lumière et l'*achromatopsie*; presque toujours, il y a en même temps du nystagmus.

Phosphènes. — Les phosphènes provoqués par la pression ou l'excitation électrique sont normaux; leur absence a même une valeur pronostique assez sévère, car elle indique que l'appareil visuel est gravement atteint. Quelquefois, ils s'éloignent du type physiologique par leur intensité et leur durée. Lorsque l'accommodation a été longtemps relâchée et que, brusquement, on fait un violent effort d'accommodation, il est possible de distinguer, surtout si la pièce est assez sombre, un anneau lumineux semblant entourer la partie antérieure de l'œil, et disparaissant aussitôt; c'est le *phosphène d'accommodation de Czermak*, dû au tiraillement brusque produit par la contraction du muscle ciliaire. Les *yeux fatigués* et ceux des *neurasthéniques* sont le siège de phosphènes assez intenses et de durée souvent prolongée; il en est de même dans certaines *rétinites*, où leur persistance est symptomatique de l'état de torpeur rétinienne.

Hallucinations visuelles. — Il s'agit évidemment d'un phénomène mental, mais qui nous intéresse cependant, car les hallucinations visuelles ont souvent pour point de départ une sensation visuelle, normale ou anormale, de siège périphérique : aspect des objets, projection de lumière dans l'œil, etc.... Les tabétiques qui ont des troubles visuels marqués ont quelquefois des hallucinations visuelles, d'autant plus facilement que leur tabes les met dans un état de déséquilibre général, qui les y prédispose (Bouzigues).

Photopsies. — Elles dépendent d'altérations de l'appareil sensoriel, telles que *chorio-rétinite, décollement rétinien*. Souvent colorées, surtout en bleu, elles affectent parfois le caractère d'une tache colorée naissant dans la partie obscure du champ visuel; elle grossit et forme une large nappe qui s'étire en une bande arquée, suivant la demi-circonférence du champ visuel, pour disparaître au point diamétralement opposé; le phénomène peut se reproduire d'une façon incessante, en suivant toujours le même sens. Les photopsies du décollement rétinien affectent beaucoup d'autres types.

La *névrite optique* s'accompagne presque toujours de photopsies, revêtant tous les aspects : boules de feu, éclairs, nappes lumineuses persistantes, dont les malades se plaignent beaucoup. Un brusque éclairage provoque parfois une crise de photopsies et le malade hésite à passer d'une pièce dans une autre.

Vision colorée. — Les faits de vision bleue ou verte sont rares et mal étudiés; la vision rouge, ou érythropsie, est beaucoup plus fréquente et mieux connue. On la rencontre chez les *hystériques*, chez les *opérés de cataracte*, où elle existerait dans 3 à 5 % des cas (Becker). Le *séjour prolongé dans un lieu très éclairé* (marche sur la neige, par exemple), suivi du passage assez brusque dans un lieu sombre, peut provoquer une érythropsie marquée dans un œil normal; la sensation est de courte durée. Il s'agit d'un phénomène d'ordre périphérique et non central, car, si l'un des deux yeux reste obturé et n'est pas exposé à l'éclairage, l'érythropsie ne se produit que dans l'œil découvert (Fuchs).

La vision violette s'observe dans les cas d'*intoxication par la santonine*; la vision jaune (xanthopsie) accompagne quelquefois l'*ictère*, assez rarement d'ailleurs (5 fois sur mille cas d'ictère, d'après Hirschberg).

Migraine ophtalmique. — Elle est extrêmement fréquente, très vraisemblablement produite par un spasme vasculaire portant au niveau de la sphère visuelle; la possibilité d'autres troubles corticaux concomitants suffit à le prouver. Dans les cas où la limite des scotomes passe exactement par le point de fixation, on doit penser que le spasme porte au niveau des voies optiques périphériques, en particulier la bandelette optique. Elle se produit le plus souvent chez les sujets fatigués et n'a guère de signification pronostique.

Dans des cas plus rares, la valeur séméiologique de la migraine ophtalmique est assez grande; c'est lorsqu'une cause quelconque vient irriter l'écorce visuelle. Elle est alors un élément de localisation du siège de la cause : tumeur donnant des signes concomitants d'épilepsie jacksonienne; plus souvent, méningite syphilitique. La ponction lombaire donnera des résultats positifs dans cette dernière maladie.

B. — TROUBLES PARALYTIQUES OU PAR INHIBITION

Obnubilations visuelles. — On les rencontre au cours des rétinites, des névrites optiques, mais leurs causes les plus fréquentes sont le glaucome, l'artério-sclérose cérébrale et oculaire et la stase papillaire. — Dans le *glaucome*, surtout à la période prodromique, elles surviennent assez brusquement, quelquefois à la suite d'un effort d'accommodation, ou sans cause connue. Elles revêtent parfois l'aspect d'un anneau noir périphérique, qui gagne le centre, ou d'une tache centrale, qui s'étend vers la périphérie. Le plus souvent, cependant, elles se produisent sous la forme d'une ombre, qui part d'un point de la périphérie, atteint le centre, puis la périphérie du . côté opposé, soit dans le sens vertical (rideau de théâtre qui se baisse ou trappe qui se lève) ou dans le sens horizontal (guichet qui se ferme). — Dans l'*artério-sclérose cérébrale et oculaire*, elles affectent à peu près les mêmes types; elles seraient dues au spasme des artères, produisant une ischémie passagère. — Dans la *stase papillaire*, ce qui les caractérise, c'est, d'une part, leur existence dans un œil dont l'acuité visuelle est normale ou presque normale, d'autre part, leur fréquence extrême (quelquefois 100 ou 150 par jour), leur peu de durée et l'état satisfaisant où se trouve la vision immédiatement après leur disparition.

Il existe, bien entendu, d'autres obnubilations visuelles, mais dont la cause ne siège pas dans l'appareil oculaire sensoriel : obnubilations précédant les attaques d'hystérie ou d'épilepsie, syncopes, intoxications, délires, etc....

Amblyopies. — Nous avons éliminé du cadre des amblyopies toutes les causes qui s'opposent au trajet normal des rayons lumineux (troubles des milieux, vices de réfraction, etc...). Les amblyopies sont produites par une lésion de l'appareil sensoriel, entraînant les troubles de l'acuité visuelle : les *affections rétiniennes* du pôle postérieur et surtout de la région maculaire (hémorrhagies rétiniennes, exsudats rétiniens, choroïdite maculaire, rétinite leucémique, etc.); puis les *affections du nerf optique.* Nous ferons exception pour la stase papillaire, compatible, nous le savons, avec une acuité presque normale. Le glaucome est une des causes fréquentes d'amblyopie.

Il existe une autre catégorie d'*amblyopies sine materia* ; aucun signe objectif ne peut être relevé, à l'ophtalmoscope en particulier. Les lésions du nerf optique dans sa portion rétro-bulbaire ne doivent pas être citées ici, car, pour peu que l'affection se prolonge, l'ophtalmoscope décèle des altérations papillaires. Les véritables amblyopies sine materia sont dues, soit à des troubles corticaux (hystérie), soit à des inhibitions fonctionnelles d'origine périphérique. Dans cette dernière catégorie doivent rentrer les *amblyopies ex anopsia*, survenant dans un œil dont la vision a été longtemps suspendue par un obstacle à la lumière (pansement, cataracte congénitale, blépharospasme prolongé), ou par un trouble apporté à la marche normale des rayons lumineux (vices de réfraction). L'amblyopie de l'œil strabique dépend en partie d'une amblyopie ex anopsia, mais relève aussi d'un trouble central (Parinaud, Landolt, Panas).

Amauroses. — Toutes les amauroses sont produites par une lésion de l'appareil sensoriel. Même derrière une cataracte complète, la sensation de lumière doit être perçue par la rétine restée normale. Les causes des amauroses sont donc toutes, dans la *rétine* (décollement rétinien total, atrophie chorio-rétinienne totale) ou dans le *nerf optique* (atrophies optiques primitives ou secondaires au glaucome, aux névrites infectieuses, aux traumatismes, etc.).

Aucune lésion portant sur l'appareil sensoriel au delà du nerf optique ne peut donner une amaurose unilatérale. Si la lésion, siégeant sur le chiasma, la bandelette ou plus haut, est unilatérale, il y a hémianopsie; si la lésion est bilatérale, il y a amaurose double.

Il existe aussi des *amauroses sine materia* : elles peuvent être dues à l'hystérie ou à des intoxications, surtout l'urémie et le saturnisme (Vaquez); on les a signalées dans le diabète (Rollet). Récemment, Widal, Joltrain et Weill ont observé une amaurose subite avec œdème de la papille, provoquée par une hypertension du liquide céphalo-rachidien; la ponction lombaire produisit une guérison rapide.

Une place à part doit être faite à l'*idiotie amaurotique familiale* (maladie de Warren Tay-Sachs). Elle débute dans les premiers mois de la vie par une diminution de la vision, arrivant rapidement à la cécité, en même temps que l'intelligence, au lieu de se développer, baisse jusqu'à l'idiotie; les extrémités perdent peu à peu de leur force, se paralysent complètement, et l'enfant se trouve plongé dans un marasme, se terminant par la mort avant l'âge de deux ans. L'examen ophtalmoscopique montre une atrophie partielle de la papille et surtout une tache blanche très spéciale, plus large que la papille, siégeant au niveau de la région maculaire; au centre de cette tache blanche en est une autre, beaucoup plus petite, de teinte rouge sombre. Cette affection est familiale; elle est absolument exceptionnelle en France.

Mouches volantes. — Il peut ne s'agir que de l'exagération d'un phénomène physiologique, auquel les personnes craintives et surtout les *neurasthéniques* prêtent une attention injustifiée. Parfois, au contraire, c'est bien réellement un phénomène pathologique, dû à des flocons vitréens, minuscules ou assez grands et conglomérés en masses, affectant la forme de voiles ou de larges membranes souples, qui se déplacent dans le corps vitré; la *myopie élevée* et les *choroïdites* sont les causes principales de ces formations.

Scotomes. — Nous laissons ici de côté les scotomes hémianopsiques, que nous étudierons plus loin.

Le **scotome central bilatéral** dépend le plus souvent de l'*intoxication alcoolique ou alcoolo-nicotinique*; il apparaît d'abord pour les couleurs, puis pour le blanc; nous avons vu (p. 189) son mode de progression; il s'agit d'une névrite rétro-bulbaire, qui, à la longue, s'accompagne d'une légère décoloration du segment externe des papilles. La thyroïdine, le plomb, le sulfure de carbone, l'alcool méthylique, l'iodoforme, la quinine, l'écorce de grenadier (pelletiérine), la fougère mâle (acide filicique) produisent aussi des *névrites rétro-bulbaires*.

La *névrite rétro-bulbaire héréditaire et familiale* est une affection bilatérale, survenant presque toujours entre 16 et 25 ans, quelquefois plus tard. Elle se manifeste par une baisse rapide de la vision qui, en quelques semaines ou quelques mois, arrive à un degré très faible, où elle reste définitivement; le trouble visuel consiste surtout en scotome central bilatéral, avec intégrité relative de la vision périphérique. Ces individus ne peuvent se livrer à un travail oculaire appliqué, mais ne sont pas de véritables aveugles. Cette affection est héréditaire et familiale; elle offre ce caractère particulier de frapper presque exclusivement les garçons, et, lorsqu'elle se transmet par alliance à une autre famille, c'est par les filles que ce passage a lieu. La consanguinité semble n'avoir aucun rôle prépondérant; l'hérédité de cette maladie paraît s'éteindre avec chaque homme indemne.

La *névrite rétro-bulbaire infectieuse*, due à une infection aiguë ou à la syphilis, est exceptionnellement bilatérale.

Le scotome central bilatéral est quelquefois provoqué par l'*observation directe du soleil*; il est en général très petit et n'est pas absolu; il peut cependant persister très longtemps et être très gênant pour le sujet. L'*éblouissement électrique* le produit aussi.

Les *altérations maculaires bilatérales* relèvent de la myopie maligne, de la syphilis, de la leucémie, de l'albuminurie, des hémorrhagies rétiniennes ; elles sont plus rares que les lésions unilatérales.

Le **scotome central unilatéral** traduit parfois une *névrite optique infectieuse aiguë rétro-bulbaire*. C'est au cours des infections aiguës, soit générales, soit localisées aux fosses nasales, aux amygdales, etc., qu'on voit survenir, d'une façon subaiguë, ou au contraire d'une façon rapide et violente, un scotome central, pouvant augmenter jusqu'à une baisse extrême de la vision ; le refoulement digital du globe en arrière provoque une douleur contuse profonde. A l'ophtalmoscope, on trouve un fond d'œil normal ou une papille turgescente, hyperémiée et présentant tous les caractères de la papillite. Le pronostic est variable ; il peut s'en suivre une amaurose complète de cet œil, une guérison partielle, ou une guérison complète en quelques semaines. La cause est une infection du tronc nerveux lui-même, primitive ou secondaire à l'infection méningée, ou une compression au niveau du canal optique par la paroi du sinus sphénoïdal (Parinaud, de Lapersonne).

La ponction lombaire donnera des renseignements intéressants, surtout s'il s'agit de méningite cérébro-spinale.

Une *tumeur*, une *fissure traumatique de la voûte orbitaire* propagée jusqu'au canal optique peuvent, exceptionnellement, provoquer une névrite rétro-bulbaire avec scotome central (Cantonnet).

Les lésions maculaires unilatérales relèvent rarement d'un *colobome choroïdien*, d'une *tumeur*, d'un *traumatisme sur le globe*, plus souvent de : *rétinites* albuminurique, diabétique, leucémique, d'*hémorrhagies* ; plus fréquemment encore de *choroïdite*. La choroïdite maculaire a deux causes

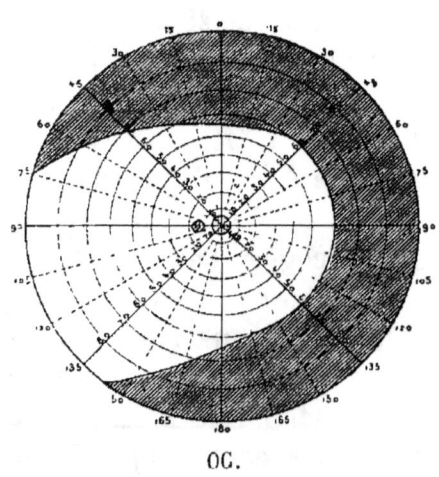

OG.

Fig. 88. — Scotome central par lésion maculaire.

principales : la syphilis, héréditaire ou acquise, et la myopie élevée; la syphilis assombrit beaucoup le pronostic de la myopie (de Lapersonne).

Le scotome central unilatéral existe aussi sans lésion de la rétine ou du nerf optique; il y a des *scotomes centraux ex anopsia* dans le strabisme.

Le **scotome annulaire** se rencontre, d'une façon presque constante, dans la *dégénérescence pigmentaire de la rétine*, dont il forme un des grands symptômes; dans cette affection, il revêt en général la forme typique. Les *chorio-rétinites* s'accompagnent aussi très fréquemment de scotome annulaire ou semi-annulaire, moins régulier. Il faudra éviter de le confondre avec les scotomes multiples et confluents, qui accompagnent les choroïdites disséminées, dont les placards atrophiques sont massés en anneau irrégulier au pôle postérieur de l'œil, autour de la région papillo-maculaire, plus ou moins intacte.

Les **scotomes périphériques** traduisent des lésions choroïdiennes ou rétiniennes; ils sont la projection dans le champ visuel de plaques disséminées d'atrophie chorio-rétinienne, d'hémorrhagies, d'exsudats, plus rarement d'un sarcome choroïdien.

Rétrécissements du champ visuel. — Le rétrécissement **concentrique** est symptomatique de l'*hystérie*; on l'a signalé dans la neurasthénie, mais il semble que, dans ces cas, il s'agissait autant d'hystérie que de neurasthénie.

Les **rétrécissements irréguliers** peuvent ne porter que sur une partie de la périphérie du champ visuel, dont les autres parties restent normales; il en est ainsi dans les *obstructions incomplètes de l'artère centrale de la rétine* (fig. 81), les *colobomes choroïdiens*, les *sarcomes de la choroïde* situés à la périphérie. Dans le *décollement rétinien*, la partie du champ visuel absente est ordinairement la partie supérieure; les examens répétés à certains intervalles montrent des variations d'étendue. Tous ces rétrécissements irréguliers ont un caractère commun, c'est que les limites en sont plus ou moins arrondies et que la transition, entre les méridiens altérés et les méridiens sains, se fait d'une façon progressive.

Les rétrécissements dus à des maladies de la rétine et surtout à des maladies du nerf optique ont, au contraire, pour caractères

généraux : 1º de porter sur la totalité ou une très grande étendue
de la périphérie du champ visuel, 2º d'avoir des limites angu-
leuses, constituées en certains endroits par des alternatives de
saillies brusques et d'encoches, ne ménageant aucune transition
entre des méridiens voisins. Les *chorio-rétinites*, la *dégénérescence
pigmentaire de la rétine*, les *rétinites* albuminurique et diabétique,
la *sidérose oculaire* (imprégnation ferrugineuse des tissus de l'œil
dans lequel séjourne un fragment de fer), le *glaucome*, les *névrites*
et les *atrophies optiques* sont les causes diverses de ces rétrécissements anguleux du champ visuel.

Hémianopsies. — Les hémianopsies ne sont jamais symptomatiques d'une lésion touchant l'œil ou le nerf optique : elles indiquent, soit une lésion du chiasma (hétéronymes), soit une lésion
frappant plus haut (homonymes).

Les **hémianopsies hétéronymes** sont, nous l'avons vu, de
fausses hémianopsies. Leurs limites ne sont pas très régulières ;
elles peuvent atteindre davantage un œil que l'autre et, après un
temps variable, on constate une double atrophie papillaire qui peut
devenir complète. L'**hémianopsie bi-nasale**, exceptionnelle, est due
à des compressions des deux angles latéraux du chiasma, soit par
des lésions méningées, soit dans les fractures de la base du crâne
(2 cas). L'**hémianopsie bi-temporale**, plus fréquente, peut être
causée par des fractures de la base (8 cas, Cantonnet et Coutela),
des anévrysmes, le myxœdème ; il s'agit sans doute dans ce dernier
cas d'hypertrophie de l'hypophyse, compensatrice de l'atrophie
thyroïdienne (Mme Gourfein-Welt). Mais la cause la plus fréquente
est l'*acromégalie*, où on la rencontre dans 10 % des cas (Hertel),
9 fois sur 22 acromégaliques (Strzeminski). On la trouverait plus
souvent encore si le champ visuel des acromégaliques était systématiquement examiné.

Les lésions du chiasma produisent aussi les **hémianopsies homonymes supérieure ou inférieure**, si elles frappent ses faces ; ces
variétés d'hémianopsies relèvent parfois de lésions corticales traumatiques (de Lapersonne et Grand, Critchett, van Schevensteen,
Inouye).

Les **hémianopsies homonymes latérales**, droite ou gauche,
indiquent des lésions atteignant la bandelette, les ganglions optiques

primaires, les radiations optiques ou l'écorce, puisque, sur tout ce trajet, les fibres optiques sont groupés binoculairement. Il est cependant assez facile de savoir si la lésion porte sur les voies optiques périphériques (bandelettes, ganglions primaires), ou sur les voies optiques intra-cérébrales.

Les *hémianopsies homonymes latérales par lésion des voies optiques périphériques* ont deux caractères principaux : d'une part, les fibres subissent une dégénérescence rétrograde, qui se manifeste, après un temps assez long, par une atrophie partielle des deux papilles ; d'autre part, la lésion intéressant les fibres pupillaires (voie centripète du réflexe photo-moteur), on pourra constater la réaction pupillaire hémiopique de Wernicke. Les associations morbides aideront à ce diagnostic de localisation (lésions du pédoncule, du nerf pathétique, etc.). Les causes principales sont des tumeurs, des gommes, des lésions méningées, des lésions vasculaires, des fractures de la base du crâne, des projectiles intra-crâniens.

Les hémianopsies homonymes latérales par lésion de voies optiques intra-cérébrales ne s'accompagnent jamais d'atrophie ultérieure des papilles ni de réaction pupillaire hémiopique. Nous avons étudié ailleurs (p. 206) les associations morbides, dont les principales sont la cécité verbale, la cécité psychique, le syndrome de Weber, la déviation conjuguée de la tête et des yeux, l'hémianesthésie ; elles indiquent que les conducteurs optiques sont touchés dans le centre ovale ou au niveau de l'écorce visuelle.

Les hémianopsies homonymes incomplètes, ou *secteurs hémianopsiques*, sont dues presque toujours à la lésion partielle d'une sphère visuelle corticale et exceptionnellement à celle d'une bandelette optique. Les *hémianopsies complétées* par un secteur hémianopsique, restreignant le champ conservé, indiquent la lésion totale d'une sphère visuelle et partielle de l'autre. Les *hémianopsies doubles* relèvent de la lésion des deux sphères visuelles.

Les **hémianopsies transitoires** sont fréquemment bi-temporales (hémianopsies bi-temporales oscillantes d'Oppenheim) et dépendent de lésions méningées dont l'intensité varie. Ce sont aussi des hémianopsies homonymes d'origine corticale ; on les a signalées dans l'urémie, l'éclampsie puerpérale, l'intoxication par le gaz d'éclairage, dans l'hystérie (Janet) ou l'hystéro-neurasthénie (Dejerine et

Vialet). La migraine ophtalmique, ou scotome scintillant, comporte parmi ses symptômes une hémianopsie transitoire.

Troubles du sens chromatique. — L'hémi-achromatopsie et l'hémi-dyschromatopsie sont toujours d'origine corticale ; elles ont la valeur d'une hémianopsie atténuée.

Les **rétrécissements des champs visuels chromatiques** sont constants dans les rétrécissements du champ pour le blanc. Dans leurs rapports avec le champ du blanc rétréci, ils affectent trois types : — 1° diminués d'une façon qui lui est correspondante (type glaucome) ; — 2° réduits à très peu de chose, alors que le champ pour le blanc est encore assez grand (type névrites, atrophies optiques et, un peu aussi, décollement rétinien) ; — 3° moins rétrécis que lui, le champ du rouge pouvant être plus grand que celui du blanc (type concentrique de l'hystérie).

Les **scotomes centraux pour les couleurs** se rencontrent dans les névrites rétro-bulbaires toxiques, et surtout dans la névrite alcoolo-nicotinique, dont ils sont un symptôme de début.

L'**achromatopsie** et la **dyschromatopsie congénitales** n'ont pas de valeur séméiologique.

Troubles du sens lumineux. — L'**héméralopie** est un des symptômes capitaux de la dégénérescence pigmentaire de la rétine ; elle est fréquente dans les chorio-rétinites, où le pigment est notablement altéré ; en somme, elle accompagne le plus souvent le scotome annulaire. — L'héméralopie existe dans les affections du foie, surtout hypertrophiques ; elle est beaucoup plus rare dans les affections rénales. — On a décrit aussi une *héméralopie essentielle*, de cause inconnue ; elle peut être héréditaire et familiale. Truc a publié la généalogie d'une famille provençale, étudiée depuis 1637, qui compte 2121 personnes dont 155 héméralopes ; il n'a jamais existé chez aucun de ses membres d'autres troubles visuels ni de lésions ophtalmoscopiques, parmi ceux qui ont pu être examinés ; elle se propage surtout par les femmes et ne reparaît pas dans la descendance d'un membre indemne, dont le conjoint est normal.

L'héméralopie survient parfois chez les individus surmenés et mal nourris ; quand le xérosis conjonctival l'accompagne, on donne à cette association morbide le nom de « *syndrome de Bitot* ».

Déformation des images. — Cette déformation, ou métamorphopsie, tient à des causes gênant la marche des rayons lumineux (taies centrales de la cornée, kératocône, modifications de réfraction du cristallin) ou à des lésions de la rétine. Les tumeurs choroïdiennes, le décollement rétinien la produisent presque constamment ; dans les deux cas, la métamorphopsie a lieu dans une région périphérique du champ visuel. Dans les tumeurs il y a déformation de l'image qui reste immobile, tandis que dans le décollement la déformation s'accompagne de flottement de l'image.

Les lésions atrophiques ou œdémateuses de la région maculaire et péri-maculaire entraînent une dénivellation de la surface rétinienne, qui produit de la métamorphopsie limitée à la partie centrale du champ visuel.

Multiplication des images. — Nous avons vu (p. 192) que la diplopie, tant binoculaire que monoculaire, ainsi que la polyopie, relèvent de causes agissant sur la marche des rayons lumineux et non de lésions de l'appareil oculaire sensoriel ; leur valeur séméiologique est donc nulle à ce point de vue.

Perte de la mémoire visuelle. — Les altérations qui produisent la cécité psychique et ses variétés (p. 195) dépendent de lésions de l'hémisphère gauche ; l'hémianopsie qui accompagne toujours la cécité verbale sera donc droite. Les lésions peuvent porter sur le pli courbe et pousser dans la profondeur jusqu'aux radiations optiques (*aphasie sensorielle de Wernicke et hémianopsie*), ou respecter l'écorce et n'atteindre que les voies d'association sous-corticales (*cécité verbale pure et hémianopsie*).

La *dyslexie de Burns* est due à une ischémie passagère du pli courbe ; c'est la claudication intermittente du pli courbe (Pick).

L'*aphasie optique de Freund* est produite par une lésion des conducteurs sous-corticaux, unissant le centre de la mémoire visuelle des mots (pli courbe) au centre de l'aphasie motrice (placé par Broca au pied de F³). On sait que Pierre Marie a profondément remanié cette donnée et croit pouvoir placer ce centre dans la zone lenticulaire, qui mérite le nom de « quadrilatère de P. Marie ».

C. — LÉSIONS OPHTALMOSCOPIQUES

La constatation objective d'une altération du fond de l'œil a une importance capitale pour le diagnostic d'une affection générale ; nous donnerons ici la signification séméiologique des principales lésions révélées par l'ophtalmoscope.

Atrophie chorio-rétinienne. — Elle existe quelquefois sous la *forme diffuse et incomplète* ; il s'agit alors le plus souvent de la dépigmentation diffuse du pôle postérieur chez le myope ; elle s'accompagne presque toujours de lésions en foyer.

La *forme en foyer* est caractérisée par des plaques où l'atrophie est totale et laisse voir la teinte blanche de la sclérotique. Elles sont symptomatiques d'anciennes hémorrhagies ayant siégé à ce niveau ou de chorio-rétinite ; ces affections dépendent surtout de la syphilis, héréditaire ou acquise. La myopie peut aussi être cause de ces plaques d'atrophie choroïdienne, mais elles se manifestent avec une fréquence et une gravité beaucoup plus considérables chez le myope syphilitique.

Dépôts pigmentaires rétiniens. — Ils coexistent en général avec les plaques d'atrophie chorio-rétinienne. On les rencontre cependant sans plaques d'atrophie dans les chorio-rétinites pigmentaires de la syphilis acquise.

Leur présence est surtout caractéristique au cours de la dégénérescence pigmentaire de la rétine, dont ils constituent un des symptômes fondamentaux ; dans cette affection, ils revêtent l'aspect de petites taches multiples, en forme d'ostéoblastes, non confluentes et siégeant à la périphérie de la rétine ; la teinte feuille morte de l'ensemble du fond de l'œil, l'héméralopie, les troubles de l'acuité et du champ visuels imposeront le diagnostic.

La présence de corps étrangers peut provoquer des migrations pigmentaires abondantes, donnant l'aspect de la rétinite pigmentaire (de Lapersonne et Vassaux).

Hémorrhagies rétiniennes. — Elles sont d'une très grande fréquence et ont une valeur diagnostique, et quelquefois pronostique, importante. Elles reconnaissent des causes nombreuses : 1° *Causes mécaniques* : traumatismes directs ou indirects, décompression brusque dans la cloche à plongeur, compression du thorax (Béal), application du forceps, quelquefois augmentation de la pression artérielle au moment des règles ; — 2° *Altérations rétiniennes* : chorio-rétinite, myopie grave (hémorrhagie maculaire) ; — 5° *Altérations vasculaires* : angiosclérose, embolies et thromboses de l'artère ou de la veine centrales de la rétine ; — 4° *Intoxications endogènes* : albuminurie, glycosurie, oxalurie, ictère, intoxication intestinale, anémie pernicieuse et leucémie ; — 5° *Intoxications exogènes* : saturnisme, phosphorisme, alcoolisme ; — 6° *Infections* : purpura, scorbut, paludisme, typhoïde, variole, syphilis ; au cours de la septicémie, lorsqu'il se produit une rétinite métastatique, aboutissant ou non à la panophtalmie par infection endogène, une des premières manifestations consiste en hémorrhagies rétiniennes multiples (rétinite septique de Roth) ; — 7° Dans une catégorie à part nous grouperons les cas, encore mal connus dans leur pathogénie, d'*hémorrhagies rétiniennes des adolescents* : sans cause appréciable, il se produit dans un œil, rarement dans les deux, une hémorrhagie d'abord rétinienne, mais qui envahit assez rapidement tout le corps vitré ; l'œil est alors inéclairable et plein de sang. Le pronostic en est variable : la guérison peut survenir entière, l'œil peut être perdu par décollement rétinien ou glaucome, la récidive peut se produire. On n'a pas trouvé, dans l'état général du sujet et par les examens hématologiques, une cause qui puisse expliquer ces curieuses hémorrhagies.

Exsudats rétiniens. — On les rencontre surtout dans trois affections de la rétine :

1° Dans la rétinite albuminurique, la papille est gonflée, envahie d'exsudats qui en rendent indistincts les contours, ou ne présente qu'un aspect de papillite. Les exsudats se trouvent localisés au pôle postérieur, surtout au pourtour de la macula ; ils sont à ce niveau très petits et ressemblent souvent à des grains de semoule, qui s'ordonnent en séries, divergeant radiairement de la macula (constellation maculaire) ; les hémorrhagies sont fréquentes.

2° Dans le diabète, les exsudats ne revêtent qu'exceptionnellement la disposition en étoile autour de la macula ; ils sont irrégulièrement distribués au pôle postérieur de la rétine ; la névrite optique et les hémorrhagies sont presque de règle.

5° La rétinite leucémique est caractérisée par l'abondance des hémorrhagies et des placards exsudatifs, par sa prédilection pour la région maculaire, et par l'aspect caractéristique des vaisseaux rétiniens, qui semblent charrier un liquide laiteux.

Décollement de la rétine. — Rarement il est accompagné d'un état normal de la tension oculaire; s'il y a *hypertonie*, il s'agit très probablement d'une tumeur, le plus souvent un sarcome choroïdien; dans des cas exceptionnels, une irido-cyclite pourra provoquer à la fois de l'hypertonie passagère et un décollement.

Dans tous les autres cas, l'œil est plus ou moins atteint d'*hypotonie*; les causes les plus fréquentes de ces décollements sont, en première ligne, le traumatisme (le décollement n'est quelquefois constitué que deux ou trois semaines après l'accident), la myopie forte et les chorio-rétinites à foyers atrophiques disséminés, surtout à la périphérie; les irido-cyclites anciennes, avec atrophie du globe, s'accompagnent toujours de décollement. Puis viennent des causes moins fréquentes, la rétinite albuminurique, la stase papillaire, les rétinites métastatiques septiques, les abcès et les tumeurs de l'orbite, les sinusites. Le décollement peut enfin succéder à des attractions de la rétine par le vitré rétracté : tractus cicatriciels intravitréens, dus à des traumatismes oculaires pénétrants, au séjour de corps étrangers ou à des hémorrhagies vitréennes profuses (comme les hémorrhagies des adolescents, par exemple) et surtout à l'organisation du vitré dans les irido-choroïdites.

Papillite.—Souvent la papille, enflammée et turgescente, semble faire une légère saillie dans la cavité oculaire; aussi certains auteurs décrivent ensemble les altérations inflammatoires et œdémateuses de la papille. Leur aspect ophtalmoscopique, leur retentissement sur l'acuité visuelle et leur signification séméiologique étant absolument différents, nous les étudierons séparément, après avoir signalé cependant qu'on peut trouver entre elles des aspects intermédiaires.

La papillite indique que la totalité du nerf optique, ou seulement sa portion intra-bulbaire, est enflammée; on ne la constate pas dans les inflammations limitées à la portion rétro-bulbaire. La papillite peut s'accompagner de rétinite : **névro-rétinite**. La syphilis en est la cause la plus fréquente; la rétine dans ce cas est simplement congestionnée ou présente quelques hémorrhagies. Dans les névro-rétinites albuminurique, diabétique et leucémique, la présence d'hémorrhagies et d'exsudats dans la rétine, et même au niveau de la papille, est la règle.

La **papillite pure** reconnaît encore pour cause principale la *syphilis*, à la période secondaire ou au début de la période tertiaire. Puis viennent les *inflammations de voisinage* (abcès orbitaires ou sinusiens), les *infections générales* (septicémie, influenza, typhoïde, paludisme, oreillons, rougeole, variole, scarlatine, méningite céré-bro-spinale, pellagre); ces affections générales provoquent assez souvent la névrite optique. Il en est d'autres qui ne la produisent qu'exceptionnellement; ce sont par ordre décroissant de fréquence : les polynévrites, le béri-béri, le typhus exanthématique, la fièvre récurrente, la blennorrhagie, le rhumatisme articulaire aigu. Toutes ces infections générales peuvent aussi provoquer des névrites rétro-bulbaires, sans papillite.

Dans des cas rares, la papillite peut être produite par les *troubles de la menstruation ou de la lactation*; le pronostic en est le plus souvent favorable.

Les *affections du système nerveux* en sont rarement la cause : paralysie générale, sclérose en plaques; dans certains cas, elle coexiste avec une myélite aiguë (*neuro-myélite optique aiguë*) : la névrite optique précède presque toujours la myélite et guérit avec elle; la mort est signalée dans près de la moitié des observations (p. 290). — La papillite, comme première manifestation de l'ophtal-mie sympathique (Deutschmann), a été contestée.

· La *foudre* et les *électrocutions* provoquent de la papillite, abou-tissant à l'atrophie optique.

Stase papillaire. — Elle est symptomatique d'une compres-sion; rappelons cependant que l'œdème du nerf n'exclut pas la pos-sibilité de l'infection et qu'il existe des cas mixtes (**névrite œdéma-teuse**) où la névrite est primitive ou secondaire à l'œdème. — Une **stase papillaire unilatérale** indique une compression du nerf optique et de ses gaines par une tumeur orbitaire ou par une sinu-site ethmoïdale postérieure ou sphénoïdale (de Lapersonne). Plus rarement, la stase papillaire unilatérale traduit une affection intra-crânienne ; mais, bientôt la papille opposée se prend à son tour ; il y a souvent prédominance assez marquée de l'œdème de la papille du côté correspondant à l'affection intra-crânienne.

La **stase papillaire bilatérale**, de beaucoup la plus fréquente, est produite par une *hypertension intra-crânienne* ; d'après les chiffres de Kampherstein, sur 200 cas, 134 fois la cause était une tumeur maligne, 27 la syphilis, 9 la tuberculose, 7 un abcès cérébral, 5 l'hydrocéphalie, 5 la néphrite chronique, 2 la méningite, 2 un cysticerque intra-crânien, 2 une thrombose des sinus et 10 fois une autre cause. Cette statistique n'a pas été recueillie pendant une période d'épidémie de méningite cérébro-spinale, car la stase papillaire s'y rencontre fréquemment. Elle est signalée beaucoup moins souvent dans les statistiques récentes (Terrien et Bourdier), faites depuis l'application du sérum anti-méningococcique, que dans les précédentes (Heine, Nacht, Cosmettatos, Uhthoff), sans doute parce que les cas graves sont moins nombreux avec cette thérapeutique nouvelle. Dans la méningite tuberculeuse, Dupuy-Dutemps n'a constaté la stase papillaire que 5 fois sur 55 cas.

Il ressort de cette statistique de Kampherstein que les tumeurs cérébrales, malignes ou bénignes, sont dans plus de 75 % des cas la cause de la stase papillaire. — La localisation de la tumeur influe sur la fréquence de la stase. Dans les tumeurs du cervelet, elle existe 87 à 95 fois % ; 90 fois % dans celles des tubercules quadrijumeaux ; 64 fois % dans celles du lobe temporal (il s'agit plus souvent d'abcès otitiques que de tumeurs malignes) ; 56 fois % dans celles du lobe occipital ; 50 fois % dans celles des lobes frontaux et pariétaux ; 33 fois % dans celles de la protubérance ; 18 fois % dans celles des couches optiques et 6 fois % dans celles des pédoncules. — En somme, il existe des tumeurs cérébrales sans stase papillaire, mais il existe peu de stases papillaires qui ne soient pas dues à une tumeur cérébrale (dans le sens large du terme) ; on conçoit l'importance énorme de cette constatation ophtalmoscopique, lorsqu'il est nécessaire d'affermir un diagnostic incertain.

Une forme assez spéciale de stase papillaire est celle que produisent les déformations crâniennes et en particulier le crâne en tour, ou *oxycéphalie* (fig. 89), caractérisé par une étroitesse marquée du front et par la forme cônique ou cylindrique du crâne. Dans les cinq premières années de la vie, il se produit une stase papillaire (rarement observée, car la baisse de la vision est alors peu considérable et les parents ne s'en aperçoivent pas), qui conduit à l'atrophie post-névritique; ces sujets sont donc aveugles ou presque. La trépanation agirait par décompression et pourrait éviter la cécité (Ponfick, Bourneville, Dorfmann). Il s'agit probablement d'un processus méningitique, lié au développement vicieux du crâne. Ces sujets, malgré leur aspect stupide, ont généralement une intelligence normale. — L'*hydrocéphalie* s'accompagne fréquemment de lésions optiques analogues.

La stase papillaire a été signalée 4 fois dans les *coups de feu du crâne*; elle le serait beaucoup plus souvent si ces blessés étaient, dans tous les cas, l'objet d'un examen oculaire précis (Coutela).

La grande valeur séméiologique de la stase papillaire peut être diminuée, si on l'observe assez longtemps

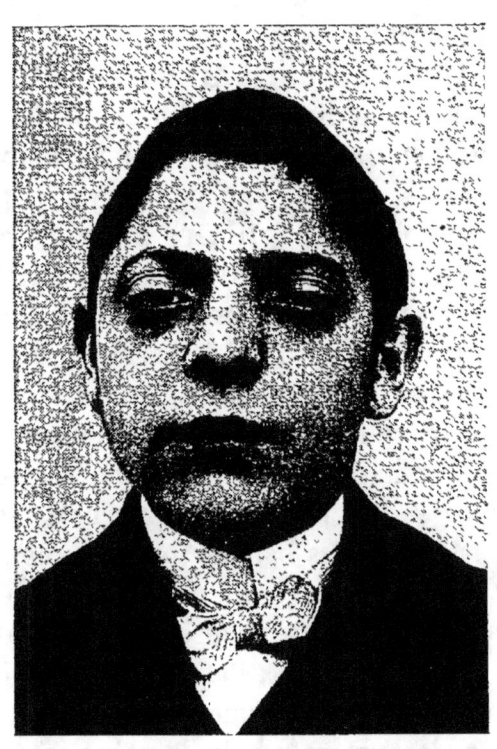

Fig. 89. — Atrophie optique bilatérale par oxycéphalie (crâne en tour).

après le début de l'affection, la stase ayant fait place à l'atrophie post-névritique. Il sera nécessaire de s'entourer de tous renseignements pour faire le diagnostic rétrospectif d'atrophie post-névritique, consécutive à une névrite œdémateuse (ou stase papillaire) ou à une névrite inflammatoire (papillite).

Excavation papillaire. — Cet aspect pathologique, qu'on ne confondra pas avec l'excavation papillaire physiologique (p. 176), traduit le refoulement de la lame criblée par une hypertension intra-oculaire. On pourra la trouver dans les *irido-cyclites anciennes* avec hypertension, mais en général les milieux sont troubles et sa constatation est impossible; quelquefois elle accompagne l'hypertension des *tumeurs intra-oculaires*. Dans l'immense majorité des cas, elle est symptomatique d'un *glaucome*; on l'observe soit dans le glaucome chronique, soit dans le glaucome aigu ou subaigu, qui n'en est plus à sa première poussée; il faut en effet que l'hypertension dure depuis un certain temps, pour que le refoulement de la lame criblée ait eu le temps de se produire.

Atrophie papillaire. — Elle affecte, nous le savons, deux aspects très distincts, selon que la dégénérescence des fibres a eu lieu d'emblée, ou à la suite d'une inflammation ou d'un œdème du nerf.

L'atrophie papillaire simple ou primitive (contours nets de la papille) peut n'être que **partielle**; c'est celle qu'on rencontre dans les névrites rétro-bulbaires toxiques (alcool et tabac, thyroïdine, plomb, sulfure de carbone, alcool méthylique, iodoforme, quinine, acide filicique, pelletiérine), dans la sclérose en plaques, l'obstruction d'une seule branche de l'artère centrale de la rétine, les traumatismes du nerf optique, directs ou indirects, par fissure de la base du crâne ou de l'orbite, les compressions partielles du chiasma ou des bandelettes par une affection intra-crânienne.

L'atrophie partielle peut n'être que le début d'une atrophie générale et relever des causes que nous allons énumérer.

Le plus souvent, l'atrophie papillaire primitive est **générale**; les causes les plus fréquentes en sont la syphilis, le tabes, l'oblitération de l'artère ou de la veine centrales de la rétine, le glaucome (la papille est excavée en même temps qu'atrophiée), la dégénérescence pigmentaire de la rétine. Plus rarement, elle est produite par certaines affections cérébro-spinales : la maladie de Friedreich, l'hérédo-ataxie cérébelleuse, la sclérose en plaques, la syringomyélie, la paralysie générale.

Une forme assez spéciale est celle qui survient à la suite d'hémorrhagies graves; nous en reparlerons (p. 333).

Une autre variété particulière d'atrophie optique est celle qui a été décrite, par Leber, sous le nom de *névrite rétro-bulbaire héréditaire et familiale* (p. 215). Elle se manifeste plutôt chez les garçons, mais se transmet surtout par les filles ; le début en a lieu entre 15 et 25 ans ; il est en général assez brusque ; en quelques semaines l'acuité visuelle est devenue très basse ; le champ visuel reste cependant presque normal et ces individus peuvent encore se conduire ; la cécité totale est rare. L'affection est bilatérale.

On faisait autrefois grand cas de la distinction entre l'atrophie blanche et l'atrophie grise, celle-ci étant considérée comme pathognomonique de tabes ; en réalité, l'atrophie tabétique revêt quelquefois une teinte un peu grise ; cette teinte, qui dépend de la disposition de la lame criblée, doit faire penser plutôt au tabes ; mais il n'y a rien d'absolu.

L'atrophie post-névritique est presque toujours générale. Sa signification séméiologique nous est connue, puisqu'elle succède soit à une inflammation de la terminaison du nerf (*papillite*, p. 222), soit à son infiltration œdémateuse (*stase papillaire*, p. 223). Comme nous l'avons dit, la difficulté, en présence d'une atrophie post-névritique, sera de savoir si elle a succédé à une inflammation ou à un œdème ; l'examen des autres parties de l'œil, de l'état général, la recherche d'autres signes de tumeur cérébrale seront indispensables. L'examen de l'autre papille, moins atteinte, permettra peut-être de constater encore une stase ou une papillite en évolution.

TROISIÈME PARTIE
APPAREIL OCULAIRE SENSITIF

CHAPITRE PREMIER
ANATOMIE DE L'APPAREIL OCULAIRE SENSITIF

La sensibilité de l'appareil oculaire est assurée par un seul nerf, le trijumeau ou Vᵉ paire. Nous avons vu que ce tronc nerveux collecte les impressions sensitives d'une zone cutanée et muqueuse très vaste, correspondant aux territoires réunis de plusieurs nerfs moteurs, autrefois nerfs mixtes, dont il a accaparé à son profit les qualités sensitives.

C'est, d'autre part, un nerf complexe, qui, outre ses fonctions propres, sert de conducteur à des fibres nerveuses qui lui sont étrangères (fibres venues du sympathique, du facial, etc.).

L'appareil oculaire sensitif comprend deux neurones, l'un périphérique, l'autre central.

A. — APPAREIL OCULAIRE SENSITIF PÉRIPHÉRIQUE

Il est constitué comme l'appareil sensitif spinal. Les *voies centripètes* sont représentées par les trois branches du trijumeau (maxillaires inférieur et supérieur, ophtalmique de Willis); le *ganglion*, ou agglomération des centres cellulaires, est le ganglion de Gasser, répondant exactement au ganglion rachidien des nerfs médullaires. La *voie centrifuge* est formée par le tronc du trijumeau, centrifuge par rapport au ganglion de Gasser et centripète par rapport aux centres encéphaliques; ce tronc représente donc le segment centrifuge du neurone périphérique.

Le **nerf ophtalmique de Willis** (fig. [52 et 90) est composé par la réunion de trois branches principales : les nerfs nasal, frontal et lacrymal.

Le **nerf nasal** naît de la réunion du nasal externe et du nasal interne ; le **nasal externe**, formé de filets *lacrymaux* (sac et canalicules lacrymaux), *nasaux* (peau de la racine du nez) et *palpébro-conjonctivaux*, suit le bord inférieur du grand oblique ; le **nasal interne**, ou filet ethmoïdal, résume le *nerf naso-lobaire*, qui donne la sensibilité à la peau du lobe du nez et de la paroi externe des fosses nasales, et le *nerf de la cloison*. Ce nerf nasal interne, né au niveau de la lame criblée de l'ethmoïde, pénètre dans l'orbite par la partie supérieure de sa paroi interne.

Le nasal, ainsi constitué au trou orbitaire interne antérieur, gagne la fente sphénoïdale, en passant entre le grand oblique et le droit interne ; il s'engage sous le droit supérieur, à la face inférieure duquel il adhère quelquefois, et surcroise, oblique en arrière et en dehors, le nerf optique et l'artère ophtalmique. Il sort de l'orbite par la partie interne (anneau de Zinn) de la fente sphénoïdale ; au niveau de cet anneau, il est en rapport avec les nerfs oculo-moteurs commun et externe et la veine ophtalmique, qui traversent aussi cet anneau ; plus en dehors, avec les organes qui traversent la fente sphénoïdale en dehors de l'anneau ; plus en dedans, avec le nerf optique et l'artère ophtalmique.

Parmi les nerfs sensitifs, le nasal est le seul qui chemine dans l'orbite à l'intérieur du cône musculaire et qui traverse l'anneau de Zinn (le frontal et le lacrymal sont dans l'espace ostéo-musculaire de l'orbite et franchissent la fente sphénoïdale en dehors de cet anneau).

Dans son trajet orbitaire, le nasal a reçu des *collatérales* : la *racine longue du ganglion ophtalmique* ; les deux *nerfs ciliaires longs*, issus du pôle postérieur de l'œil, en compagnie des nerfs ciliaires courts qui vont au ganglion ophtalmique (voy. Nerfs intra-oculaires, p. 19) ; le *filet sphéno-ethmoïdal* (muqueuse du sinus sphénoïdal et des cellules ethmoïdales postérieures).

Le **nerf frontal**, branche la plus volumineuse de l'ophtalmique, naît de la réunion de deux nerfs : le **frontal interne**, formé de *filets frontaux*, dont quelques-uns viennent même du vertex, convergeant en éventail vers l'orbite, et de *filets palpébro-conjonctivaux*. Le frontal interne pénètre dans l'orbite en dehors de la poulie du grand oblique; — le **frontal externe**, entrant dans l'orbite par l'échancrure sus-orbitaire et formé de *filets frontaux*, cutanés, osseux et muqueux (sinus frontal) et *palpébro-conjonctivaux*.

Le frontal, une fois constitué, chemine au contact de la voûte

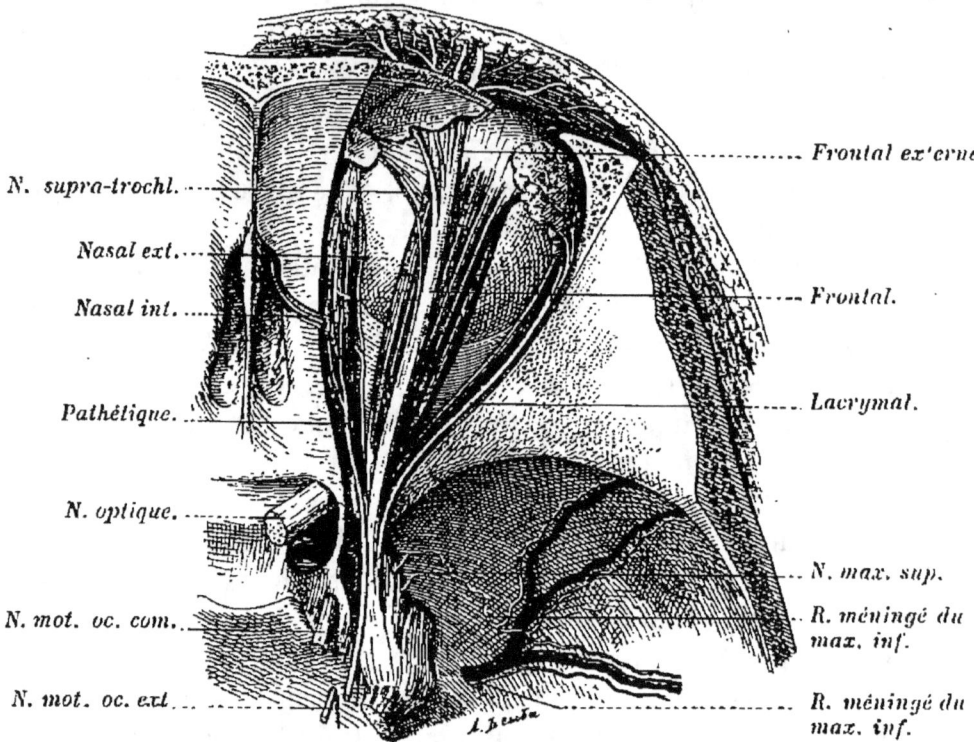

N. supra-trochl.

Nasal ext.

Nasal int.

Pathétique.

N. optique.

N. mot. oc. com.

N. mot. oc. ext

Frontal externe.

Frontal.

Lacrymal.

N. max. sup.

R. méningé du max. inf.

R. méningé du max. inf.

Fig. 90. — Nerf ophtalmique de Willis et ses branches; d'après Hirschfeld, modifié par Cunéo.

orbitaire, au-dessus du releveur palpébral, et gagne la fente sphé-noïdale, dont il traverse la partie externe, en dehors de l'anneau de Zinn. Il est là en compagnie du pathétique, en dedans, et du lacrymal, en dehors.

Dans son trajet, il a reçu une branche importante, le *nerf supra-trochléaire d'Arnold*, qui, né de la région supéro-interne du pour-tour orbitaire, pénètre dans l'orbite au-dessus de la poulie du grand oblique.

Le **nerf lacrymal**, très grêle, naît de *rameaux palpébro-con-*

jonctivaux et de *rameaux lacrymaux*. Ces derniers émanent de réseaux de fibrilles intra-cellulaires, d'où partent des fibres, lisses ou variqueuses, anastomosées entre elles pour former un réseau hypolemmal, étalé entre les cellules et au-dessous de la membrane basale; de lui s'échappent des fibres, qui perforent la basale, pour constituer en dehors d'elle le réseau épilemmal, origine des cylindraxes.

Le lacrymal chemine contre la paroi orbitaire externe, au-dessus du bord supérieur du droit externe, et sort de l'orbite par la partie supéro-externe de la fente sphénoïdale, en dehors de l'anneau de Zinn.

Il reçoit deux *anastomoses* : l'une, inconstante, venue du pathétique, qui lui restitue ses fibres sensitives, lorsqu'il en a reçu de lui au niveau du sinus caverneux; l'autre, bien plus importante, émane du rameau orbitaire du maxillaire supérieur, qui le rejoint par une arcade anastomotique, d'où naissent des filets lacrymaux, cutanés et palpébro-conjonctivaux, ainsi que le nerf cutané temporo-malaire.

Le **nerf ophtalmique de Willis** se constitue, par la réunion des trois nerfs précédents, immédiatement en arrière de la fente sphénoïdale; il chemine dans la paroi externe du sinus caverneux, en rapport avec les III⁰ et IV⁰ paires, la VI⁰ paire étant dans l'intérieur du sinus avec la carotide interne. Dès son émergence de la paroi du sinus, il se jette dans le ganglion de Gasser.

Pendant ce trajet, l'ophtalmique reçoit des *anastomoses*, filets sympathiques que lui envoie, pendant son passage dans la paroi du sinus caverneux, le plexus péricarotidien. Il reçoit également le *nerf récurrent d'Arnold*, ou *nerf de la tente du cervelet*, lui apportant des filets méningés.

Le **ganglion de Gasser** affecte la forme d'un croissant, logé sur la partie interne de la face endocrânienne du rocher, dans un dédoublement de la dure-mère (cavum de Meckel). Il est en rapport, en avant, avec les trois racines qu'il reçoit; en arrière, avec le tronc du trijumeau qui en émane; en dedans, avec la paroi externe du sinus caverneux et les nerfs qui s'y trouvent contenus; en bas, avec la portion motrice du trijumeau qui gagne le nerf maxillaire inférieur, les nerfs grand et petit pétreux superficiels, le rocher, dont une mince lamelle osseuse le sépare du canal carotidien intra-pétreux.

Il existe quelquefois de petits *ganglions aberrants ou accessoires*, accolés aux racines du trijumeau.

Le **trijumeau** est [formé des trois racines sensitives, unies au niveau du ganglion de Gasser ; accolé à lui est le nerf masticateur, qui représente la partie motrice de ce nerf mixte. Au moment où il sort du cavum de Meckel, le trijumeau croise la crête du rocher et est surcroisé par le sinus pétreux supérieur ; puis il s'infléchit en bas et en arrière, cheminant entre le versant postérieur de la face endocrânienne du rocher et le pédoncule cérébelleux moyen ; il pénètre, par 50 ou 40 filets, dans la partie moyenne de la protubérance, au point où elle se continue avec le pédoncule cérébelleux moyen.

Les filets vont ensuite gagner les noyaux d'origine du neurone sensitif central ; ils se groupent en quatre faisceaux ou **racines** : la *racine descendante ou spinale*, longue de 35 millimètres, descendant, profondément située, jusqu'à la jonction de la moelle et du bulbe, au-dessous de l'entrecroisement des faisceaux pyramidaux ; — la *racine ascendante ou cérébrale*, bien moins épaisse, longue de 15-18 millimètres, va en s'épuisant jusque sous les tubercules quadrijumeaux ; elle forme sur la coupe un croissant englobant la substance grise de l'aqueduc, la valvule de Vieussens et la partie moyenne de l'anse du pathétique ; en dehors d'elle est le pédoncule cérébelleux supérieur, en arrière le pathétique ; — la *racine du locus cœruleus* ; — la *racine cérébelleuse*, qui gagnerait le cervelet en passant par le pédoncule cérébelleux supérieur, n'est pas admise par tous les auteurs.

B. — APPAREIL OCULAIRE SENSITIF CENTRAL

Le neurone central est essentiellement constitué par des cellules, groupées en amas ou noyaux, d'où partent des conducteurs, gagnant l'écorce ou d'autres noyaux encéphaliques.

Le **noyau gélatineux**, ou **substance de Rolando**, est une des terminaisons de la substance gélatineuse des cornes postérieures de la moelle. C'est un grand noyau, allongé sur tout le trajet de la racine spinale, dont il occupe la partie antéro-interne (fig. 6).

Le **noyau sensitif** est petit et placé à la partie supérieure du noyau gélatineux, dont, pour quelques auteurs, il ne serait que l'extrémité supérieure.

Le **noyau sensitif supérieur**, ou **colonne vésiculeuse**, est formé d'îlots de grosses cellules, se pressant sur toute la hauteur de la racine cérébrale.

Le **locus cœruleus** est un amas cellulaire placé superficiellement, sous l'épendyme du plancher du 4e ventricule, dont il occupe la partie supérieure.

Les cylindraxes, émanés de ces divers noyaux, vont se joindre au ruban de Reil et se dirigent vers deux destinations principales : d'une part, la **voie réflexe** (*noyaux moteurs* bulbaires, protubérantiels et pédonculaires, surtout les noyaux oculo-moteurs ; *centres réflexes* : couche optique, tubercules quadrijumeaux, noyau lenticulaire) ; d'autre part, la **voie corticale** (terminaisons corticales du ruban de Reil dans la région périrolandique).

CHAPITRE II

PHYSIOLOGIE DE L'APPAREIL OCULAIRE SENSITIF
EXAMEN CLINIQUE DE CET APPAREIL

L'ophtalmique est un nerf extrêmement complexe ; il contient des éléments d'emprunt et des éléments qui lui sont propres.

Ses *fibres motrices* (irido-dilatation) ont été étudiées ailleurs (p. 55). Ses *fibres sécrétoires* (humeur aqueuse, larmes, sécrétion conjonctivale, sécrétion des muqueuses sinusiennes) et *vaso-motrices* (intra-oculaires et extra-oculaires), le seront dans la IVe partie. Ses *éléments sensitifs* seuls doivent nous retenir ici.

Son territoire sensitif est extrêmement étendu : il recueille des impressions sensitives *cutanées* (lobe du nez, parties inférieure et supérieure du nez mais non la partie moyenne, paupière supérieure, région antérieure de la tempe, front jusqu'au vertex), *ostéo-périostées* (les parties osseuses sur lesquelles ses filets cheminent), *muqueuses* (tiers antérieur des parois interne et externe des fosses nasales, les sinus frontaux, ethmoïdaux et sphénoïdaux, la conjonctive, les voies lacrymales), *glandulaires* (glande lacrymale, glandes conjonctivales), *oculaires* (toute la sensibilité si vive de la cornée, de la sclérotique et de toutes les membranes intra-oculaires), *musculaires* (tonus et sensibilité des muscles orbitaires), *méningées* (tente du cervelet et dure-mère formant le périoste de la région fronto-orbitaire de l'endocrâne).

Le globe oculaire, y compris la cornée et un anneau de la conjonctive, large de 3-4 millimètres, autour du limbe scléro-cornéal, est innervé par le système des nerfs ciliaires ; le reste du territoire, énuméré plus haut, l'est directement par l'ophtalmique. Les fibres sensitives du système ciliaire passent, les unes par les nerfs ciliaires longs (allant directement au nasal), les autres par les nerfs ciliaires courts ; mais ces dernières fibres traversent le ganglion sans s'y arrêter et gagnent le nasal par la racine sensitive du ganglion. Par conséquent, toutes les fibres du trijumeau, qu'elles soient directes ou fassent partie du système ciliaire, sont identiques au point de vue neuronal : aucune cellule nerveuse n'est interposée sur leur parcours, de leurs origines au ganglion de Gasser.

Sensibilité oculaire. — Elle est très vive; nous rappellerons seulement la sensibilité des cils et du bord palpébral, de l'iris et du corps ciliaire (douleurs localisées à la pression dans leurs inflammations, insuffisance fréquente de l'anesthésie locale dans les interventions sur l'iris enflammé, etc.); mais nous insisterons davantage sur celle de la conjonctive et de la cornée.

La **conjonctive** est rendue sensible par de nombreux nerfs : le lacrymal, le frontal, le nasal se partagent l'innervation de ses parties périphériques, les parties juxta-cornéennes étant innervées par les ciliaires.

La *sensibilité à la douleur* est très vive, mais s'atténue rapidement (corps étrangers tolérés); elle est plus marquée au voisinage du bord libre des paupières.

La *sensibilité au contact* existe partout, sauf en quelques points épars, assez rares et variables selon les individus.

La *sensibilité à la température* n'a rien de spécial.

Les *poisons* n'agissent pas toujours de la même façon sur la conjonctive et la cornée : les anesthésiques locaux (cocaïne, stovaïne, etc...) agissent également sur ces deux membranes, mais plus lentement sur l'iris; le chloroforme insensibilise la conjonctive avant la cornée, tandis que l'inverse a lieu dans l'empoisonnement par la strychnine.

Le *courant électrique* est perçu comme une piqûre.

La **cornée** est rendue sensible dans ses parties centrales et moyennes par les nerfs ciliaires, dans ses parties périphériques par quelques nerfs venus de la conjonctive. Magendie et Claude Bernard ont montré que la section des ciliaires ne rend point insensible la partie marginale de la cornée.

La *sensibilité à la douleur* est très grande; elle est reveillée par une pression moyenne de 1 à 2 milligrammes (Kruckmann); elle est moins vive chez le vieillard, surtout à la périphérie; au niveau de l'arc sénile, la sensation n'est perçue que par des pressions de 15 à 20 milligrammes (Cerise).

La *sensibilité au contact* a été niée par Frey et Kruckmann; Ranvier la déclare mauvaise à la périphérie et presque nulle au centre; Nagel l'admet pour toute la cornée. Elle est en tout cas fort imprécise : un compas de Weber, constitué par deux poils, ne donne la double sensation que si les points de contact sont espacés de plus d'un demi-centimètre.

La *sensibilité thermique* a été niée également; Nagel admet que certains points seulement de la cornée sentent les différences de température; elles peuvent s'accompagner aussi de sensations douloureuses; un courant d'air, même chaud, produit la sensation de froid.

Réflexes à point de départ cornéo-conjonctival. — Les **réflexes à distance** consistent surtout en *mouvements du corps ou de la tête, salivation, éternuement, mouvements de déglutition.* Il existe aussi une contraction du ptérygoïdien interne, projetant la mâchoire du côté opposé (*réflexe cornéo-mandibulaire de Solder*). L'influence des impressions cornéo-conjonctivales sur la respiration est variable. Sur le sujet qui n'est pas en état de syncope, il peut se produire un *arrêt de la respiration* (Guttmann); cet arrêt est causé également par l'excitation de la muqueuse pituitaire; il est probable que le nerf nasal représente la voie centripète de ce réflexe. Pendant l'état syncopal, si la syncope est d'origine respiratoire, la projection dans le cul de sac conjonctival de térébenthine, de sulfate de fer ou de cuivre, provoque fréquemment la *reprise de la respiration* (Chevrotier, Gélibert) ; cet effet ne peut être obtenu dans les syncopes d'origine cardiaque.

Les **réflexes locaux** sont des congestions et des réactions de défense. La *réplétion des vaisseaux conjonctivaux* est produite par les irritations cornéo-conjonctivales légères et courtes; des irritations plus fortes et prolongées entraînent en outre la *réplétion des vaisseaux ciliaires.*

Les **réactions de défense** produisent la fermeture des paupières, le myosis et la sécrétion de larmes. L'*occlusion palpébrale* n'est qu'un clignement si l'irritation est faible; c'est une occlusion permanente dans le cas contraire. Le clignement est toujours bilatéral; il est plus énergique si l'excitant est froid que s'il est chaud. Le *myosis* n'est pas dû à la mise en jeu d'un réflexe allant jusqu'aux centres.

puisque la section du trijumeau ne l'empêche pas de se produire (Krause) ; il dépend d'un arc réflexe périphérique ; la majorité des auteurs le jugent d'origine active, par contraction réflexe du sphincter ; d'autres pensent qu'il est passif, dû seulement à la réplétion plus grande des vaisseaux de l'iris (on sait en effet que, lorsque l'iris est congestionné, la pupille se rétrécit) ; il est vraisemblable que ces deux facteurs interviennent à la fois. L'*hypersécrétion lacrymale* ne manque jamais ; elle joue dans le cas particulier un rôle de défense : elle contribue à entraîner les corps étrangers, évite la dessiccation de la cornée, facilite les mouvements palpébraux.

La sensibilité cornéenne est donc une sentinelle qui protège le globe oculaire. Nous verrons qu'une affection, le syndrome oculaire neuro-paralytique, s'accompagne toujours de troubles sensitifs profonds : l'anesthésie en est-elle le seul facteur ou ne s'agit-il pas de troubles trophiques ? Il faudrait au préalable démontrer qu'il existe réellement des **nerfs trophiques de la cornée.**

Les anciens classiques les admettaient. Berger et Lœwy les décrivent comme quittant le tronc du trijumeau avant le ganglion de Gasser et rejoignant l'ophtalmique par des anastomoses, ce qui explique que la gassérectomie ne produise pas toujours la kératite neuro-paralytique (fait mis en évidence par Krause et Leber).

La majorité des auteurs actuels nient l'existence de nerfs trophiques : « la peau et la cornée n'ont d'autres nerfs trophiques que ceux qui président à l'activité fonctionnelle des cellules » (Morat et Doyon).

Les éclectiques admettent l'absence de nerfs trophiques vrais, différenciés pour cette fonction, mais accordent aux fibres du trijumeau une influence certaine sur la vitalité des vaisseaux, indépendamment de leurs propriétés vaso-motrices et sensitives. Angelucci, sectionnant le trijumeau par le procédé de Vulpian, constate, peu de temps après, des troubles graves des vaisseaux et la desquamation par endroits de l'épithélium cornéen ; si l'on produit un processus inflammatoire, la réaction est tumultueuse et désordonnée. Iodato a constaté les mêmes altérations dans la glande lacrymale après section du nerf lacrymal. Dans l'inanition, on retrouve des lésions vasculaires à peu près identiques.

EXAMEN CLINIQUE DE L'APPAREIL OCULAIRE SENSITIF

Cet examen est très facile ; pour une exploration clinique rapide, on peut se contenter de toucher la surface de la cornée et de la conjonctive avec un objet mousse de petites dimensions (extrémité d'une sonde lacrymale), ou un fragment de papier; il faut tenir les paupières écartées, afin de ne pas toucher les cils ou le bord palpébral.

Il sera fait d'une façon plus précise avec les différents esthésiomètres cornéens; un des meilleurs et des plus simples est celui de Cerise. Ces appareils sont basés sur la mesure de la pression que développe un poil appliqué sur la cornée, avec une poussée suffisante pour provoquer la sensation de contact.

On devra toujours le pratiquer, non seulement au centre, mais à la périphérie de la cornée, au niveau de la zone périlimbaire de la conjonctive et de ses parties périphériques.

La recherche de la sensibilité cutanée (hyperesthésie, ou hypoesthésie, anesthésie) sera effectuée en tous les points de la région et sera complétée par celle des troubles sensitifs au niveau de la muqueuse pituitaire.

A cet examen de la **sensibilité objective**, il faudra ajouter celui de la **sensibilité subjective**. La *douleur provoquée* sera recherchée par de légères pressions digitales, au niveau de l'émergence des troncs nerveux : nasal interne et externe, frontal interne et surtout sus et sous-orbitaires. Au niveau du globe oculaire, on palpera la région des procès ciliaires, afin d'éveiller la douleur à la pression de l'iridocyclite; il suffit de faire diriger le regard vers le sol, la tête restant droite, et de presser très légèrement, à travers la paupière fermée, sur la région ciliaire; cette région correspond à un cercle distant de 3 à 4 millimètres du limbe cornéen. La douleur provoquée devra être étudiée aussi dans les mouvements du globe oculaire, qu'on fera déplacer dans les diverses directions.

La *douleur spontanée* est le trouble sensitif le plus fréquent ; l'interrogatoire du malade en précisera les caractères (intensité, localisation, durée, alternatives, etc.).

CHAPITRE III

SYMPTOMES DES LÉSIONS DE L'APPAREIL OCULAIRE SENSITIF SÉMÉIOLOGIE DE CES SYMPTOMES

A. — TROUBLES IRRITATIFS

Névralgie de l'ophtalmique. — Elle fait le plus souvent partie de la névralgie de la face ou du trijumeau ; elle existe cependant à l'état isolé, portant sur la totalité du tronc ou sur une de ses branches seulement.

Cette névralgie procède par *accès*, précédés quelquefois de sensations anormales de cuisson, de fourmillement ou de piqûre ; le plus souvent ils éclatent brusquement. La violence de ces accès est très variable : ils sont en général fort douloureux et peuvent arracher des cris au malade. Les irradiations douloureuses sont de règle et dépassent le territoire de l'ophtalmique.

La sensibilité objective n'est jamais normale ; parfois, il y a anesthésie, surtout dans les cas anciens et graves ; plus fréquemment, les téguments, la conjonctive, la cornée sont le siège d'une hyperesthésie manifeste.

La photophobie et un léger blépharospasme sont presque constants.

Il en est de même des troubles vaso-moteurs ; ils consistent en rougeur et élévation de la température locale au niveau des zones douloureuses ; la conjonctive est légèrement œdématiée, chémotique. Les glandes subissent une poussée d'hypersécrétion ; les larmes sont abondantes et chaudes, les téguments présentent une sécrétion sudorale exagérée.

La pression au niveau de l'émergence des nerfs met en évidence l'existence de points douloureux, dont le plus constant et le plus sensible est le point sus-orbitaire, à l'émergence du frontal externe ; le point nasal (émergence du nasal externe près de la poulie du grand oblique), et le point naso-lobaire (lobule du nez), sont fréquents; au niveau de la bosse frontale et de la bosse pariétale (points d'anastomose du frontal avec les branches du plexus cervical), il n'est pas rare de trouver des points douloureux.

La durée des accès, leur intensité et leur fréquence sont très variables; les douleurs vont en général jusqu'à un maximum, ou paroxysme, pour décroître ensuite graduellement.

Dans l'intervalle des accès, le malade ne ressent rien, ou éprouve des sensations de lourdeur ou de chaleur, qui lui font craindre le retour des accès et lui font éviter tout mouvement brusque de la tête, les impressions lumineuses vives, la fatigue oculaire, le froid, causes de rappel des accès. On peut constater quelquefois, quoique d'une façon moins nette, la persistance des points douloureux. C'est seulement dans les cas graves et anciens qu'il existe une anesthésie plus ou moins marquée, accompagnée ou non de troubles trophiques, portant sur la peau et les poils.

Le **tic douloureux** est une névralgie dans laquelle les troubles moteurs, au lieu de ne consister qu'en blépharospasme léger et de courte durée, prennent une importance symptomatique très grande; ce blépharospasme intense revêt la forme clonique ou tonique. Les douleurs sont atroces, et le pronostic est, en général, plus sévère.

La névralgie de l'ophtalmique est d'un diagnostic différentiel facile; on éliminera aisément les douleurs plus ou moins fugaces, ou topoalgies, des neurasthéniques, les céphalées de nature diverse, l'asthénopie oculaire, les douleurs produites par des affections oculaires, et le début d'un zona ophtalmique.

Les névralgies dépendent quelquefois de causes qui nous échappent; on leur donne alors le nom de « névralgies essentielles », terme à rejeter absolument. L'état névropathique ou arthritique du sujet sont des causes prédisposantes. mais la cause immédiate, inconnue quelquefois, n'en est pas moins toujours existante.

Les névralgies peuvent être fonctionnelles, chez les *hystériques* par exemple. Presque toujours cependant, elles sont de cause organique; il s'agit, le plus souvent, d'une *névrite* du nerf ou du ganglion de Gasser, provoquée par une intoxication hétérogène (alcool, tabac, plomb), endogène (diabète, goutte), ou par une infection : la grippe, la syphilis, le paludisme, le rhumatisme, etc.

Les *irritations mécaniques* du nerf sur un point quelconque de son trajet orbitaire ou crânien, sont provoquées par des tumeurs, des anévrysmes, des sinusites, des fractures osseuses, des gommes ou des tubercules, etc.... Nous devons faire, là encore, une place à part à la syphilis et à ses multiples manifestations, et signaler les névralgies des tabétiques (« crises ophtalmiques » de Pel, dues pour les uns, à une névrite vraie, pour les autres, à une irritation méningée).

La cause de la névralgie peut résider plus haut encore, dans l'*encéphale*, ou, au contraire, dans une irritation des *extrémités terminales* du nerf (au niveau des dents, de la pituitaire, de l'œil, etc.).

On doit à Pitres une méthode précieuse pour le diagnostic du siège de la cause. Elle consiste à faire des injections de cocaïne, soit sous les téguments au point douloureux, soit le long du trajet du nerf dans son canal osseux, soit dans la cavité sous-arachnoïdienne. D'après le résultat obtenu, Pitres classe les névralgies en quatre classes :

a. Les névralgies qui s'apaisent (au moins momentanément) par une injection de cocaïne *loco dolenti* ; elles sont de cause terminale.

b. Les névralgies qui résistent aux injections de cocaïne *loco dolenti*, mais qui s'apaisent par les injections faites sur le trajet du nerf, *à condition qu'elles portent au-dessus du point altéré* ; ce sont les névralgies de cause funiculaire (tronc nerveux).

c. Celles qui résistent aux deux premiers modes d'injection, mais qui cèdent aux injections intra-arachnoïdiennes, comme c'est le cas pour les douleurs fulgurantes des ataxiques ; ce sont les névralgies de cause radiculo-ganglionnaire.

d. Enfin, celles qui résistent à toutes ces injections, névralgies mal connues, qui paraissent rares et dont la cause réside plus haut, dans l'axe médullo-encéphalique.

Asthénopie oculaire. — Les manifestations sensitives de l'asthénopie s'accompagnent le plus souvent de troubles sensoriels et de troubles moteurs; l'étude en a été faite à propos de ces derniers (p. 88).

Douleurs dans les affections oculaires. — Nous n'y insisterons guère; disons seulement que ces douleurs ne sont pas toujours localisées à l'œil, mais s'irradient souvent au pourtour de l'orbite et au front; quelquefois même, les douleurs péri-oculaires existent seules et l'absence de douleurs au niveau de l'œil peut entraîner des erreurs de diagnostic.

La plupart du temps, les affections oculaires douloureuses sont accompagnées de symptômes réactionnels (kératites, conjonctivites, iritis, glaucome, panophtalmie, ténonite, etc.); quelquefois cependant, la réaction inflammatoire est nulle (névrite rétro-bulbaire), ou presque nulle (certains glaucomes subaigus, etc.).

La **kératalgie traumatique récidivante** mérite une place à part. Quelques jours après un traumatisme insignifiant, le sujet ressent une brusque douleur; elle est localisée à l'œil sans irradiations, croît rapidement jusqu'à une intensité assez grande et décroît après quelques heures ou quelques jours; l'examen local fait constater souvent, mais non toujours, une légère exulcération ou une petite phlyctène de la cornée. Cette crise n'est pas unique et la récidive est fréquente, sous l'influence de traumatismes insignifiants; les crises vont en diminuant de fréquence et d'intensité.

Le diagnostic différentiel se fera par l'instillation de fluorescéine, qui colorera l'exulcération. On éliminera facilement le zona ophtalmique (anesthésie cutanée, vésicules cutanées, répartition typique des lésions, etc.), et l'herpès cornéen, fébrile ou non (vésicules cornéennes nombreuses, à bords taillés à pic, durant peu de temps); du reste, ces deux affections sont accompagnées d'anesthésie de la cornée, qui est au contraire toujours hyperesthésique dans la kératalgie récidivante.

Zona ophtalmique. — Le zona ophtalmique, malgré l'anesthésie cornéenne concomitante, doit être classé parmi les troubles irritatifs du trijumeau.

Les *prodromes* manquent quelquefois; le plus souvent, le zona est annoncé par des douleurs locales, de plus ou moins longue durée, variables aussi dans leur modalité et leur intensité; cette névralgie reste unilatérale. Les prodromes généraux consistent surtout en malaises, nausées, frissons, fièvre, anorexie; lorsqu'ils existent, ils précèdent de peu le zona.

L'*éruption du zona* éclate assez brusquement; elle apparaît sous forme de placards érythémateux, de surface inégale, reposant sur un œdème, qui atteint son maximum au niveau de la paupière.

En peu d'heures, on voit apparaître sur ces placards des vésicules citrines, se fusionnant en grosses bulles irrégulières ; elles se localisent à peu près sur le trajet des gros troncs nerveux, d'une façon assez inégale cependant ; au niveau du front, elles forment des séries verticales, s'écartant un peu en forme d'éventail ouvert en haut ; la paupière supérieure présente le maximum de bulles à sa partie supéro-interne. Si le filet naso-lobaire est atteint, on trouve des vésicules au niveau du lobe du nez et sur la pituitaire.

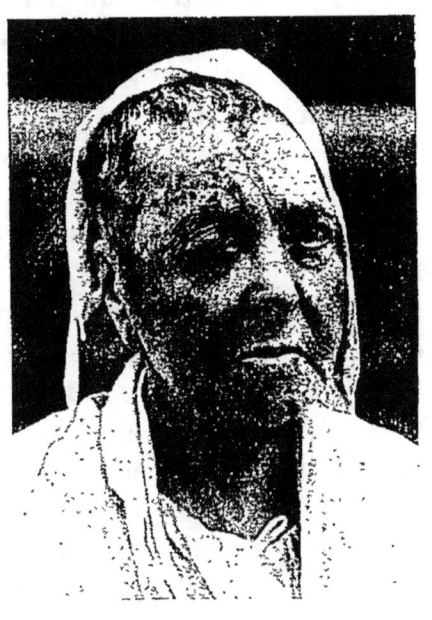

L'éruption ne dépasse jamais la ligne médiane (fig. 91), sauf dans les cas de zona ophtalmique double (Letulle). Il peut coexister avec un zona des nerfs maxillaires supérieur ou inférieur.

L'éruption prend quelquefois le type purulent, gangréneux ou hémorrhagique. Après quelques jours, les vésicules et les bulles se dessèchent et donnent des croûtelles noires, très caractéristiques, qui se détachent ensuite et laissent des cicatrices blanches, indélébiles, permettant le diagnostic rétrospectif.

Fig. 91. — Zona ophtalmique.

Éruption dans tout le territoire cutané de l'ophtalmique, y compris l'aile du nez. La paupière n'est pas en ptosis, mais en état de blépharospasme ; il relève de la photophobie que provoquent les lésions cornéennes.

Les douleurs persistent souvent pendant un temps très long, avec une intensité considérable ; elles coexistent avec une insensibilité ou une sensibilité atténuée des téguments (*anesthésie douloureuse*). Chez le vieillard surtout, ces douleurs ont une ténacité très marquée. Chez l'enfant, le zona, souvent accompagné de fièvre légère, est caractérisé par le peu d'intensité des douleurs.

Le zona ophtalmique peut se localiser aux téguments sans atteindre l'œil. Dans 60 % des cas, il existe des **manifestations oculaires**. Les plus fréquentes portent sur la *conjonctive* ; ce sont des vésicules conjonctivales, accompagnées d'un peu de sécrétion et d'anesthésie de la muqueuse; leur pronostic est assez bénin ordinairement. .

Les complications du côté de l'*iris* sont peu fréquentes ; il s'agit d'une iritis primitive, légère, durant peu et ne laissant guère de traces, ou d'une iritis plus sérieuse et secondaire aux lésions cornéennes. L'*hypotonie* du globe n'est pas très rare. — Quant aux lésions de la rétine, du nerf optique, des nerfs ou muscles oculomoteurs, qui peuvent accompagner le zona, on doit les mettre, non sous sa dépendance, mais sous celle des lésions causales du zona (zona symptomatique).

Les *complications cornéennes* ont, par contre, une importance considérable ; elles sont fréquentes (35 % des cas). On observe des kératites interstitielles, ou parenchymateuses, semblables aux kératites de l'hérédo-syphilis, mais localisées généralement aux parties centrales de la cornée. Le plus souvent, il s'agit d'exulcérations cornéennes, succédant sans doute à des vésicules, qu'il est exceptionnel d'observer; de leur confluence résultent des pertes de substance épithéliale, d'étendue variable, à contours polycycliques ; la fluorescéine les met en évidence. L'anesthésie cornéenne est la règle, sinon au début, au moins après un temps très court; il sera bon de la rechercher soigneusement dans toutes les parties de la cornée. Ces troubles cornéens sont accompagnés de baisse de la vision, de larmoiement et d'un léger blépharospasme.

Les lésions cornéennes régressent en quelques semaines, pour laisser à leur suite des opacités, en général légères, pouvant même disparaître après un temps variable. Quelquefois cependant, au lieu d'évoluer vers la guérison, les exulcérations s'infectent, pour donner lieu à une kératite purulente grave, compliquée d'hypopion.

Les filets nerveux de la cornée gagnant le nasal interne (auquel aboutit aussi le naso-lobaire), les complications oculaires se produisent lorsque le nasal interne est atteint; l'éruption de l'aile du nez accompagne donc toujours les manifestations du côté de l'œil (fig. 91); telle est la *loi d'Hutchinson*, répondant à la majorité des cas, mais souffrant cependant quelques exceptions.

Le zona ophtalmique représente environ 7 % de tous les zonas; il est plus fréquent chez l'homme et à l'âge adulte.

Nous n'insistons pas sur les diverses théories par lesquelles on a voulu l'expliquer. Il faut, avec Landouzy, établir une distinction entre le zona vrai, souvent fébrile (herpès zoster), et les éruptions zostériformes (zona symptomatique, accompagné souvent de paralysies des muscles de l'œil). Des recherches récentes, il semble résulter que le zona dépend d'une lésion, quelquefois myélomérique (axe cérébro-spinal), plus souvent rhizomérique (radiculo-ganglionnaire). Brissaud a signalé trois cas de zona ophtalmique coexistant avec une hémiplégie croisée, qui prouvait, dans ces cas, le siège central de la lésion. Cette lésion paraît dépendre d'une névrite, soit infectieuse (zona vrai), soit de tout autre ordre (éruptions zostériformes symptomatiques).

Le *diagnostic différentiel* du zona devra être fait avec l'**herpès cornéen**; cette affection prend la forme fébrile (le plus souvent au cours des infections pulmonaires), ou la forme névralgique, non fébrile, avec vésicules cornéennes, hypoesthésie de la cornée et névralgie de l'ophtalmique. Même dans cette seconde forme, il n'y a pas de vésicules cutanées, l'anesthésie cornéenne est rarement complète et la durée de l'évolution est assez courte. Il existe de nombreux cas intermédiaires, d'un diagnostic très difficile; c'est ce qui a permis à beaucoup de cliniciens de rapprocher l'herpès cornéen des formes atténuées de zona.

La *kératite neuro-paralytique* sera facilement différenciée par l'absence des douleurs névralgiques et d'éruption cutanée ; les lésions oculaires du zona peuvent cependant ressembler à celles de la kératite neuro-paralytique ; une tumeur irritant le trijumeau donnera d'abord du zona, puis détruira le nerf et provoquera secondairement l'affection neuro-paralytique.

B. — TROUBLES PARALYTIQUES

Anesthésie dans le territoire de l'ophtalmique. — L'anesthésie limitée à la paupière, atteinte en totalité ou en partie, mais sans participation du globe, se voit dans les altérations du frontal, du lacrymal ou de la partie terminale du nasal; les causes de ces altérations sont très multiples : traumatismes (corps étrangers, projectiles, fractures directes ou indirectes de la voûte orbitaire), tumeurs, lésions ostéo-périostées (surtout syphilis et tuberculose), lésions névritiques (lèpre).

L'anesthésie limitée au globe atteint une partie seulement de la cornée (ulcères cornéens, sections cornéennes), ou sa totalité; dans ce dernier cas, on peut avoir affaire, tantôt au glaucome aigu (troubles irritatifs, dureté de l'œil, vision nulle ou très basse, douleurs), tantôt à une lésion des nerfs ciliaires longs ou courts (tumeurs du nerf optique ou de l'orbite).

L'anesthésie oculo-palpébrale est plus fréquente; elle peut être due à des *lésions orbitaires*; il est rare qu'il s'agisse alors de lésions multiples, atteignant les nerfs dans leur partie antérieure, où ils sont déjà éloignés les uns des autres; plus souvent, la lésion est unique et siège près de la fente sphénoïdale; on constate que les nerfs moteurs sont atteints en même temps que les sensitifs (paralysie sensitivo-motrice); quelquefois le nerf optique participe à ces lésions (paralysie sensorio-sensitivo-motrice, p. 98).

Les *lésions endocrâniennes* portent sur le nerf au niveau du sinus caverneux, sur le ganglion de Gasser ou sur le tronc du trijumeau, qu'elles relèvent de névrites (lèpre, syphilis, tabes), de traumatismes, de tumeurs, d'affections vasculaires ou méningées.

Les *lésions des centres* provoquent aussi des anesthésies du trijumeau, que la lésion siège au niveau de la région bulbo-protubérantielle (paralysies alternes sensitives ou mixtes) ou au niveau de la capsule interne, du centre ovale ou de l'écorce (hémi-anesthésie croisée).

L'hystérie et d'autres névroses s'accompagnent d'anesthésies en monocle ou en binocle.

Nous laissons de côté les anesthésies cornéennes dues à la *narcose* et aux *anesthésiques locaux,* de même que celles qui accompagnent les *états comateux,* par empoisonnements ou lésions organiques.

La thermo-anesthésie (anesthésie pour la température et la douleur, avec conservation du sens musculaire et du tact) a été signalée fréquemment, au niveau de la conjonctive ou des paupières, dans la syringomyélie et la maladie de Morvan.

Kératite ou syndrome oculaire neuro-paralytique. —
La kératite, ou mieux le syndrome oculaire neuro-paralytique (de

Lapersonne), est constitué par une *anesthésie cornéenne*, ou cornéo-conjonctivale, absolue, compliquée, après un temps plus ou moins long, d'une *érosion* arrondie, située au centre d'une cornée qui a perdu son reflet brillant. L'érosion guérit ou progresse, au contraire, vers un ulcère grave, aboutissant à la perforation de la membrane ; la présence de pus dans la chambre antérieure et d'iritis est alors la règle ; un phlegmon de l'œil, ou panophtalmie, peut en être la terminaison. — Ce qui rend très particulière l'allure clinique de cette ulcération neuro-paralytique, c'est l'absence, à peu près complète, de tout phénomène réactionnel (pas de larmoiement, à peine de rougeur périkératique, absence de douleurs) ; sa marche est absolument torpide et, avant que les grandes complications ne se soient produites, un examen attentif est nécessaire pour la dépister. C'est là une des causes de sa gravité, qui est en effet considérable : l'œil ne peut être sauvé que par la suture permanente des paupières, ou tarsorraphie. L'étude de la sensibilité cornéenne servira de guide pour la réouverture des paupières, qui ne devra être faite qu'après la disparition de l'anesthésie.

A ces lésions cornéennes fondamentales s'ajoutent d'autres altérations, moins constantes, qui complètent le syndrome oculaire neuro-paralytique. C'est en première ligne l'*ophtalmomalacie ;* l'œil devient extrêmement mou, diminue de volume et s'enfonce dans l'orbite. Il survient quelquefois des *iritis séreuses*, ou *aquo-capsulite*, de l'*épiscléril* et des *troubles associés*, produits par l'extension aux organes voisins de la lésion qui a frappé le trijumeau : céphalées paroxystiques à retour nocturne (méningite des syphilitiques), paralysies des nerfs oculo-moteurs, troubles oculo-sympathiques, troubles généraux divers.

Tandis que l'anesthésie cornéenne simple est produite par des troubles fonctionnels ou par des lésions organiques du neurone sensitif central ou du neurone sensitif périphérique, le syndrome oculaire neuro-paralytiqué n'est jamais causé que par une lésion du neurone sensitif périphérique ; cependant, toute lésion de ce neurone, bien que produisant l'anesthésie cornéenne, ne provoque pas fatalement le syndrome ; après les ablations chirurgicales du ganglion de Gasser, il ne se rencontre que dans la moitié des cas, à peine.

Le *diagnostic différentiel* avec les ulcérations cornéennes ordinaires est facile; elles sont toujours accompagnées de signes réactionnels et revêtent une allure clinique différente. Le zona ophtalmique, nous l'avons vu, sera un peu plus difficile à éliminer.

Les *théories pathogéniques* au sujet de l'ulcération de la cornée sont nombreuses : trouble trophique, vaso-moteur, infection microbienne plus facile, traumatismes minuscules (poussières), l'anesthésie empêchant l'appel des réactions de défense; dessiccation par absence du réflexe entraînant le clignement et l'étalement des larmes. Aucune de ces théories ne suffit à elle seule, et c'est par l'association de plusieurs d'entre elles qu'il est possible de se rendre compte de la pathogénie de cette affection.

La **kératomalacie** se rapproche beaucoup de la kératite neuroparalytique, dont, pour quelques auteurs, elle ne serait qu'une variété. Elle survient chez les très jeunes enfants débiles, prématurés, athrepsiques ou hérédo-syphilitiques. Sur une cornée anesthésique, on voit apparaître une ulcération, sans caractères réactionnels; elle aboutit à la perforation du globe, qui précède souvent de peu la mort du sujet.

On a rapporté aussi des observations de kératomalacie avec héméralopie et xérosis conjonctival, survenant chez des adultes surmenés et mal nourris.

QUATRIÈME PARTIE

APPAREILS OCULAIRES VASO-MOTEUR ET SÉCRÉTOIRE

CHAPITRE PREMIER

ANATOMIE ET PHYSIOLOGIE DES APPAREILS OCULAIRES VASO-MOTEUR ET SÉCRÉTOIRE

Il n'est pas possible de faire une étude anatomique de ces appareils, car il n'existe pour aucun d'eux des conducteurs nettement différenciés. Tout ce que l'on sait de leur anatomie et de leur trajet sont des données *a posteriori*, acquises par l'expérimentation physiologique et les observations anatomo-cliniques.

Nous pouvons cependant dire que le grand conducteur des fibres vaso-motrices et sécrétoires est l'**ophtalmique**. Il contient des *fibres vaso-motrices*, qui lui viennent du sympathique par deux voies principales : l'une est le filet sympathico-gassérien de F. Franck, l'autre suit les anastomoses contractées, au niveau de la paroi externe du sinus caverneux, avec des filets émanés du plexus sympathique péricarotidien. On ne sait encore si l'ophtalmique a des vaso-moteurs qui lui sont propres.

L'ophtalmique conduit également des *fibres sécrétoires* d'emprunt, venues du facial (fig. 92) ; elles se détachent de ce tronc au niveau du ganglion géniculé, suivent le nerf grand pétreux superficiel, le ganglion sphéno-palatin, le nerf maxillaire supérieur et son filet orbitaire, qui, par une anastomose déjà décrite, vient apporter ces fibres au lacrymal. L'ophtalmique a probablement aussi des fibres sécrétoires propres.

Le **grand sympathique** est un conducteur moins complexe ; par un filet spécial, il se met en communication directe avec le ganglion ophtalmique, auquel il apporte des éléments vaso-moteurs. Il ne faut pas confondre ces filets vaso-moteurs sympathiques, qui gagnent directement le ganglion, avec ceux qui n'y aboutissent qu'indirecte-

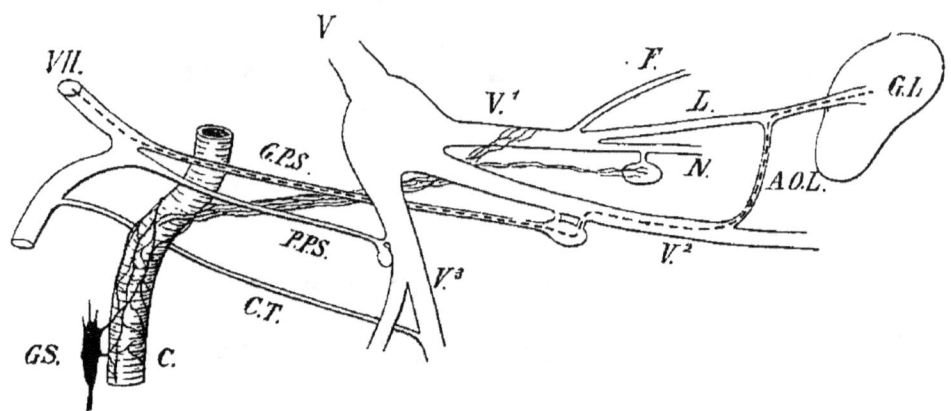

Fig. 92. — Schéma des connexions du facial et du trijumeau.

VII, facial. — GPS, grand pétreux superficiel. — PPS, petit pétreux superficiel. — CT, corde du tympan. — C, carotide interne. — GS, ganglion supérieur du sympathique cervical. — V, trijumeau et ganglion de Gasser. — V¹, opthalmique de Willis. — F, nerf frontal. — L, lacrymal. — N, nasal et ganglion ophtalmique. — GL, glande lacrymale. — AOL, arcade anastomotique orbito-lacrymale. — V². maxillaire supérieur et ganglion sphéno-palatin. — V⁵, maxillaire inférieur et ganglion otique. — En pointillé, trajet des nerfs sécréteurs des larmes, venus du facial.

ment, après avoir emprunté le tronc de l'ophtalmique, qu'ils ont atteint par les deux voies étudiées plus haut.

Le **ganglion ophtalmique** est le carrefour où convergent toutes les fibres motrices, sensitives, vaso-motrices et sécrétoires du globe oculaire. Seules, les fibres sensitives le traversent sans s'y arrêter; toutes les autres fibres s'y terminent, pour s'articuler avec le corps cellulaire d'un autre neurone, dont le cylindraxe se prolonge dans les nerfs ciliaires courts.

L'*ablation du ganglion de Gasser* n'entraîne pas toujours des troubles vaso-moteurs oculaires; ce qui semble prouver que le trijumeau n'a pas de fibres vaso-motrices propres.

La *section de l'ophtalmique* produit la vaso-dilatation des vaisseaux rétiniens et uvéaux (choroïde, corps ciliaire et iris), mais ne produit qu'une hyperémie conjonctivale insignifiante. Son excitation produit des effets inverses.

La *section du sympathique*, ou de la *moelle cervicale*, est suivie de la vaso-dilatation des vaisseaux rétiniens, uvéaux et conjonctivaux ; à la longue, ces troubles vaso-moteurs peuvent diminuer considérablement (résultats éloignés de la sympathectomie). Leur excitation produit la vaso-constriction.

Si nous mettons à part les vaisseaux conjonctivaux, dont les vaso-moteurs passent uniquement par le sympathique, tous les autres vaisseaux de l'œil (système de l'artère centrale de la rétine et système des artères ciliaires) reçoivent leurs vaso-moteurs à la fois du sympathique et de l'ophtalmique (qui les a reçus lui-même du sympathique). Wegner et Schiff, sectionnant sur un animal, d'un côté l'ophtalmique, de l'autre le sympathique, ont obtenu une vaso-dilatation irienne à peu près équivalente des deux côtés.

Les phénomènes vaso-moteurs qui se passent dans l'appareil oculaire ne sont pas limités au globe et à ses annexes ; en effet, les nerfs oculo-moteurs reçoivent, pendant leur passage dans la paroi du sinus caverneux, des filets sympathiques anastomotiques, qui, par un trajet récurrent, suivent leur tronc jusqu'au voisinage des noyaux oculo-moteurs, dont ils régissent la vascularisation.

Le **centre cortical** des phénomènes oculaires vaso-moteurs et sécrétoires existe-t-il ? Il semble que cela soit certain ; l'existence du pleurer psychique, à l'état physiologique ou pathologique (lésions de l'écorce) et de la rougeur émotive par vaso-dilatation le prouve. Sa localisation, même approximative, est actuellement impossible.

Vaso-motricité oculaire. — *Au niveau de la conjonctive*, elle a les rôles divers d'agent de caléfaction, d'adjuvant dans les processus de réparation, etc.... — *A l'intérieur du globe*, ces mêmes fonctions lui sont dévolues, auxquelles s'en ajoute une autre extrêmement importante : la régulation de la tension intra-oculaire. Cette tension est normalement de 25 millimètres de mercure ; le glaucome ou hypertonie, l'hypotonie caractérisent ses oscillations. A vrai dire, les phénomènes vaso-moteurs, malgré leur importance, ne sont pas les seuls à régir la régulation de la tension intra-oculaire, c'est-à-dire les échanges qui s'effectuent entre le sang contenu dans les vaisseaux et les humeurs intra-oculaires. Des conditions de pression, de vitesse de circulation du sang, des échanges osmotiques, l'état des membranes semi-perméables qui les séparent, interviennent également. A ces conditions physiques, il faut en ajouter de physiologiques; c'est l'activité propre et le pouvoir électif des cellules. Il n'y a donc pas filtration seule ou sécrétion seule, mais combinaison de ces deux processus, l'un physique, l'autre biologique, qui ne s'excluent nullement.

Sécrétion oculaire. — Elle comprend la *sécrétion intra-oculaire*, dont nous venons de parler, la *sécrétion des glandes conjonctivales* (glandes de Krause, de Ciaccio, de Manz, de la caroncule), la *sécrétion palpébrale* (glandes de Meibomius, de Moll, de Zeiss) et la *sécrétion des glandes lacrymales*. Celle-ci a lieu de façon réflexe ou psychique.

Le pleurer psychique apparaît assez tardivement, rarement avant l'âge de 4 mois et demi. Au moment où le sujet va pleurer, on voit de petites contractions de certains muscles de la face.

Le pleurer réflexe, ou larmoiement, se produit à la suite d'excitations locales (inflammation, corps étranger, impression lumineuse vive) ou en même temps que d'autres actes physiologiques (rire, toux, effort, vomissement, bâillement).

Outre la sécrétion lacrymale abondante et intermittente qui constitue le pleurer, il existe une sécrétion très minime mais continue; elle est destinée à faciliter le jeu des paupières et à prévenir la dessiccation de la cornée; cette sécrétion est provoquée par la sensation de desséchement cornéen et par celles de vacuité ou de plénitude du sac lacrymal; elle se tarit en effet quand le sac lacrymal a été extirpé, ou pendant le sommeil; la cornée ne se desséchant plus, le clignement et la sécrétion lacrymale sont rendus inutiles.

EXAMEN CLINIQUE DES APPAREILS OCULAIRES VASO-MOTEUR ET SÉCRÉTOIRE — SYMPTOMES DE LEURS LÉSIONS SÉMÉIOLOGIE DE CES SYMPTOMES

Vaso-motricité oculaire. — La vaso-motricité oculaire est cliniquement appréciée par la simple inspection ; la rougeur de la sclérotique ou de la conjonctive, les modifications de teinte de l'iris, donneront des indications suffisantes.

La thermométrie oculaire n'a pas grande valeur et n'est pas passée dans la pratique.

Vaso-dilatation. — Elle s'observe, à l'état pathologique, au niveau du segment antérieur ou du segment postérieur de l'œil.

Au niveau du segment antérieur, la vaso-dilatation, s'accompagnant de rougeur, peut n'intéresser que *la conjonctive* (conjonctivites aiguës ou chroniques, névroses, irritations dans le territoire de l'ophtalmique) ; les conjonctivites sont accompagnées de sécrétion conjonctivale de caractères variables et de gonflement plus ou moins marqué (chémosis).

Lorsque la conjonctive est indemne, mais que la rougeur siège *au niveau de la sclérotique*, on est en présence d'une épisclérite, si la rougeur se localise en un point quelconque sous forme d'une petite élevure inflammatoire ; d'une kératite ou d'un glaucome subaigu, si la rougeur fait autour de la cornée un anneau de plusieurs millimètres de large (cercle périkératique). La rougeur est-elle étendue à toute la sclérotique avec chémosis, on devra penser à un glaucome aigu ou à une ténonite.

Si la congestion porte *à la fois sur la sclérotique et l'iris*, avec un orifice pupillaire déformé, on devra songer aux iritis, iridocyclites, panophtalmies. Bien entendu, il n'y a là qu'un élément de diagnostic, qu'il faudra compléter par la recherche de tous les autres symptômes de ces affections.

Au niveau du segment postérieur, on constatera quelquefois la vaso-dilatation à l'ophtalmoscope. Nous éliminons les congestions passives, veineuses, dues à des obstructions ou gènes de la circulation de retour (névrites optiques, hypertension intra-crânienne, tumeurs, anévrysmes artério-veineux, affections cardiaques, etc.), pour ne parler que des congestions actives, artérielles. On les constate dans les inflammations au début : névrites optiques, rétinites toxiques (diabète, albuminurie), rétinite leucémique, rétinites infectieuses aiguës (syphilis); cette congestion rétinienne atteint son maximum dans les rétinites ou ophtalmies métastatiques, à leur période initiale. La congestion de la choroïde, dans les choroïdites aiguës, est toujours très difficile à constater à travers la rétine et les troubles du corps vitré.

Au niveau des paupières, la vaso-dilatation pourra se manifester *à l'état inflammatoire* : abcès nés sur place ou venus du voisinage, tarsites, lésions osseuses du rebord orbitaire, phlegmon de l'orbite, dacryocystites, etc., ou *sous la forme d'œdème*.

L'*œdème palpébral unilatéral* fera penser aux inflammations de voisinage (orgelet, chancre palpébral, sinusites, inflammations violentes de la conjonctive ou de l'œil, phlegmon de l'orbite), à des dermatoses locales (urticaire, impétigo, erythème polymorphe, éruption du zona), à des inflammations dentaires ou auriculaires, à des infections des téguments de la face (érysipèle, charbon).

L'*œdème palpébral bilatéral* devra faire songer aux mêmes causes, de siège bilatéral, et à la thrombose du sinus caverneux. Des causes générales le produisent fréquemment (affections rénales et cardio-rénales, œdèmes fugaces des arthritiques).

Les œdèmes palpébraux, au lieu d'être francs et mous, comme ceux que nous venons de décrire, sont parfois durs, incomplètement réductibles à la pression; on les rencontre dans l'éléphantiasis des paupières (quelquefois consécutive à des poussées récidivantes d'érysipèle), dans certains cas de goitre exophtalmique et dans le myxœdème, où son aspect est caractéristique.

L'œdème palpébral ne sera pas confondu avec le refoulement de la paupière, par la graisse orbitaire ou par la glande lacrymale hypertrophiée, restée en place ou luxée de sa loge dans la paupière (dacryoadénoptose).

Vaso-constriction. — La diminution de calibre des artères est le plus souvent liée à une compression ou à des lésions de leur paroi (atrophies optiques, glaucomes, etc.). La décoloration des membranes profondes de l'œil est rarement observée d'une façon nette : on l'a cependant signalée, comme complication possible de la thrombose de l'artère centrale, dans l'amblyopie alcoolo-nicotinique ou quininique. Au niveau du segment antérieur, on ne la constate nettement que sous l'influence de l'adrénaline. — La vaso-constriction oculaire a une valeur séméiologique peu importante.

Tension oculaire. — La tension oculaire est mesurée par des appareils spéciaux (tonomètres), ou, plus rapidement et très suffi-

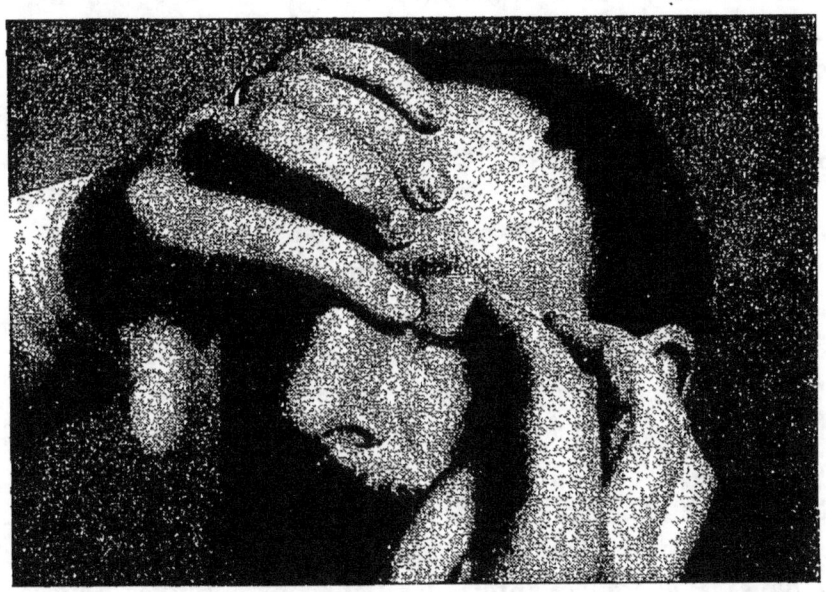

Fig. 95. — Examen de la tension oculaire.

Le malade regarde à ses pieds, sans baisser la tête, et en laissant, sans effort, la paupière s'abaisser au-devant de l'œil. Les deux doigts, placés assez loin l'un de l'autre, pressent alternativement le globe ; en ce moment, l'index gauche appuie légèrement et l'index droit se laisse refouler. L'alternance de ces mouvements indique le degré de mollesse ou de dureté du globe. Il est bon que les doigts des deux mains prennent point d'appui sur la face et le front, afin que l'œil ne soit pas contusionné par les doigts, si le malade vient à bouger.

samment, par le palper bi-digital de l'œil, à travers la paupière supérieure abaissée sans effort, pendant que le regard est dirigé en bas. Les deux doigts pressent alternativement sur le globe, comme pour en rechercher la fluctuation.

Hypotonie. — L'hypotonie, produite par la *perforation du globe*, ne nous intéresse pas ici; celle que provoque l'*instillation répétée de cocaïne* est seulement à signaler. Les *cyclites* et *irido-cyclites*, à la période initiale, traversent des alternatives d'hypertonie et d'hypotonie, mais à une période plus avancée, l'hypotonie est la règle. Le *décollement de la rétine*, s'il n'est pas dû à une tumeur, est toujours accompagné d'hypotonie; les *hémorrhagies profuses*, le *sidérosis* (intoxication de l'œil par séjour d'un fragment de fer) la provoquent également.

Le *choléra* et quelquefois le *coma diabétique* la produisent par déshydratation.

Dans tous ces cas d'hypotonie, il s'agit de causes locales ou de troubles généraux plutôt que d'affections nerveuses; parmi ces dernières, nous citerons le *zona ophtalmique*. Quant à l'*ophtalmomalacie essentielle* (qu'il ne faut pas confondre avec la kératomalacie), c'est une affection extrêmement rare, très mal connue, et caractérisée par des crises passagères et récidivantes de mollesse marquée de l'œil, pouvant revenir à l'état normal.

Hypertonie. — Elle est symptomatique du *glaucome primitif*, quelle qu'en soit la variété (aigu, subaigu, chronique, absolu, hémorrhagique, infantile ou hydrophtalmie); au cours du glaucome chronique, l'hypertonie n'existe, ni dans tous les cas, ni d'une façon permanente. Le *glaucome secondaire* (à des iritis avec séclusion pupillaire, à des enclavements de l'iris dans une perforation traumatique ou chirurgicale, à des leucomes cornéens, à une tumeur intra-oculaire), la *panophtalmie*, les *luxations du cristallin*, surtout dans la chambre antérieure, en sont aussi les causes. Dans l'*irido-cyclite*, l'hypertonie n'est pas rare dans les périodes initiales; cette hypertonie est en général transitoire.

Sécrétion lacrymale. — En ce qui concerne la sécrétion oculaire, on ne peut mesurer en clinique que la sécrétion lacrymale. On ne doit pas se baser sur la constatation d'un larmoiement pour affirmer que la glande sécrète trop; à côté du *larmoiement par hypersécrétion*, il existe un *larmoiement par hypoexcrétion*, tenant à l'insuffisance des voies lacrymales ou à une paralysie du muscle de Horner (par lésion du facial entre le ganglion géniculé et ses terminaisons dans le muscle). Schirmer conseille le procédé suivant : on découpe une languette de papier buvard, large de 5 centimètres et longue de 4 ; on la coude par un pli près de son extrémité et l'on insinue cette partie repliée dans le cul-de-sac conjonctival inférieur, entre la paupière et le globe. On mesure, au bout de cinq minutes, sur quelle hauteur la partie apparente de la languette a été imbibée ; cette hauteur est de 1 centimètre et demi pour un œil normal.

Hypersécrétion lacrymale. — Elle peut traduire des états physiologiques (*fatigue oculaire, éblouissement* par lumière vive) ; le plus souvent, elle décèle un état pathologique : *irritations* (surtout corps étranger), *inflammations de la conjonctive ou de la cornée, iritis, glaucome, panophtalmie.* Elle peut être un des premiers symptômes de l'*ophtalmie sympathique* ; lorsqu'un œil a été blessé et qu'on voit apparaître, peu de temps après, un larmoiement avec photophobie du côté de l'œil non blessé, on doit rechercher immédiatement les autres signes de cette affection.

Elle n'est pas très rare au cours des *intoxications* (goutte, intoxication arsénicale chronique). Dans les *névroses* et *affections nerveuses* (hystérie, goitre exophtalmique, tabes), on constate fréquemment du larmoiement par hypersécrétion, survenant brusquement, par crises. On a signalé quelques cas authentiques de larmes de sang chez les hystériques ; il s'agit simplement d'une légère hémorrhagie conjonctivale, colorant les larmes sécrétées en abondance (Salva).

Le *pleurer psychique* survient par crises plus ou moins fréquentes chez les sujets atteints d'affections cortico-méningées ou sous-corticales ; il peut alterner avec des crises de rire.

Hyposécrétion lacrymale. — Dans le *choléra*, certaines *fièvres graves*, quelques cas de *diabète*, la sécrétion est presque tarie ; il peut en être de même dans le *tabes* et le *goitre exophtalmique.*

L'abolition de la sécrétion lacrymale a une importance séméiologique très grande : on cherche à produire le pleurer réflexe par excitation de l'ophtalmique (vapeurs d'ammoniaque venant au contact de l'œil) ; on essaie aussi de provoquer le pleurer psychique, ou l'interrogatoire fait connaître si cette variété de pleurer est supprimée. Plusieurs cas peuvent se présenter :

1º Le *pleurer réflexe* (par excitation de l'ophtalmique) *est supprimé*, le pleurer psychique subsiste. La lésion siège sur les voies centripètes du réflexe : ophtalmique, ganglion de Gasser ou trijumeau ;

2º Le *pleurer psychique est aboli*, tandis que le pleurer réflexe persiste. La lésion siège dans l'encéphale, sur les voies qui unissent le centre cortical du pleurer au noyau du facial ;

3º Le *pleurer psychique et le pleurer réflexe sont tous deux supprimés.* La lésion siège sur le tronc du facial entre son émergence et le ganglion géniculé, sur le grand nerf pétreux superficiel ou sur le nerf lacrymal, c'est-à-dire sur les voies centrifuges des arcs réflexe et volontaire du pleurer. Si la lésion siège sur le tronc du facial, la paralysie de la luette et du voile du palais coexistent toujours.

Des considérations exposées dans ce livre premier il faut retenir que l'examen oculaire subjectif et l'examen ophtalmoscopique (si facile malgré la croyance inverse) sont indispensables pour l'établissement d'un diagnostic et que le médecin a autant besoin d'avoir des notions d'ophtalmologie que l'ophtalmologiste de bien connaître les autres branches de la médecine.

LIVRE DEUXIÈME

TROUBLES OCULAIRES NERVEUX DANS LES DIVERSES AFFECTIONS

Le livre premier nous a fait connaître *analytiquement* l'anatomie, la physiologie et la pathologie de chacun des appareils nerveux de l'œil. Une *synthèse* s'impose, qui nous apprendra les troubles oculaires nerveux produits par les maladies extra-oculaires (affections de voisinage, affections générales). Nous en donnerons un rapide aperçu.

CHAPITRE PREMIER

AFFECTIONS LOCALES OU DE VOISINAGE

A. — AFFECTIONS DE L'ORBITE

Phlegmons de l'orbite. — De quelque origine qu'ils soient (traumatiques, pyohémiques, par propagation d'une collection péri-orbitaire), ils s'accompagnent toujours de douleurs extrêmement vives, souvent localisées au niveau des nerfs sus-orbitaires. — Les paralysies musculaires sont fréquentes; c'est surtout au début qu'il est possible de les constater: plus tard, l'exophtalmie, le chémosis deviennent considérables et le globe est complètement immobilisé. La pupille peut être en myosis; elle est cependant presque toujours en mydriase, ce qui peut dépendre de l'amaurose, ou plus souvent des lésions directes des nerfs ciliaires, démontrées par l'immobilité pupillaire avec perte de tous les réflexes. — La cornée est souvent atteinte de kératite grave, pouvant conduire à sa perforation; si l'anesthésie est complète, il s'agit de kératite neuro-paralytique, par lésion du ganglion ophtalmique ou des nerfs ciliaires. —

L'amaurose est très fréquente (80 °/₀ d'après Schwendt); elle peut se produire d'emblée; on ne constate pas la papillite, car il s'agit alors d'une névrite rétro-bulbaire, qui ne produit l'atrophie papillaire qu'après plusieurs semaines; ou bien la vision baisse progressivement et la papillite est de règle. Cette amaurose est ordinairement incurable. Dans quelques cas de phlegmons orbitaires, on a signalé le décollement de la rétine.

Thrombo-phlébite orbitaire. — Produite par un furoncle ou un anthrax de la face (lèvre supérieure, sourcil), par une infection de la bouche et de l'amygdale, de l'oreille, du nez, par l'intermédiaire du plexus veineux ptérygoïdien ou par une infection générale pyohémique (surtout scarlatine et érysipèle), elle provoque à peu près les mêmes symptômes oculaires nerveux que le phlegmon orbitaire (chémosis, amaurose, troubles pupillaires, etc.). Mais, tandis que le phlegmon orbitaire reste limité à une seule orbite, il est de règle que la thrombo-phlébite gagne en arrière vers les sinus caverneux et les sinus coronaires pour se propager à l'orbite opposée; les nerfs contenus dans la paroi de ces sinus, surtout la VIᵉ paire, qui baigne dans le sang veineux, seront atteints très fréquemment; la paralysie extrinsèque et intrinsèque de la IIIᵉ paire existe souvent. La kératite neuro-paralytique est rarement signalée, car la mort survient, en général, avant qu'elle n'ait eu le temps de faire son apparition.

Ostéo-périostites orbitaires. — Elles ont une marche aiguë, subaiguë ou chronique; elles siègent sur le rebord orbitaire ou dans la profondeur. Les *formes aiguës* relèvent d'un traumatisme infectant, d'une sinusite, de l'ostéomyélite de croissance, ou d'une infection générale; les *formes subaiguës* sont dues surtout à la syphilis, la tuberculose, la lèpre, l'actinomycose; les *formes chroniques* dépendent de la syphilis, des sinusites chroniques (hyperostose fronto-orbitaire de Rollet) ou de la *leontiasis ossea*. — Les formes aiguës provoquent un phlegmon orbitaire ou une thrombophlébite, dont nous connaissons le retentissement sur les appareils nerveux de l'œil. Ces cas mis à part, elles agissent en comprimant les nerfs sensitifs et moteurs ou en lésant directement les corps musculaires. — Les complications portant sur le nerf optique, le ganglion ophtalmique ou les nerfs ciliaires sont rares, car les ostéo-périostites sont des affections pariétales, en dehors de l'entonnoir musculaire ; celles qui siègent en arrière, près du trou optique, pourront cependant léser le nerf optique ; on observe alors l'ophtalmoplégie sensorio-sensitivo-motrice, particulièrement dans les syphilis anciennes.

Tumeurs orbitaires. — Leurs variétés sont nombreuses. On observe : des kystes congénitaux (séreux, dermoïdes, encéphalocèles et méningocèles) ou acquis (séreux, à hydatides, à cysticerque) ; des tumeurs vasculaires pulsatiles (anévrysme artério-veineux, sarcome pulsatile) ou non pulsatiles (angiome, varicocèle orbitaire) ; des tumeurs malignes telles que des ostéomes, ostéo-sarcomes, lymphangiomes, lymphadénomes, sarcomes, fibromes, épithéliomas, cylindromes. Ces tumeurs siègent au rebord orbitaire ou dans la profondeur ; parmi ces dernières, les unes sont en dehors de l'entonnoir musculaire, les autres, beaucoup plus rares, à son intérieur (tumeurs du nerf optique).

On constate surtout des symptômes de déplacement et d'immobilisation du globe ; ils dépendent de troubles paralytiques, dus à l'atteinte des nerfs moteurs, et de troubles mécaniques, relevant de la lésion directe des muscles et du refoulement en avant du globe. — Les troubles sensitifs sont précoces et en rapport avec le siège de la tumeur. La pupille et l'accommodation sont souvent paralysées par lésion de la IIIe paire. Les troubles visuels et la kératite neuroparalytique sont rares, sauf aux périodes terminales.

Traumatismes orbitaires. — Ils portent seulement sur les parois ou atteignent le contenu de l'orbite. — Les **traumatismes pariétaux** sont souvent **indirects** ; nous les laisserons de côté, pour les décrire avec les fractures de la base du crâne, auxquelles ils se rattachent. — Les traumatismes pariétaux **directs** lèsent la paroi externe ou le rebord orbitaire ; pour atteindre les autres parois, il est nécessaire qu'ils intéressent la cavité du sinus maxillaire ou les fosses nasales (coup de feu dans la bouche) ; ou bien il faut que l'œil ait été traversé par l'agent vulnérant ; il est rare qu'il pénètre entre l'œil resté intact et la paroi orbitaire. — Ces traumatismes pariétaux produiront peu de symptômes sur les appareils nerveux de l'œil. La paroi étant un peu éclatée ou esquilleuse, le muscle ou le nerf le plus rapprochés sont atteints ; comme les nerfs sensitifs sont plus

nombreux en dehors du cône musculaire, tandis que les nerfs moteurs sont à son intérieur, les anesthésies ou hyposthésies seront
fréquentes. — La blessure de la paroi orbitaire produit aussi un hématome de l'orbite, s'accompagnant d'amblyopie ou d'amaurose:
s'il n'existe pas d'autres lésions, les troubles visuels disparaissent
entièrement en quelques semaines. Cet hématome est quelquefois
localisé dans la gaine du muscle (de Lapersonne, Terson).

Les **traumatismes pénétrants** (coup de fleuret, plomb de chasse,
balles de revolver, etc...) produisent des lésions multiples, tous les
organes nerveux de l'œil pouvant être blessés. Sans énumérer à
nouveau les symptômes qui peuvent en résulter, nous insisterons
seulement sur la fréquence considérable de l'hématome et sur les
blessures du nerf optique. Celui-ci peut être arraché de son insertion oculaire, lorsque le projectile franchit transversalement l'orbite:
l'œil est rempli de sang et plus tard une dépression, plus ou moins
cicatrisée, indique à l'ophtalmoscope l'emplacement de la papille.
Si le nerf optique est coupé, la vision est brusquement perdue, mais
le fond de l'œil paraît normal ou présente des hémorrhagies rétiniennes et des déchirures de la choroïde; c'est seulement après
10 ou 15 jours que la papille s'atrophie. Dans un troisième cas,
le nerf optique est seulement contusionné; il en résulte un hématome de ses gaines, qui se présente à l'ophtalmoscope sous la forme
d'un anneau rouge brun autour de la papille; la vision est perdue
à ce moment, mais il n'est pas exceptionnel qu'au bout de quelques
semaines elle soit recouvrée, intégralement ou en partie.

Les traumatismes par balles de revolver dans l'orbite (le plus
souvent des tentatives de suicide faites au niveau de la tempe
droite) ont un pronostic visuel variable. Pour Scheidenmann et Hirschberg, la moitié de ces tentatives de suicide aboutit à la mort
et sur l'autre moitié, parmi ceux « qui se sont manqués », un tiers
reste aveugle d'un œil ou des deux yeux. Une statistique personnelle
inédite, portant sur 173 cas, nous donne 47 morts, soit 27 %,
et 73 % de « manqués ». Ces derniers se répartissent en : absence de
trouble visuel 22 %, cécité unilatérale 31 %, cécité bilatérale 15 %.
amblyopie persistante 40 %. Les paralysies oculaires existaient
dans 25 % des cas, l'anosmie 3 fois %.

Affections des parois crâniennes. — Elles ne provoquent de troubles oculaires que par leur saillie dans la cavité crânienne. Celles *de la convexité* atteignent, soit la région périrolandique (paralysies oculaires, paralysies faciales, déviation conjuguée de la tête et des yeux), soit le pli courbe (ptosis isolé, perte de la mémoire visuelle et aphasie sensorielle de Wernicke), ou la sphère visuelle (hémianopsie homonyme, simple ou double).

Les affections crâniennes *de la base* provoquent des cécités uni-latérales ou bilatérales (nerf optique), des hémianopsies hétéronymes (chiasma), des hémianopsies homonymes supérieures ou inférieures (chiasma), des hémianopsies homonymes latérales (bandelettes optiques). Dans toutes ces affections crâniennes, la stase papillaire est très fréquente : elle est en général un peu plus marquée du côté où siège la lésion. Les paralysies motrices et sensitives, la ké-ratite neuro-paralytique ne sont pas rares ; elles sont alors sympto-matiques d'une lésion de la base. Le syndrome de Weber par affec-tion crânienne de la base est rare.

Traumatismes du crâne. — Lorsqu'ils sont **directs** (enfon-cement des tables osseuses, pénétration d'un projectile, etc.), ils siègent plus souvent à la voûte qu'à la base. Ils peuvent léser la région périrolandique, le pli courbe, la scissure calcarine, les nerfs de la base. Les particularités de leur symptomatologie viennent de ce qu'un fragment osseux, ou. le projectile, peut pénétrer dans la substance encéphalique et atteindre des centres profonds (gan-glions optiques primaires) ou des conducteurs. Les variétés infi-nies de trajet que présentent les projectiles intra-crâniens expli-quent la diversité des lésions qu'ils produisent sur les appareils nerveux de l'œil ; ils intéressent plus rarement les nerfs moteurs de l'œil que les bandelettes optiques et la partie supérieure de l'appa-reil sensoriel (Ferron). — On connaît quatre cas de stase papillaire par coup de feu intéressant le crâne (Coutela), mais l'examen oph-talmoscopique est trop rarement pratiqué chez ces malades ; il est vraisemblable qu'un examen méthodique permettrait de constater plus souvent ce symptôme. Cette constatation indiquerait la nécessité d'une thérapeutique décompressive.

Le syndrome vaso-moteur de Friedmann, dans les traumatismes crâniens, peut s'accompagner de paralysies des IIIe, VIe et VIIe paires.

Les **traumatismes indirects** sont des fractures par contre-coup, ou, plus souvent, des fractures irradiées de la voûte vers la base. Nous décrirons, avec les fractures et fissures indirectes de la base du crâne, celles des parois orbitaires supérieure, interne et externe. Dans une statistique de Liebrecht portant sur 100 cas, où la distinction n'est pas faite entre l'atteinte et l'intégrité des parois orbitaires, on relève : 15 cas de stase papillaire et 6 d'atrophie optique ; 59 fois des troubles pupillaires ; 14 paralysies faciales, 4 paralysies de la VIe paire, 2 du trijumeau, 2 du pathétique et 1 ophtalmoplégie totale. Une statistique de J. Thomas portant sur 69 cas donne à peu près les mêmes proportions.

Les *fissures irradiées à l'orbite* viennent en général de la région frontale ou temporale antérieure. Il suffit souvent d'un choc insignifiant ; le trait de fracture, intéressant par exemple le rebord orbitaire supérieur, suit la paroi supérieure, pour gagner la fente sphénoïdale ou le canal optique ; dans quelques cas, la fissure traverse obliquement la ligne médiane pour gagner le trou optique du côté opposé. — Les fractures de l'étage moyen suivent la face antérieure du rocher, s'infléchissent sur le corps du sphénoïde, en coupant les trous osseux, pour gagner la partie inférieure de la fente sphénoïdale et du canal optique ; quelquefois, elles sont irradiées de la fosse zygomatique. — Il est exceptionnel que les fractures de l'étage postérieur atteignent la voûte orbitaire.

Dans les fractures de la base, Von Holder trouve 90 fois % une fissure de la voûte orbitaire, atteignant dans 60 % des cas le canal optique. Ces fractures du toit orbitaire sont donc très fréquentes ; sur 270 fractures de la base, avec retentissement sur l'appareil visuel (Cantonnet), nous avons noté 227 fois la lésion du nerf optique et 43 fois l'atteinte d'une autre partie de l'appareil visuel (hémianopsies). La lésion du nerf optique fut unilatérale 210 fois (atrophie totale du côté traumatisé, 143 fois ; atrophie totale du côté opposé, 6 fois ; atrophie restant partielle, 57 fois ; lésions ayant régressé en totalité, 4 fois). La lésion fut bilatérale dans 17 cas (atrophie

totale des deux côtés, 4 fois ; atrophie totale d'un côté et partielle
de l'autre, 7 fois ; lésions bilatérales ayant régressé en totalité,
6 fois) ; dans un cas il s'agissait de l'atteinte isolée du faisceau
maculaire. — L'amaurose peut être d'emblée totale et définitive
(dilacération du nerf dans le canal optique) ; elle peut disparaître
complètement en quelques semaines (hématome des gaines se résor-
bant), ou régresser seulement en partie. Inversement, la vision peut
être normale au début et se perdre peu à peu ; l'ophtalmoscope ne
montre alors l'atrophie papillaire qu'après 10 à 15 jours.

Les *fractures indirectes de la base, non irradiées à l'orbite*, atteignent quelquefois l'appareil sensoriel. Les lésions portant sur la
partie intra-crânienne de l'appareil de la vision forment 43 de nos
270 cas ; il s'agissait 8 fois d'hémianopsie bi-temporale (Cantonnet et
Coutela), 2 fois d'hémianopsie bi-nasale, le plus souvent (35 fois)
d'hémianopsie homonyme, ce qui montre la prédominance des
lésions de la bandelette optique. — Il existe également des observations d'hémianopsie, supérieure ou inférieure, par, traumatisme
crânien portant sur la région occipitale (de Lapersonne et Grand,
Critchett, van Schevensteen, Inouye).

Les fractures indirectes de la base entraînent également des
troubles moteurs. Nous rappellerons la fréquence des paralysies
faciales périphériques par lésion intra-pétreuse ; on devra rechercher
toujours l'état du pleurer psychique et du pleurer réflexe dans les
lésions du facial portant à ce niveau (page 258). Ces fractures peuvent
atteindre la IIIᵉ, la IVᵉ ou la Vᵉ paires, mais surtout la VIᵉ paire.
Nous avons insisté (page 12) sur les rapports anatomiques de ce
dernier nerf avec le ligament pétro-sphénoïdal et le sinus pétreux
supérieur ; ils nous expliquent la lésion de l'oculo-moteur externe
dans les fractures du rocher. Cette paralysie est quelquefois bilatérale. Il n'est pas indispensable qu'il y ait fracture : un abaissement de la partie externe du rocher peut faire « jouer » son sommet au niveau de son articulation sur le sphénoïde et l'apophyse
basilaire, cela suffirait pour sectionner le nerf, la paralysie est alors
définitive ; dans d'autres circonstances, les gaines du nerf sont le
siège d'une hémorrhagie, qui le comprime et le paralyse momentanément ; le retour fonctionnel complet est donc possible ; le sang
épanché provient de la lésion concomitante du sinus pétreux supé-

rieur (Panas). Ces paralysies de la VIᵉ paire, définitives ou curables, se produisent quelquefois chez l'enfant, dans les accouchements longs et difficiles des primipares, avec ou sans application du forceps : on constate dès la naissance un strabisme convergent.

On connaît un cas de nystagmus par fracture de la base.

Ces diverses fractures indirectes de la base du crâne peuvent s'accompagner des graves symptômes (perte de connaissance, écoulements séreux ou sanguins, etc.); mais bien souvent, surtout dans les chocs intéressant la région frontale ou fronto-temporale, ils manquent complètement et une atrophie optique, souvent tardive, viendra montrer la gravité d'un traumatisme, considéré d'abord comme négligeable. Il est bon de se souvenir de ces faits, surtout en médecine légale.

C. — AFFECTIONS DE L'OREILLE

Leur action sur les appareils nerveux de l'œil se fait d'une façon réflexe ou par propagation de l'inflammation. Il est bien difficile, surtout en ce qui concerne les paralysies oculaires, de faire le départ entre ces deux modes d'action.

La papillite a quelquefois été signalée. La stase papillaire, lorsqu'elle existe, est généralement symptomatique d'un abcès cérébral d'origine otitique (voy. page 275). — Les paralysies de la IIIᵉ paire (paralysies extrinsèques, mydriase, perte de l'accommodation) se voient quelquefois; celles de la IVᵉ paire sont tout à fait exceptionnelles (Schwartze, de Lapersonne). Par contre, celles de la VIᵉ paire sont très fréquentes; nous avons vu que le « syndrome de Gradenigo » se compose de céphalalgie violente, avec paralysie curable de la VIᵉ paire, du même côté que l'otite moyenne. Cette paralysie peut se faire par propagation de l'inflammation au tronc nerveux, soit à travers la paroi osseuse (Gradenigo), soit en suivant le canal carotidien (Terson), soit directement, par nécrose de la pointe du rocher (ostéite apexienne). Dans une autre catégorie de faits, l'évolution clinique et les symptômes associés montrent que le groupement symptomatique de Gradenigo doit rentrer dans un ensemble plus vaste, le « syndrome du noyau de Deiters » (Bonnier);

il est alors d'origine réflexe. Nous avons détaillé ce syndrome précédemment (page 106).

Le nystagmus spontané est très fréquent dans les maladies de l'oreille interne : nous savons (page 121) le parti que la clinique a tiré de ce symptôme provoqué (épreuves de Barany), pour le diagnostic des lésions de l'appareil labyrinthique.

D. — AFFECTIONS DU NEZ ET DES SINUS

Les complications oculo-orbitaires sont fréquentes ; d'après les rhinologistes, 20 % des malades atteints de sinusite ont des complications du côté des yeux ; les statistiques des ophtalmologistes donnent une proportion encore plus élevée.

Les complications oculaires nerveuses sont importantes ; on a signalé la kératite neuro-paralytique, l'hypotonie du globe (Ziem), la thrombose de la veine centrale de la rétine. — Les altérations du nerf optique méritent une place à part ; elles revêtent des types divers, qui s'expliquent par la diversité des lésions qui les produisent. C'est quelquefois une légère hypérémie papillaire, n'allant même pas jusqu'à la papillite, qui régresse en général. La névrite avec stase papillaire est produite par l'infection du nerf au niveau de son trajet caniculaire dans les lésions du sinus sphénoïdal (de Lapersonne) ; il s'agit presque exclusivement de stase papillaire unilatérale. Il est exceptionnel que les sinus sphénoïdaux enflammés intéressent à la fois les deux nerfs optiques. Une stase papillaire unilatérale doit faire penser plutôt à une sinusite sphénoïdale méconnue. La névrite optique sans stase peut dépendre uniquement de l'infection, revêtant le type de névrite rétro-bulbaire infectieuse (Parinaud), dont la guérison est possible. Pour Berger, la névrite caniculaire est produite par la compression. La terminaison par atrophie est la règle, surtout dans la seconde forme.

A côté de ces complications, qui tiennent à des lésions matérielles mécaniques ou infectieuses, il en existe d'autres, considérées comme des troubles purement fonctionnels ; la possibilité de leur rapide disparition par le traitement de la sinusite semble le prouver ; ce sont l'asthénopie accommodative (plus fréquente dans la sinusite ethmoïdale), la baisse de l'acuité visuelle et le rétrécissement du champ visuel (surtout dans les sinusites maxillaires).

La désinsertion de la poulie du grand oblique, qui conduit à l'impotence de ce muscle, souvent curable spontanément, est quelquefois produite par la nécrose de la paroi inférieure du sinus frontal ; le plus souvent, cependant, elle est due à des traumatismes chirurgicaux.

E. — AFFECTIONS DES DENTS

On a signalé des troubles des appareils nerveux de l'œil, que certains considèrent comme purement hystériques, mais que beaucoup d'autres (Galezowski, Mengin, Despagnet, Sauvineau) pensent être de nature réflexe. On a observé le plus souvent la mydriase ; quelquefois le myosis, le spasme de l'accommodation, le ptosis, le blépharospasme, des paralysies ou des contractures des muscles extrinsèques du globe, et même la paralysie faciale (Selter). La possibilité de leur guérison rapide par l'avulsion de la dent malade ne doit pas faire affirmer l'hystérie et plaide aussi bien en faveur de leur nature réflexe, peut-être d'origine sinusienne.

CHAPITRE II

AFFECTIONS DU SYSTÈME NERVEUX

A — AFFECTIONS DES MÉNINGES

Méningites aiguës. — Dans toutes leurs variétés (méningites suppurées, méningite cérébro-spinale), elles sont accompagnées de symptômes oculaires nerveux. — Au début, les troubles moteurs sont surtout des phénomènes d'excitation ; dans le cas de méningite d'origine otique, ces symptômes sont, en général, plus marqués du côté de l'oreille malade. Ils consistent en myosis spasmodique ou en spasmes des muscles extrinsèques ; on observe parfois la déviation conjuguée de la tête et des yeux de nature spasmodique ; la pression du globe oculaire est douloureuse. — Plus tard, ils cèdent la place, sans transition, à des symptômes de paralysie : mydriase, paralysie des muscles moteurs du globe, ptosis isolé, kératite neuro-paralytique. A cette période appartiennent aussi le nystagmus et les divers troubles de coordination oculo-motrice, la déviation conjuguée de nature paralytique. Un des caractères importants de ces troubles musculaires est leur fugacité ou leur tendance à se modifier en quelques jours. Terrien et Bourdier ont relevé, au cours de la méningite cérébro-spinale chez l'enfant, deux fois (sur 42 cas) la paralysie de la convergence et une fois le signe d'Argyll Robertson.

Les troubles sensoriels se manifestent par une papillite (16 fois sur 42 cas de méningite cérébro-spinale, d'après Terrien et Bourdier) ou par une névro-rétinite (5 fois) ; il n'est pas rare de constater la stase papillaire. L'absence de photophobie est la règle. Le pronostic de ces lésions du nerf optique est variable ; la guérison complète est cependant assez fréquente. On constate également la persistance d'une amblyopie avec rétrécissement du champ visuel, sans lésions ophtalmoscopiques.

Méningite tuberculeuse. — Elle est fréquemment précédée

d'une période plus ou moins longue, pendant laquelle le sujet « couve » sa maladie ; les troubles généraux (céphalée, anorexie, amaigrissement, changement de caractère, etc...) en sont à peu près les seuls signes. Dès ce moment, il est parfois possible de constater des troubles transitoires, surtout moteurs : diplopie passagère, mydriase. Sauvineau, qui nous a montré l'importance de ces paralysies (ou contractures) prémonitoires, insiste sur leur fugacité et leur variabilité. — Lorsque la méningite est déclarée, les troubles de début sont d'origine irritative et analogues à ceux des méningites aiguës. La photophobie est intense ; Terrien et Bourdier opposent sa constance dans la méningite tuberculeuse, à sa grande rareté dans la méningite cérébro-spinale. Les phénomènes s'amendent au moment de la période de rémission, toujours nettement marquée, alors que dans les méningites aiguës il n'y a pas de transition entre les spasmes et les paralysies. — Pendant la troisième période, les paralysies oculaires sont fréquentes, caractérisées par leur variabilité d'un jour à l'autre (Rendu). La mydriase la plus considérable existe du côté sur lequel le malade se couche (Hutinel).

Dans la méningite tuberculeuse, les symptômes basilaires ont le pas sur les symptômes de la convexité.

L'appareil sensoriel présente souvent de la papillite, rarement de la stase papillaire. Pour Uhthoff, il existe de la papillite dans 25 % des cas, de l'hypérémie papillaire dans 50 %, de la stase papillaire 5 fois % et de la névrite rétro-bulbaire 4 fois %. Dupuy-Dutemps n'a rencontré la stase papillaire que 5 fois dans 35 méningites tuberculeuses. La rareté relative de ce symptôme, malgré l'hypertension constante du liquide céphalo-rachidien, est due, pour cet auteur, à la présence d'exsudats empêchant la distension des gaines du nerf optique et, par conséquent, la compression de la veine centrale de la rétine et la stase. La fréquence de la papillite s'explique par la constatation d'une inflammation étendue aux gaines (Opin).

Bouchut avait signalé la présence de tubercules choroïdiens et en avait fait un élément de diagnostic très important. Les tubercules miliaires de la choroïde, constatés dans la méningite tuberculeuse, sont peu nombreux et localisés au pôle postérieur ; la papillite les accompagne ; ils ne se montrent que peu de jours ou peu d'heures avant la mort, ce qui diminue beaucoup l'intérêt de leur constatation.

Chez l'adulte, il n'est pas très rare d'observer une *méningite tuberculeuse localisée*, à la convexité; elle ne donne de symptômes oculaires que si elle intéresse un des centres des appareils nerveux de l'œil.

Méningites séreuses aiguës. — L'hydrocéphalie aiguë s'accompagne rarement de paralysies oculaires, mais souvent d'hypérémie papillaire simple ou de stase ; l'hypérémie de la papille est, pour Quincke, un des signes les plus constants de ces méningites; la ponction lombaire améliore considérablement les lésions papillaires. — Il se produit quelquefois, surtout chez l'enfant, une atrophie primitive de la papille, qui n'est pas précédée de phénomènes de névrite.

Méningites chroniques. — Elles relèvent de la tuberculose, de l'alcoolisme, plus souvent de la syphilis; elles sont plus ou moins généralisées, mais frappent certains points de préférence. Les nerfs de la base sont rarement atteints d'une façon autonome (névrite gommeuse); plus fréquemment, ils le sont par des lésions de méningite gommeuse ou scléreuse et par des lésions ostéo-méningées. — Le chiasma est frappé le plus souvent (Uhthoff), puis les nerfs oculo-moteurs; la paralysie de ces derniers est si fréquente, 59 % (Uhthoff), qu'elle doit, en première ligne, faire penser à la syphilis (Lancereaux, Fournier). Les parties antérieures des bandelettes, la portion postérieure des nerfs optiques, les autres nerfs crâniens, le trijumeau ou le ganglion de Gasser (kératite neuroparalytique de la syphilis méningée) sont pris également. — Les nerfs oculo-moteurs sont paralysés, définitivement ou seulement d'une façon transitoire; leur paralysie peut se reproduire (paralysie récidivante de la IIIe paire); la migraine ophtalmoplégique, ainsi que nous le savons (page 118), relève aussi d'autres origines.

Le signe d'Argyll n'est pas rare dans la méningite syphilitique, l'inégalité pupillaire non plus; lorsque cette inégalité n'apparaît pas à la simple inspection, il est possible de la mettre en évidence par le procédé de la « mydriase provoquée » (page 55).

Méningites séreuses chroniques. — L'hydrocéphalie chronique est d'origine congénitale ou acquise. Les lésions des nerfs oculo-moteurs sont rares; par contre, celles de l'appareil visuel sont très fréquentes. Elles débutent par une stase papillaire qui aboutit à l'atrophie, ou se manifestent par une atrophie primitive, due à la compression des nerfs optiques par le 5e ventricule distendu (Uhthoff).

A côté de ces formes, nous rangerons l'*atrophie optique par oxycéphalie* (ou crâne en tour), qui commence par une stase papillaire et aboutit à une atrophie optique complète ou partielle. En général, la stase papillaire est déjà disparue lorsque l'enfant est examiné et c'est une atrophie post-névritique que l'on constate. Cette affection serait produite par des altérations méningées (page 224).

Hémorrhagies méningées. — Elles revêtent le type d'hémorrhagies diffuses ou plus souvent celui d'hémorrhagies enkystées par des adhérences méningées antérieures (pachyméningite hémorrhagique, hématome de la dure-mère). — La période initiale de pachyméningite ne produit guère de troubles oculaires. — Au moment où l'hématome se produit, on peut constater un myosis unilatéral ou bilatéral, plus marqué du côté lésé, du nystagmus, de l'amblyopie et surtout de la stase papillaire. Cette stase dépend de l'hypertension intra-crânienne générale; il est exceptionnel qu'elle soit due à un hématome des gaines du nerf optique, prolongement de l'hématome intra-crânien (Manz). — Les paralysies des nerfs oculo-moteurs sont rares.

Thrombo-phlébite des sinus dure-mériens. — On observe des troubles oculaires communs, quel que soit le sinus atteint; ce sont le nystagmus et le strabisme, spasmodique ou paralytique. Mais des signes de localisation peuvent apparaître et permettre d'indiquer le siège de la lésion. — Dans la phlébite du sinus caverneux, les symptômes sont ceux de la thrombo-phlébite orbitaire (exophtalmie, œdème des paupières, distension des veines rétiniennes, nombreuses hémorrhagies de la rétine, infiltration de la papille, paralysies des nerfs oculo-moteurs, kératite neuro-paralytique). La phlébite du sinus caverneux se caractérise par la bilatéralité immédiate des symptômes, tandis que si la thrombose débute par l'orbite, ils sont d'abord unilatéraux, et c'est seulement lorsque l'inflammation a gagné les sinus caverneux et coronaires que les mêmes symptômes apparaissent du côté opposé.

Méningites spinales. — Elles sont aiguës ou chroniques, accompagnent les méningites cérébrales ou évoluent isolément. Leurs symptômes oculaires propres sont limités aux troubles pupillaires (mydriase spasmodique, par excitation des conducteurs émanés du centre cilio-spinal; myosis paralytique, par leur destruction). — Deux formes sont à retenir : l'une, la méningite cérébro-spinale épidémique, dont nous avons déjà parlé; l'autre, la pachyméningite cervicale hypertrophique de Charcot et Joffroy, à laquelle on ne reconnaît plus d'existence autonome et qui a été démembrée au profit, d'une part de certaines méningites spinales localisées, d'autre part de la syringomyélie.

B. — AFFECTIONS DU CERVEAU

Hémorrhagie cérébrale. — Elle tient aux lésions des artères (artério-sclérose), à leur dégénérescence hyaline ou amyloïde, ou à la rupture d'anévrysmes miliaires; les artères rétiniennes présentent quelquefois de semblables anévrysmes, visibles à l'ophtalmoscope (Rœhlmann). Les vaisseaux peuvent être sains, mais leur friabilité est augmentée, au niveau d'un foyer lacunaire de désintégration préexistant, par la moindre résistance de la charpente névroglique qui les entoure (P. Marie).

Il n'est pas rare de voir l'hémorrhagie cérébrale se produire chez des malades ayant présenté, un certain temps auparavant, des hémorrhagies rétiniennes ou sous-conjonctivales; la valeur pronostique de ces hémorrhagies est donc considérable.

Ramollissement cérébral. — Qu'il relève d'une embolie ou d'une thrombose, il est capable de donner, comme l'hémorrhagie cérébrale, des troubles oculaires. Si ces affections débutent par une **apoplexie**, on constate, pendant l'attaque, des modifications pupillaires : il s'agit le plus souvent de myosis, quelquefois de mydriase; celle-ci est fréquemment plus marquée du côté où siège la lésion, d'où résulte une inégalité pupillaire. — Les réflexes des pupilles sont perdus lorsque la perte de connaissance est totale; ils sont seulement affaiblis lorsque le sujet est dans un état demi-comateux, dont un appel brusque peut momentanément le faire sortir. — La cornée est insensible et son irritation ne provoque plus le réflexe palpébral.

La déviation conjuguée de la tête et des yeux est d'une remarquable fréquence; elle va, du reste, en s'atténuant très rapidement. Elle est due à une lésion irritative ou à une lésion destructive. Nous rappelons à cet égard les conclusions de Landouzy : 1° un malade qui détourne ses yeux de ses membres paralysés est atteint d'une lésion hémisphérique paralytique ; 2° un malade qui détourne ses yeux de ses membres convulsés est atteint d'une lésion hémisphérique irritative. La déviation ne porte que sur les yeux (oculogyres) ou à la fois sur la tête et les yeux (céphalogyres et oculogyres). — La déviation de la tête et des yeux est parfois « non conjuguée », la tête tournant d'un côté et les yeux de l'autre; il existe quelques observations semblables (Prévost, Grasset, Dufour, Roussy et Gauckler). — La déviation conjuguée sans symptomatologie faciale est très rare (Landouzy).

Le nystagmus existe souvent dans l'apoplexie cérébrale (Souques); il coexiste toujours avec une déviation conjuguée et se fait dans la moitié du champ du regard où sont déviés les yeux; il est lent et rythmé; il est lié à la déviation des yeux et, comme elle, de nature paralytique ou irritative; il comporte un pronostic grave au point de vue vital.

D'autres lésions en foyer (ptosis cortical, hémianopsie, alexie et ses variétés) se présentent parfois. L'hémianopsie, après un certain temps, se complétant d'une autre hémianopsie, réalise le tableau de la cécité corticale, si toute vision est perdue. Au bout de peu de temps cependant, on voit revenir la vision maculaire des deux yeux, et l'hémianopsie double persiste. Toutes les autres variétés d'hémianopsies homonymes (incomplètes, complétées, pour les couleurs seulement, etc.), peuvent se rencontrer.

La stase papillaire n'existe, dans les hémorrhagies et les ramollissements cérébraux, que d'une façon exceptionnelle. — On a signalé quelques cas d'embolie cérébrale accompagnée d'embolie de l'artère centrale de la rétine.

L'hémiplégie une fois installée (nous ne parlons ici que de l'hémiplégie organique) et les symptômes, irritatifs ou d'inhibition, du début ayant régressé, il est possible de déceler l'atteinte de l'appareil oculaire. Pendant longtemps on avait pensé que le facial supérieur (œil et front) restait indemne; en réalité, il est toujours

atteint, mais avec une intensité moindre que le facial inférieur.
On croyait aussi que les muscles oculo-moteurs, en tant que muscles
couplés, à action synergique, restaient intacts; nous savons, au contraire, qu'ils peuvent être atteints d'une paralysie de fonction, empêchant les deux globes de se porter, à droite, en haut, etc. (paralysie d'un oculogyre, hémiplégie oculaire de Brissaud et Péchin). —
Même lorsque les yeux ont conservé la possibilité de se mouvoir
dans toutes les directions, on ne peut conclure à leur intégrité.
Miraillié et Desclaux, Wilson, Chaillous (de Nantes) ont prouvé que
ces muscles avaient subi une diminution de force; mais, contraire-
ment à ce qu'on pouvait attendre, ce ne sont pas les muscles innervés
par l'oculogyre de l'hémisphère lésé (par exemple le droit externe
droit et le droit interne gauche dans la lésion du cerveau gauche)
qui sont atteints, mais bien tous les muscles de l'œil du côté hémiplégié (œil droit dans notre exemple); la diminution de force est en
rapport avec celle des membres et du facial supérieur. Cette différence entre les muscles des deux yeux persiste très longtemps chez
l'adulte. Il n'en est pas de même dans l'hémiplégie de l'enfant, où,
après un temps assez court, on constate l'égalité des muscles moteurs des deux yeux.

On sait que, par le groupement de divers symptômes extra-oculaires, il est souvent possible de savoir si l'hémiplégie est d'origine
corticale ou capsulaire; les troubles oculaires se produisent aussi
bien dans l'un et l'autre cas et ne peuvent nous servir pour cette
différenciation.

Paralysies pseudo-bulbaires. — Fréquemment elles s'accompagnent d'une atteinte légère du facial supérieur. Il est de
règle que les muscles oculo-moteurs soient respectés (page 108).

Abcès cérébraux. — Ils sont dus, dans la moitié des cas environ, à une otite aiguë ou chronique, et par conséquent se trouvent
dans le lobe temporo-sphénoïdal; dans un quart des cas, ils siègent
en un autre point du cerveau et, dans le dernier quart, dans le
cervelet ou le mésocéphale. — Ils se comportent quelquefois comme
de véritables tumeurs cérébrales et s'accompagnent alors de stase
papillaire, surtout du côté atteint; assez souvent, les abcès cérébraux évoluent d'une façon latente et ne se manifestent que par
une crise paralytique terminale ou par la mort subite. Si quelque

symptôme oculaire se produit (paralysie extrinsèque ou intrinsèque, stase papillaire, névrite optique, plus rarement hémianopsie), sa valeur sémiologique sera considérable.

Ordinairement, leur symptomatologie n'est pas celle d'une tumeur cérébrale, mais consiste plutôt en des phénomènes généraux d'encéphalite suppurée localisée, passant en général par une phase d'excitation (spasmes oculaires extrinsèques ou intrinsèques), puis par une phase de rémission, enfin par une phase paralytique. Celle-ci débute le plus souvent par un ictus, simulant l'ictus apoplectiforme jusqu'à présenter la déviation conjuguée de la tête et des yeux. — Si le malade n'est pas emporté par cet ictus, on observe des phénomènes, spasmodiques d'abord, puis paralytiques. Ils sont variables selon le siège de l'abcès ; dans l'abcès du lobe temporal, on rencontre surtout le ptosis, la déviation conjuguée, le nystagmus, l'hémianopsie, la cécité verbale, les paralysies des nerfs oculo-moteurs et de l'ophtalmique. Dans l'abcès cérébelleux, on constate les paralysies de la IVe et VIe paire, le nystagmus, la déviation conjuguée. — Au point de vue des paralysies oculaires, on peut pratiquement dire : « la paralysie de la VIe paire signifie abcès extra-dural ou abcès du cervelet ; la paralysie de la IIIe paire signifie abcès temporo-sphénoïdal » (Baldenweck). — La névrite optique (névrite et stase papillaire) existerait dans le tiers des cas d'abcès cérébraux, surtout dans ceux des parties antérieures. On voit la très grande analogie existant, au point de vue des troubles oculaires, entre l'abcès cérébral et la méningite suppurée ; la fixité des paralysies dans le premier cas serait à opposer à leur fugacité dans le second ; ceci n'a qu'une valeur relative.

Encéphalopathies infantiles. — Elles ne provoquent pas de troubles oculaires marqués ; leurs hémiplégies entraînent l'affaiblissement des muscles oculo-moteurs du côté hémiplégié, mais cet affaiblissement est de courte durée. — La *maladie de Little* atteint rarement la face ; elle peut cependant s'y généraliser et produire le nystagmus, le strabisme externe ou interne, unilatéral ou bilatéral, l'hémianopsie, la névrite optique. On n'a pas étudié les troubles de coordination de la motricité oculaire, qui pourraient résulter de l'état spasmodique des muscles.

Idiotie — Sa cause (ramollissement, hémorrhagies, méningites, hydrocéphalie, porencéphalie, sclérose lobaire primitive) provoque parfois la stase papillaire ou la névrite optique. L'innervation centrale est insuffisante (strabisme, amblyopie) ou se montre normale. Bourneville a trouvé 11 aveugles sur 437 idiots et 6 aveugles sur 213 idiotes. Sur 400 idiots, il relève 13 fois le strabisme convergent et 6 fois le divergent; sur 200 idiotes : 13 strabismes convergents, 5 divergents et 8 intermittents. Chez beaucoup de ces malades, d'ailleurs, l'examen subjectif est impossible.

Nous laissons de côté l'*idiotie amaurotique familiale* qui n'est pas comparable aux autres variétés et déjà étudiée (p. 212), ainsi que l'idiotie myxœdémateuse, dont nous reparlerons (p. 310).

Les **arriérés** présentent assez souvent de l'amblyopie et du strabisme, par troubles de l'innervation centrale (Moll); leur champ visuel serait normal (Valenti).

Criminalité. — On y trouve, au dire de certains auteurs, des stigmates de dégénérescence du côté de l'appareil oculaire; l'un des plus fréquents serait un rétrécissement en secteur du champ visuel. Truc n'a jamais retrouvé cette altération sur les nombreux criminels qu'il a examinés; il a, par contre, observé assez souvent le croissant blanchâtre sous-papillaire, qui peut exister chez les sujets normaux. Delord et Cochy de Moncan n'ont pas constaté non-plus d'altération du champ visuel.

Vésanies. — On n'est pas d'accord sur la fréquence des troubles oculaires. Marandon de Montyel trouve, selon le type vésanique, le signe d'Argyll Robertson dans 8 à 60 % des cas; Siemerling et Moéli l'ont fréquemment constaté ; Cestan et Dupuy-Dutemps ne l'ont jamais trouvé. — Dans la démence précoce, Blin le relève 17 fois % (sans lymphocytose rachidienne); l'inégalité pupillaire existe dans 29 % des cas, la mydriase 50 %, la dissociation inverse de l'Argyll 16 % et le myosis 8 %. La congestion de la papille existerait 56 fois % et sa décoloration dans 25 % des cas. — Dans la manie, Albutt et Nettleship ont constaté fréquemment des troubles papillaires, soit de l'hyperémie, soit de la décoloration.

Le champ visuel est altéré un peu avant la crise et redevient ensuite normal; s'il s'agit d'un trouble cérébral hallucinatoire, le champ présente constamment un rétrécissement en haut; dans le trouble par dépression, le rétrécissement est global, et dans le trouble par excitation, il se produit un élargissement global (Mezic et Baillart).

Paralysie générale progressive. — On observe quelquefois des symptômes oculaires prémonitoires. Charcot et Parinaud avaient insisté sur la valeur de la migraine ophtalmique de la *période prodromique*; cette migraine ophtalmique serait le plus souvent du type « accompagné ». En réalité, la fréquence de la migraine ophtalmique est si grande, même chez les individus sains, que sa constatation n'a pas la valeur qui lui avait été attribuée. — L'hémianopsie, l'aphasie, peuvent se rencontrer aussi, en dehors de toute migraine ophtalmique; il en est de même des paralysies oculomotrices fugaces, des névralgies du trijumeau. — Les troubles de la pupille existent quelquefois dès cette période : inégalité ou irrégularités de contour des pupilles; l'inégalité peut être intermittente ou changer de côté (mydriase à bascule). L'épreuve de la « mydriase provoquée » mettra en évidence les inégalités pupillaires qui seraient passées inaperçues, et soulignera la différence de leurs dimensions, si elle n'existe qu'à un faible degré.

L'inégalité pupillaire, si elle n'existait déjà dès la période prodromique, est un des signes les plus fréquents et les plus précoces de la *période d'état*; sa recherche ne devra jamais être négligée chez un individu ayant commis des actes délictueux. Selon les diverses statistiques, elle existe de 58 à 75 fois %, et sa fréquence croît à mesure que la paralysie générale arrive à une période plus avancée. La mydriase à bascule est plus fréquente aux périodes initiales qu'aux périodes terminales.

Les pupilles peuvent être égales entre elles, mais présenter des modifications de leurs dimensions normales : le myosis existerait dans 1/3 et la mydriase dans 1/6 des cas. On a signalé assez fréquemment la présence de l'hippus.

L'irrégularité du contour des pupilles est à peu près aussi fréquente que leur inégalité (Joffroy et Schrameck); la pupille affecte tous les aspects que peut revêtir un cercle déformé; ordinairement elle est ovalaire; l'axe de cet ovale est rarement vertical, le plus souvent un peu oblique.

Le signe d'Argyll Robertson est presque toujours bilatéral; il est souvent précédé d'un simple affaiblissement du réflexe photo-moteur. On le signale dans 47 °/₀ des cas (Moéli), 64 °/₀ (Siemerling), 75 °/₀ (Joffroy). Pour certains auteurs, le signe d'Argyll ne serait qu'un stade de l'évolution d'une ophtalmoplégie interne totale : d'abord paresse du réflexe photo-moteur, suivie de son abolition (signe d'Argyll), puis paresse du réflexe à l'accommodation, enfin perte de tous les réflexes pupillaires; ces troubles pupillaires peuvent disparaitre pendant les périodes de rémission; cela est rare. Cette ophtalmoplégie interne progressive serait bilatérale, évoluant toujours un peu plus vite dans l'un des deux yeux. Quelquefois, le réflexe accommodateur reste intact; plus souvent, le réflexe accommodateur est perdu et le photo-moteur est conservé (dissociation inverse de l'Argyll). Cette ophtalmoplégie interne, pour certains auteurs, serait complète, c'est-à-dire que la paralysie de l'accommodation viendrait s'ajouter aux troubles pupillaires; pour d'autres (Sauvineau), la perte de l'accommodation n'est pas la règle. — La réaction paradoxale de la pupille, ou phénomène de Piltz-Westphal, se rencontre quelquefois. — En somme, les troubles pupillaires sont d'une fréquence extrême (82 °/₀ pour Renaud, 87 °/₀ pour Joffroy, Sauvineau et Schrameck); c'est dire combien l'examen de la pupille, par la simple inspection ou par la « mydriase provoquée », est indispensable. — L'atrophie de l'iris, qui donne au regard du malade un aspect atone, est extrêmement fréquente.

Les paralysies oculaires extrinsèques se rencontrent assez souvent (58 fois sur 227 malades pour Joffroy, Sauvineau et Schrameck, 21 fois sur 500 malades pour A. Marie); elles sont surtout parcellaires et fugaces. — On a signalé la paralysie des mouvements associés et le nystagmus.

Le réflexe conjonctival est fréquemment aboli, parfois dès la première période (Marandon de Montyel).

Les statistiques très nombreuses publiées sur l'état du nerf optique diffèrent tellement (lésions dans 2 à 82 °/₀ des cas), qu'il est impossible de rien conclure à cet égard. Cependant nous pouvons dire que les altérations légères de la papille sont très fréquentes, consistant, au début, en hyperémie et, dans les périodes terminales, en décoloration de la papille. — L'atrophie papillaire complète peut s'observer, mais le fait n'est pas très fréquent; lorsqu'elle se produit, c'est généralement aux périodes terminales; ceci serait à opposer à l'apparition relativement précoce de l'amaurose dans le tabes (Léri). Cette atrophie papillaire est tantôt post-névritique, tantôt primitive; il semble donc que l'atrophie de la paralysie générale puisse succéder à des processus divers. Alors que chez les paralytiques généraux dont la maladie évolue, Kéraval et Raviart ont presque toujours trouvé des lésions ophtalmoscopiques, ils n'en ont jamais trouvé chez les paralytiques généraux en rémission ou atteints d'une forme lente, à longue évolution.

Klein a décrit, sous le nom de « rétinite paralytique », un trouble de transparence de la rétine, siégeant dans la région papillo-maculaire; ce trouble, dont la signification reste obscure, a été retrouvé par d'autres auteurs (Uhthoff, Kuhnt), mais moins fréquemment que ne l'indiquait Klein.

Le champ visuel et l'acuité visuelle présentent les altérations habituelles de la névrite ou de l'atrophie optique; il est des cas cependant, où l'acuité visuelle peut rester normale, tandis que le champ visuel présente un rétrécissement, surtout marqué pour le blanc, le vert et le rouge. L'autopsie montre alors l'absence de lésions du nerf optique (Resnikow).

On a signalé la production d'hémorrhagies rétiniennes pendant les ictus.

Des troubles corticaux peuvent entraîner des amblyopies, l'amaurose, la migraine ophtalmique, la vision colorée, des hallucinations visuelles. « La paralysie générale frappe surtout les neurones les plus centraux; le tabes, les neurones les plus périphériques » (Klippel). Ajoutons que ces troubles visuels d'origine corticale sont rares.

Tumeurs cérébrales. — Les tumeurs cérébrales, ou mieux encéphaliques (car nous envisageons ici l'encéphale tout entier), s'accompagnent de *symptômes communs*, tels que céphalées, convulsions, affaiblissement intellectuel, vomissements, vertiges et surtout stase papillaire. Ce symptôme, que nous connaissons déjà (p. 205), est tellement fréquent dans les tumeurs encéphaliques, que sa constatation doit faire songer en premier lieu à cette affection. — Trois théories sont en présence pour expliquer sa pathogénie : il s'agit d'une toxi-infection (Leber et Deutschmann); d'un œdème du nerf, coexistant avec un œdème cérébral (Parinaud, Rochon-Duvigneaud,

Sourdille); d'un œdème du nerf par hypertension intra-crânienne (Manz). Cette théorie a été modifiée par Dupuy-Dutemps ; il a montré que la veine centrale de la rétine était comprimée au niveau du point où elle franchit les gaines du nerf optique, distendues par l'hypertension intra-crânienne. Les améliorations, ou même les guérisons de la stase papillaire, obtenues par la ponction lombaire ou par la trépanation, toutes opérations décompressives par évacuation de liquide céphalo-rachidien, plaident en faveur de cette dernière théorie. — La stase papillaire peut être précoce, précédant les autres symptômes, ou apparaître en même temps qu'eux. Comme elle est compatible avec une acuité visuelle presque normale, il faut, chez de tels malades, examiner systématiquement le fond de l'œil ; la constatation de la stase de la papille tranchera souvent un diagnostic encore hésitant. — Sa fréquence semble diminuer avec l'âge ; d'une statistique de Douglas il résulte qu'au-dessous de 30 ans, elle existe dans tous les cas ; entre 30 et 40 ans, elle ne manque que dans 2 % des cas environ ; entre 40 et 50 ans, elle manque 19 fois sur 100 ; entre 50 et 60 ans, elle manque 14 fois sur 100 ; après 60 ans, elle manque dans 65 % des cas.

Les tumeurs encéphaliques, outre leurs signes communs, présentent des *symptômes de localisation* qui permettent, dans une certaine mesure, le diagnostic de leur siège. Même en laissant de côté les symptômes de localisation qui n'atteignent pas l'appareil oculaire, nous restons en possession d'une symptomatologie assez riche, que nous résumons rapidement :

Lobe frontal : stase papillaire 50 %, compression du nerf optique (atrophie primitive) rarement, déviation conjuguée 17 %, dont 12 % du côté malade et 5 % du côté opposé.

Région rolandique : stase papillaire 34 à 46 %, paralysie faciale.

Lobe pariétal : stase papillaire 50 % ; ptosis isolé, cécité verbale ou aphasie sensorielle de Wernicke 20 %, quelquefois avec hémianopsie homonyme ; paralysie des mouvements associés de latéralité des yeux, avec ou sans déviation conjuguée de la tête.

Lobe occipital : stase papillaire 56 % ; hémianopsie homonyme 80 %, incomplète, typique ou même empiétant sur le champ conservé 20 %, hémidyschromatopsie 50 % ; cécité corticale 25 %.

Lobe temporal : stase papillaire 64 % ; cécité psychique et ses

variétés, quelquefois accompagnée d'hémianopsie homonyme 20 %;
ptosis isolé.

Cervelet: stase 87 à 95 %, nystagmus; exceptionnellement la déviation conjuguée de la tête et des yeux; jamais de paralysie des mouvements associés de latéralité des yeux, la tête restant droite.

Tubercules quadrijumeaux: stase 90 %; troubles du réflexe photo-
moteur, quelquefois le signe d'Argyll Robertson, paralysie des mouvements associés de latéralité; l'ophtalmoplégie interne semble ne pas
pouvoir exister si la tumeur n'empiète pas sur les parties avoisinantes.

Pédoncules cérébraux : stase 6 %, paralysies isolées des noyaux
oculo-moteurs, ophtalmoplégies à marche inégale des deux côtés et
assez irrégulière, paralysies des mouvements associés des yeux,
surtout des mouvements de latéralité (exceptionnellement leur contracture), syndrome alterne de Foville, déviation conjuguée de la tête
et des yeux, nystagmus; hémianopsie homonyme (avec possibilité
de constater la réaction pupillaire hémiopique de Wernicke) si la
bandelette optique est touchée, enfin syndrome alterne de Weber
(80 %), syndrome alterne de Benedikt.

Protubérance : stase 53 %; névralgie ou anesthésie du trijumeau,
paralysie faciale, paralysie de la VIe paire très fréquente et souvent
(10 %) des deux VIes paires, paralysie des mouvements associés des
yeux ou leur spasme, déviation conjuguée de la tête et des yeux (en
sens inverse de la déviation produite par une lésion du même hémisphère), syndrome alterne de Foville, syndrome alterne de Raymond
et Cestan, syndrome alterne de Millard-Gübler (75 %).

Bulbe : stase 90 %, surtout si la tumeur empiète sur le IVe ventricule; syndrome de Claude Bernard-Horner, syndrome du noyau
de Deiters, syndrome alterne de Babinski-Nageotte, syndrome alterne
de Cestan-Chenais.

Corps pituitaire : stase peu fréquente, atrophie primitive d'un
ou des deux nerfs optiques, succédant ou non à une hémianopsie
bi-temporale; elle peut être accompagnée de la réaction pupillaire hémiopique de Wernicke; compressions fréquentes des IIIe,
IVe, Ve et VIe paires.

Insolation. — Dans quelques cas, on observe des troubles oculaires passagers, par congestion de la rétine et du nerf optique; les
phénomènes de chromatopsie et de scotome central ne sont pas dus

à l'insolation proprement dite, mais à la fixation directe du soleil.
Les pupilles sont, tantôt en mydriase, tantôt en myosis (Vaillard).

C. — AFFECTIONS DU CERVELET

Hémorrhagies. — Fréquemment elles provoquent le nystagmus ou la déviation conjuguée de la tête et des yeux, mais cette
déviation est toujours passagère. Il ne se produit pas de paralysie
des mouvements de latéralité des yeux sans déviation conjuguée de
la tête. Cette déviation peut se faire du côté opposé à la lésion.

Abcès. — Le nystagmus et la déviation conjuguée n'y sont pas
rares. Ils déterminent des paralysies oculo-motrices, surtout de la
VI° paire, si le plancher du IV° ventricule est intéressé ; on peut observer la stase papillaire. On ne trouve pas de troubles pupillaires,
car ils n'appartiennent pas à la symptomatologie des lésions limitées
au cervelet (Bach).

Hérédo-ataxie cérébelleuse. — La maladie de P. Marie
entraîne, dans un nombre élevé de cas, des altérations de la vision :
baisse de l'acuité, rétrécissement du champ visuel ; l'atrophie
optique est fréquente (7 fois sur 22) ; elle est souvent bilatérale.
Le nystagmus vrai est rare, mais on trouve fréquemment des secousses nystagmiformes dans une des positions extrêmes du regard.

A côté de ces symptômes, on a signalé des paralysies de la VI°
paire, des paralysies des mouvements associés de latéralité ; le ptosis
peut affecter le type de « ptosis statique » de Sanger Brown, c'est-
à-dire n'existant qu'au repos et disparaissant dans les mouvements.
En réalité, ce ne sont pas des manifestations cérébelleuses de la
maladie, mais des signes protubérantiels : il est exceptionnel, en effet,
que l'atrophie de l'hérédo-ataxie cérébelleuse reste localisée au
cervelet et n'envahisse pas les parties avoisinantes de l'encéphale.

D. — AFFECTIONS DES TUBERCULES QUADRIJUMEAUX

Leurs symptômes oculaires ressemblent beaucoup à ceux des
affections du cervelet ; cependant les paralysies des mouvements
associés, d'une part, et les troubles pupillaires (perte du réflexe
photo-moteur, signe d'Argyll Robertson, perte du réflexe accommoda-

teur, immobilité pupillaire complète), d'autre part, sont fréquents dans les lésions des tubercules et exceptionnels dans celles du cervelet.

Bach établit un parallèle qui facilite le diagnostic du siège de la lésion : *stase papillaire* : 90 °/₀ environ dans les deux cas ; — *hémianopsie* : rare dans les maladies du cervelet, fréquente dans celles des tubercules, par extension au corps genouillé externe ; — atteinte successive des *VII*ᵉ, *VI*ᵉ, *IV*ᵉ et *III*ᵉ *paires* dans le premier cas, atteinte progressive de ces nerfs, mais en sens inverse dans le second ; dans ce dernier cas, la bilatéralité est aussi de règle ; — *nystagmus*, plus fréquent dans les maladies du cervelet. — Les *signes connexes* sont : dans les affections cérébelleuses, l'ataxie marquée précoce, la douleur à la nuque, les vomissements opiniâtres ; dans les affections des tubercules, l'ataxie du bras, des phénomènes choréiques, la surdité centrale unilatérale.

E. — AFFECTIONS DES PÉDONCULES CÉRÉBRAUX

Le pédoncule est anatomiquement divisé en deux régions distinctes, le pied et la calotte. Les lésions de l'une ou l'autre de ces régions ne produisent aucun symptôme sensoriel (sauf la stase papillaire, s'il s'agit d'une tumeur) ; elles ne donnent que des symptômes oculo-moteurs.

Les lésions du **pied** s'accompagnent le plus souvent du syndrome de Weber (fig. 40) ; il est rare qu'elles provoquent une hémiplégie sans lésion de la IIIᵉ paire, ou inversement. Si les altérations en foyer, productrices du syndrome de Weber, sont localisées à la partie interne du pédoncule, l'hémiplégie est plus marquée à la face qu'aux membres (Brissaud). Nous savons que le syndrome de Weber peut être double (Souques) et qu'il peut être associé à une hémianopsie homonyme (Joffroy, Raymond, Marie et Léri), par lésion de l'artère cérébrale postérieure.

Les lésions de la **calotte pédonculaire** peuvent produire la paralysie de la IIIᵉ ou de la IVᵉ paires ; elles se manifestent aussi par un syndrome de Weber avec tremblement, ou syndrome de Benedikt ; ce dernier coexiste parfois avec une hémianopsie homonyme (Ray-

mond). Le nystagmus est rarement signalé; il en est de même des
spasmes des mouvements associés de latéralité. — Par contre, les
paralysies de ces mouvements de latéralité, accompagnées ou non de
déviation conjuguée de la tête, sont plus fréquentes; elles affectent
parfois le type Foville, qui peut revêtir trois modalités (page 105);
une seule nous intéresse ici, celle du groupe pédonculaire; elle se
caractérise par la lésion du neurone central des conducteurs oculogyres, faciaux et pyramidaux, par conséquent avant leur décussation.

Ces lésions pédonculaires sont produites par des tumeurs, souvent
un tubercule isolé, des plaques de sclérose, des ramollissements ou
des hémorrhagies, etc.... Lorsqu'elles sont dues à des causes vasculaires, les types cliniques peuvent être notablement modifiés; la lésion
de l'artère optique postéro-interne peut entraîner la destruction des
fibres pyramidales (neurone central) et des centres de la musculature interne de l'œil (neurone périphérique). Il en résulterait cette
variété nouvelle de paralysie alterne, décrite par d'Astros : hémiplégie d'un côté du corps, ophtalmoplégie interne de l'œil opposé,
la musculature oculaire extrinsèque restant intacte.

Les noyaux pédonculaires sont parfois atteints de polioencéphalites,
soit du type chronique (ophtalmoplégie progressive), soit du type
aigu (polioencéphalite supérieure aiguë hémorrhagique de Wernicke),
que nous connnaissons déjà (page 75).

F. — AFFECTIONS DE LA PROTUBÉRANCE

On observe quelquefois des paralysies nucléaires isolées; le plus
souvent, on constate le syndrome alterne de Millard-Gübler. Rappelons que la paralysie de la VIᵉ paire, fréquente au cours de ce
syndrome, n'en fait pas forcément partie; nous avons vu (page 105)
les modalités diverses décrites par Sigerson dans les paralysies
alternes. — La déviation conjuguée de la tête et des yeux n'est pas
rare; elle est alors l'inverse de ce qu'elle serait dans une affection
hémisphérique du même côté, puisque les conducteurs sont déjà
décussés : a) un malade qui tourne les yeux vers ses membres
paralysés est atteint d'une lésion protubérantielle de nature paralytique; b) un malade qui détourne les yeux de ses membres con-

vulsés est atteint d'une lésion protubérantielle de nature convulsive
(Landouzy et Grasset). — Le nystagmus s'observe assez souvent. —
La paralysie des mouvements associés de latéralité peut entrer dans
la composition de paralysies alternes, pour donner les types moyen
et inférieur du syndrome de Foville, dont nous venons de voir la
modalité supérieure dans le paragraphe E. Au niveau de la protubérance, il s'agit, soit du groupe protubérantiel supérieur (paralysie
directe de l'oculogyre déjà décussé, paralysies croisées du facial et
des membres, dont les conducteurs sont encore ceux du neurone
central non décussé), soit du groupe protubérantiel inférieur (paralysies de l'oculogyre et du facial directes, lésion atteignant le neurone périphérique déjà décussé, et paralysie croisée des membres,
dont les conducteurs centraux ne le sont pas encore).

Le syndrome de Raymond-Cestan, ou syndrome de la calotte protubérantielle (page 105), peut aussi être observé.

Les polioencéphalites supérieures atteignent la protubérance aussi
bien que les pédoncules. Elles servent de transition entre les polioencéphalites pédonculaires, se traduisant par les ophtalmoplégies, et les
polioencéphalites bulbaires, entraînant la paralysie labio-glosso-laryngée, ou inversement.

On a décrit (Guillain, Rochon-Duvigneaud et Troisier) le signe
d'Argyll Robertson dans deux cas d'affections non syphilitiques et
aussi (Guillain et Houzel) dans un cas de traumatisme de la protubérance. Ces faits, très intéressants, viennent à l'appui des autres
raisons, données ailleurs, qui ·tendent à faire localiser dans la protubérance les lésions qui produisent ce symptôme.

G. — AFFECTIONS DU BULBE

Le bulbe intéresse l'ophtalmologiste par son rôle dans l'innervation sympathique de l'œil (centre bulbaire du sympathique) et par
son influence dans l'équilibre oculo-moteur, en connexion avec
l'appareil labyrinthique (noyau de Deiters).

Les **troubles oculo-sympathiques** provoqués par des lésions
bulbaires sont connus depuis peu, mais leur existence est certaine :
« une lésion unilatérale du bulbe peut provoquer des troubles oculo-
pupillaires, qui consistent en un rétrécissement de la pupille, en un

rétrécissement de la fente palpébrale, ainsi qu'en une rétropulsion du globe oculaire; ils paraissent semblables à ceux qui résultent de la section des deux premières paires dorsales » (Babinski et Nageotte). Les troubles pupillaires seraient directs, s'il s'agit d'une lésion du sympathique au niveau du bulbe, et croisés, si le sympathique est lésé au niveau des hémisphères (Cestan et Chenais). — Les troubles oculo-sympathiques peuvent être isolés et réaliser le type du *syndrome de Claude Bernard-Horner*, ou être associés à d'autres paralysies, surtout des membres. — Comme les faisceaux pyramidaux s'entre-croisent plus bas que les conducteurs sympathiques, il se produit souvent des paralysies alternes : nous connaissons (page 106) le *syndrome de Babinski-Nageotte* et le *syndrome de Cestan-Chenais*. Nous avons indiqué que l'hémiplégie, qui figure parmi les symptômes de ce dernier, au lieu d'être simple, est alterne du type Avellis (paralysie de la corde vocale et du voile du palais du côté opposé à l'hémiplégie).

Le *syndrome du noyau de Deiters* (Bonnier) a été étudié en détail (page 106); il comprend une variété très grande de **troubles oculo-moteurs**. Il est d'origine réflexe ou dépend d'une altération organique du noyau. Dans ce dernier cas, il se produit une dégénération ascendante du faisceau longitudinal postérieur, du côté opposé à la lésion (Thomas). Ce que nous savons du rôle très important de cette voie d'association entre les noyaux oculo-moteurs, nous fait comprendre la place que tiennent les symptômes oculaires dans ce syndrome.

La sclérose en plaques, la syringomyélie (ou mieux, dans ce cas, syringobulbie), le tabes bulbaire, peuvent donner lieu à ces syndromes oculo-sympathiques ou oculo-moteurs. Le tabes, en particulier, peut provoquer des phénomènes labyrinthiques, sur lesquels P. Bonnier a insisté.

Polioencéphalite inférieure aiguë. — Cette très grave affection (revêtant quelquefois le *type hémorrhagique de Leyden*) est comparable à la polioencéphalite supérieure aiguë; elle atteint fréquemment la VIe paire, plus rarement la IIIe; on a signalé la déviation conjugée de la tête et des yeux, le blépharospasme clonique et même la névrite optique; ces derniers phénomènes sont dus à son extension hors du bulbe.

La *paralysie spinale infantile* peut donner lieu à une variété de
polioencéphalite inférieure aiguë, qui n'est pas toujours mortelle et
est susceptible de régression, au moins partielle.

Paralysie labio-glosso-laryngée. — Lorsque cette affection
(nommée aussi *polioencéphalite inférieure chronique* ou *paralysie
bulbaire progressive*) est bien limitée au bulbe, elle ne donne pas
de troubles oculaires. Mais elle peut se propager vers la moelle
(**forme bulbo-spinale**) ou vers la partie supérieure (**forme bulbo-
ponto-pédonculaire**); dans sa marche ascendante, elle frappe généralement le pneumogastrique et entraîne la mort avant d'avoir atteint
la protubérance. — On observe cependant quelquefois cette forme
supérieure; les noyaux oculo-moteurs sont alors touchés progressivement et dans l'ordre suivant : VIe, IVe, IIIe paires; la VIIe paire est
presque toujours intéressée; Mœbius a signalé l'insuffisance de convergence. — Dans certains cas, la polioencéphalite supérieure (ophtalmoplégie) ouvre la scène, gagne le bulbe et même la moelle;
ce fut le cas du poète H. Heine, dont Sauvineau cite l'exemple
typique : le premier symptôme fut une ophtalmoplégie interne double et totale (pupille et accommodation); longtemps après, apparut
l'ophtalmoplégie extrinsèque, puis à courts intervalles, la paralysie
labio-glosso-laryngée et l'atrophie musculaire progressive.

Paralysie bulbaire asthénique. — Cette « *asthénie motrice
bulbo-spinale* » (Raymond), ou « *syndrome d'Erb-Goldflam* », s'accompagne très fréquemment de troubles oculo-moteurs; Spiller et
Buckmann ont même cité un cas où l'asthénie n'atteignait que les
muscles oculaires. Ils ont comme caractère d'être, de même que
les autres troubles moteurs du corps, sous la dépendance de la fatigue. Au réveil, ils sont nuls ou presque nuls, surtout dans les
périodes initiales de l'affection; vers la fin de la journée ils sont très
marqués.

Le ptosis est extrêmement fréquent, bilatéral, souvent inégal d'un
œil à l'autre; c'est un ptosis léger (fig. 94) qui s'augmente par l'ouverture volontaire et prolongée des paupières; le malade essaye de
suppléer aux releveurs palpébraux insuffisants par la contraction du
frontal (rides du front); il prend l'attitude classique des ptosiques
et marche la tête renversée en arrière (démarche de l'astrologue);
plus tard, il n'essaye plus de lutter et laisse ses paupières se refermer.

— On a signalé exceptionnellement la lagophtalmie, par insuffisance de l'orbiculaire palpébral. — L'ophtalmoplégie extrinsèque

est très fréquente; rare-
ment complète, elle ne
porte que sur certains
muscles; il en résulte
un strabisme (très atté-
nué, car le muscle a con-
servé la plus grande par-
tie de son tonus), et de
la diplopie dans certai-
nes directions du regard.
Cette ophtalmoplégie ex-
trinsèque est quelquefois
si marquée et si persis-
tante, ne présentant plus
les caractères de varia-
bilité selon l'état de repos ou de fatigue, qu'on
a décrit une **forme oph-
talmoplégique** du syn-
drome d'Erb - Goldflam,
attachant à cette expres-
sion l'idée d'une ophtal-
moplégie vraie (polioen-
céphalite), associée à la

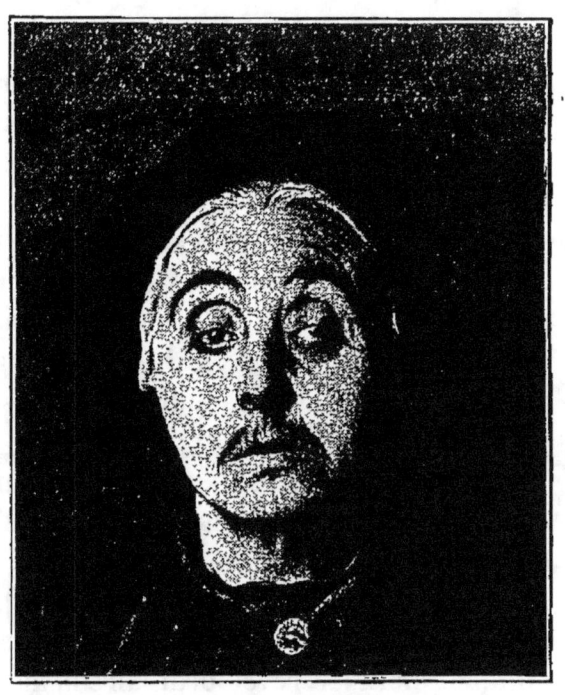

Fig. 94. — Paralysie bulbaire asthénique.
(Dejerine.)

Femme de 59 ans. L'affection datait de 4 ans; l'ophtalmoplégie extrinsèque était totale. Remarquer le
demi-ptosis bilatéral et l'élévation compensatrice
des sourcils.

myasthénie. — Fontanel cite un cas de Lannois où la convergence
et les mouvements associés des yeux étaient très difficiles; dans une
observation de Murri la convergence était très gênée.

On a dit que l'ophtalmoplégie interne n'existait jamais; il est vrai
qu'elle est très rare, mais les observations de Leclerc, Josserand
(cités par Fontanel), Grocco, Dumarest, prouvent son existence :
après quelques contractions provoquées, la pupille et le muscle
ciliaire sont paralysés pendant un certain temps.

H. — AFFECTIONS DE LA MOELLE

Myélites aiguës. — Lorsqu'elles revêtent le type de **paralysie ascendante aiguë de Landry**, l'appareil oculaire est exceptionnellement intéressé; on a signalé le ptosis (Bailey et Ewing), la paralysie faciale (Remlinger). Le syndrome oculo-sympathique n'a pas été observé.

L'ataxie aiguë de Westphal est une myélite disséminée, qui sert de transition entre les formes aiguës et la sclérose en plaques, dont elle reproduit en partie la symptomatologie. Le nystagmus existe dans toutes les positions du regard ou seulement dans les positions extrêmes; les pupilles réagissent bien, mais sont souvent inégales ou irrégulières.

La **neuro-myélite optique aiguë**, affection rare et bien connue seulement depuis une dizaine d'années, est constituée cliniquement par l'évolution d'une névrite optique bilatérale, aiguë ou subaiguë, suivie, après un temps variable, d'une myélite ayant une allure parallèle. La myélite apparaît très rarement avant la névrite optique. Celle-ci revêt ordinairement le type de papillite; il n'est pas rare non plus que l'ophtalmoscope ne décèle aucune lésion du fond de l'œil, au moins au début (névrite rétro-bulbaire); la stase papillaire est rare. Les mouvements oculaires ou le refoulement de l'œil en arrière, par pression digitale, sont douloureux. Cette névrite optique peut s'accompagner d'une amaurose complète ou seulement d'amblyopie, avec rétrécissement du champ visuel pour le blanc ou les couleurs; on constate quelquefois un scotome central. Elles disparaissent quand la maladie guérit (50 % des cas environ); le retour de la vision est toujours assez lent; une décoloration marquée de la papille peut persister. — On a signalé des paralysies oculaires, portant surtout sur la VIe paire.

Paralysie spinale infantile. — Elle ne produit de troubles oculaires qu'exceptionnellement; lorsqu'elle envahit la région bulbo-protubérantielle, elle provoque généralement la mort. On a cependant observé des paralysies oculaires; leur régression partielle est possible (Raymond, Sauvineau).

Atrophie musculaire du type Aran-Duchenne. — Les paralysies oculaires peuvent s'y rencontrer.

Sclérose latérale amyotrophique. — Il n'est pas exceptionnel de constater la paralysie des muscles oculo-moteurs.

Sclérose en plaques. — Presque toujours pour certains auteurs, toujours pour d'autres (Bernheimer), elle s'accompagne de nystagmus; celui-ci, ordinairement horizontal, revêt rarement le type vertical ou rotatoire; il présente tous les degrés, depuis le nystagmus à grandes oscillations jusqu'aux légères secousses nystagmiformes, n'existant que dans les positions extrêmes du regard latéral. — Ce fait, très intéressant, doit être mis en regard de la fréquence (17 %, d'après Uhthoff) des paralysies des mouvements associés de latéralité, déjà signalée par Parinaud. Cet auteur insistait aussi sur la fréquence de la paralysie isolée de la VIᵉ paire. Un examen approfondi montre que celle-ci est le plus souvent accompagnée d'une parésie du droit interne de l'autre œil; il s'agit de formes incomplètes de paralysies des mouvements associés de latéralité; ce qui le prouve bien, c'est la limitation légère du champ du regard binoculaire d'un côté. Le nystagmus et la paralysie, ou la parésie, des mouvements associés de latéralité coexistent donc dans la majorité des cas de sclérose en plaques. Ceci vient à l'appui de la théorie pathogénique du nystagmus proposée par Sauvineau : c'est le tremblement des mouvements associés produit, de même que leur paralysie ou leur spasme, par une lésion de leur centre coordinateur, différente comme nature, mais identique comme siège; une lésion à la fois parésiante et irritative provoquera la coexistence des deux symptômes. — Kum a signalé trois cas de nystagmus ne se produisant que dans le mouvement de convergence.

Les paralysies oculaires isolées ne sont pas très fréquentes; elles sont souvent fugaces et récidivantes. — L'ophtalmoplégie extrinsèque totale (faciès d'Hutchinson; fig. 95) a été signalée dans quelques cas. — Les pupilles sont le plus souvent en myosis; leurs réflexes sont conservés, parfois affaiblis, plus souvent exagérés; l'hippus n'est pas très rare. Parinaud comparait ces phénomènes à l'exagération des réflexes et au tremblement constatés du côté des membres. Leur inégalité n'est pas fréquemment signalée; l'épreuve de la « mydriase provoquée » la met en évidence dans des cas nombreux.

Les altérations de l'appareil sensoriel sont d'une remarquable fréquence. Kampherstein, en groupant plusieurs statistiques portant au total sur 150 cas, trouve 55 % d'altérations du fond de l'œil; Hoffmann, 50 %; Galezowski, 56 %. Une des caractéristiques de ces troubles visuels est leur unilatéralité (presqu'une fois sur deux) ou leur inégalité d'un côté à l'autre. — L'atrophie optique est rarement complète (4,5 %); elle revêt alors le type d'atrophie primitive; exceptionnellement celui d'atrophie post-névritique. La décoloration incomplète de toute la surface de la papille est fréquente (54 %). Mais l'altération la plus constante est la décoloration complète d'un seul segment de la papille, le reste conservant absolument son aspect normal (50 %); le secteur décoloré atteint la périphérie de la papille, ce qui permet de le différencier d'une excavation physiologique large qui, nous le savons, n'atteint jamais le bord papillaire. — La névrite optique est peu fréquente (9 %); elle revêt plutôt le type de la papillite. Enfin, dans des cas plus rares (7 %), on peut constater des troubles fonctionnels sans lésions ophtalmoscopiques. Les troubles subjectifs sont presque constants : scotome central, rétrécissement périphérique, altérations diverses du champ visuel pour les couleurs, baisse de l'acuité visuelle. La marche irrégulière des lésions diminue considérablement la valeur pronostique de ces symptômes.

Les troubles visuels (objectifs ou subjectifs) ont une valeur séméiologique importante lorsqu'ils précèdent les autres manifestations de la sclérose en plaques; Bruns-Stœlting et Frank citent plusieurs observations, où les symptômes oculaires ont précédé, de 6 à 12 ans, l'apparition des signes spinaux de la maladie. On devra toujours penser à la sclérose en plaques chez un jeune homme présentant de l'atrophie partielle des papilles.

Tabes. — Les symptômes oculaires de cette affection ont une importance et une fréquence extrêmes.

Les **paralysies extrinsèques** s'observent dans 59 % des cas d'après Moéli et Berger, dans 47 % d'après Fournier. Pour Gowers, 80 % des malades auraient à un moment de leur tabes, de la parésie d'un muscle extrinsèque. Dans le tabes juvénile, les paralysies extrinsèques sont beaucoup moins fréquentes ; dans une statistique portant sur 89 cas (Cantonnet), elles n'ont été rencontrées que dans la proportion de 18,6 %. Ces paralysies ont des caractères différents selon la période à laquelle elles se manifestent.

A la période prodromique, elles sont partielles, frappant un muscle ou quelques muscles ; elles sont en général fugaces et curables, après quelques jours ou quelques semaines ; de Lapersonne a fait remarquer que ces paralysies oculaires p r é - t a b é t i q u e s étaient souvent diagnostiquées « paralysies a frigore », en raison de leur bénignité et de leurs récidives. Elles se traduisent par une diplopie transitoire, très gênante s'il n'y a pas ptosis concomitant. Il ne faudra donc jamais omettre, dans l'interrogatoire d'un tabétique, de rechercher si, à une époque déjà ancienne, il n'a pas observé une diplopie ou une chute palpébrale

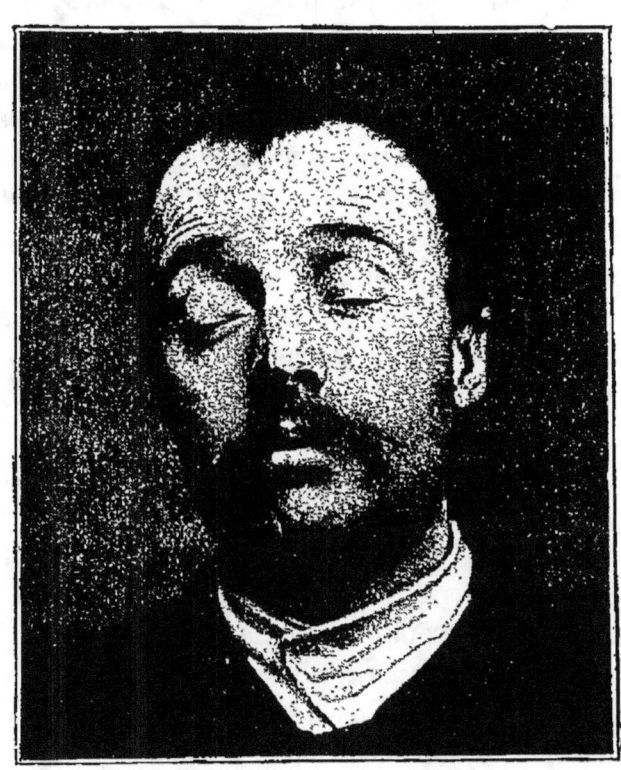

Fig. 93. — Facies d'Hutchinson dû au tabes (Dejerine.)

Homme de 57 ans : le tabes resta à la période pré-ataxique après que l'amaurose fut devenue complète L'ophtalmoplégie, intrinsèque et extrinsèque, était absolue : le léger renversement de la tête en arrière et la contraction du frontal (rides du front, élévation des sourcils) tendent à diminuer la gêne produite par le ptosis.

fugaces. Ces paralysies précoces portent surtout sur la VIe paire ; et assez souvent même sur les deux (de Lapersonne) ; il en résulte une diplopie homonyme dans toutes les positions latérales du regard. — Une paralysie isolée et fugace de l'accommodation peut être obser-

vée. — On a signalé au début du tabes, le précédant même, l'ophtalmoplégie extrinsèque totale (facies d'Hutchinson, fig. 95); il
s'agit d'une polioencéphalite supérieure, analogue à la polioencéphalite
inférieure ou à la poliomyélite antérieure, qu'on a décrites au début
du tabes.

Les *paralysies oculaires tardives*, au cours du tabes confirmé, sont
presque toujours durables et incurables; elles sont massives, souvent bilatérales; la III⁰ paire est plus fréquemment atteinte que les
autres. La méningite de la base, décrite par Marie et Léri, rend
compte des caractères cliniques de ces paralysies. Les parésies
oculaires extrinsèques sont quelquefois si peu marquées, que l'examen de la diplopie au verre rouge ne les met pas en évidence. Guil-
lery conseille de rechercher l'hétérophorie, dans les positions latérales du regard, au moyen de la baguette de Maddox. — L'ophtalmoplégie extrinsèque totale, moins rare qu'à la période prodromique,
pourrait être ici d'origine tronculaire (basilaire) ou d'origine
nucléaire.

D'autres troubles oculo-moteurs ont été signalés : la *paralysie
de la convergence* (Landolt, Borel, de Watteville, Parinaud), le
spasme de la convergence (Curschmann) ; le *spasme de muscle ciliaire*,
produisant la diplopie monoculaire, a été observé par Rochon-Duvigneaud dans un cas de tabes juvénile, qui se compliqua ultérieurement d'atrophie optique.

Le *nystagmus vrai* existerait dans le tabes (Dillmann, Curschmann,
Erb, Leyden, Goldscheider). Schmidt-Rimpler et Mœbius le rejettent, comme relevant d'associations morbides; d'autres auteurs
estiment qu'il est bien de nature tabétique, mais que ce n'est pas
un nystagmus vrai; il ne serait que la manifestation d'un déséquilibre oculo-moteur, d'une ataxie oculaire, comme il existe une
ataxie des membres.

A côté de cette *ataxie patente*, visible, des globes oculaires, comparable à la démarche de l'ataxique locomoteur avéré, il existe une
ataxie latente, d'un degré moindre, analogue aux troubles de la
station que la fermeture des yeux fait apparaître (signe de Romberg). — Pour la mise en évidence de cette ataxie oculaire latente,
Miraillié et Desclaux ont décrit un procédé très simple. On fait
regarder au malade un objet placé à 4 ou 5 mètres; les deux yeux

sont ouverts, mais, alors que l'un d'eux regarde librement, l'autre fixe au travers d'un tube de carton, qui, sert à immobiliser l'axe visuel de cet œil. Si le malade, ne voyant pas double auparavant, accuse de la diplopie par ce procédé, on estime qu'il y avait incoordination latente des mouvements oculaires. Depuis, Miraillié et Desclaux sont en partie revenus sur cette opinion et pensent que leur procédé peut déceler également certaines parésies légères. Il existe cependant des cas (et l'une de nos observations personnelles en fait foi), où la diplopie, mise ainsi en évidence, varie incessamment et brusquement, non seulement dans son degré (écartement des images), mais dans son sens (homonyme ou croisée); il semble légitime de rejeter l'idée de parésie et d'accepter celle de trouble de coordination. — Berger a signalé des cas d'ataxie oculaire dans les mouvements de latéralité du regard (incoordination dans le déplacement des yeux de gauche à droite lors de la lecture).

Les **symptômes oculo-sympathiques** ne sont pas exceptionnels; le syndrome peut être au complet (myosis, ptosis léger, énophtalmie, hypotonie), plus souvent cependant un seul des symptômes existe, le ptosis. Le myosis, si constant dans le tabes, relève des lésions du ganglion ophtalmique (Marina).

Les **troubles pupillaires** sont à peu près constants et leur valeur séméiologique s'augmente de leur précocité. — Le *myosis* est très fréquent, plus souvent paralytique que spasmodique; le rétrécissement peut être extrême (pupille punctiforme); il est le plus souvent bilatéral. — La mydriase, surtout bilatérale, est plus rare; elle est plutôt paralytique que spasmodique; on a vu de la mydriase passagère pendant les crises gastriques. — L'hippus a été signalé. — La *déformation* et l'*irrégularité des pupilles*, souvent oblique-ovalaires (Terson), sont des symptômes fréquents.

Le *signe d'Argyll Robertson* (perte du réflexe photo-moteur avec conservation du réflexe pupillaire à l'accommodation), se rencontre de 50 à 70 %, selon les statistiques. Si l'on recherche ce symptôme par projection de lumière sur la pupille examinée (réflexe photo-moteur direct) on ne le trouve que dans 65 % des cas; si l'on éclaire l'autre œil (réflexe photo-moteur consensuel), il existe dans 87 % des cas (Rochon-Duvigneaud et Heitz). Dans la clientèle privée, il est un peu moins fréquent, sans doute parce que les

malades consultent à une période plus précoce. Lorsqu'il y a sclérose combinée tabétique, c'est-à-dire association de sclérose des
cordons latéraux à celle des cordons postérieurs, sa fréquence diminue (Heitz et Haranchipy). Dans le tabes juvénile, il existe seulement 40 fois %. Il est souvent précédé d'une paresse de la réaction pupillaire, qui a la même valeur que lui, car elle n'en est
que le début. Le signe d'Argyll Robertson coexiste avec le myosis,
qui n'exclut pas l'inégalité et la déformation pupillaires.

Dans certains cas, le réflexe pupillaire à l'accommodation est
perdu en même temps que le réflexe photo-moteur; cette immobilité pupillaire accompagne toujours la mydriase; elle est nommée
par Rochon-Duvigneaud et Heitz « signe d'Argyll Robertson compliqué » (fig. 48); ils l'ont rencontré 30 fois % des deux côtés et
15 fois % d'un seul côté. Dans le tabes juvénile, nous avons trouvé
ce signe d'Argyll Robertson compliqué 11 fois % bilatéral et 2 fois %
unilatéral. — L'accommodation elle-même peut être paralysée et
l'ophtalmoplégie interne est alors constituée.

Le signe d'Argyll Robertson, une fois installé, persiste ordinairement; dans des cas rares, on a pu le voir apparaître par intermittences (Eichhorst, Treupel, Erb, Mantoux); son apparition coïnci-
dait avec des crises gastriques. Sauvineau l'a vu disparaître sous
l'influence du traitement mercuriel.

L'*inégalité pupillaire* est d'une fréquence extrême (52 à 65 %);
elle accompagne généralement les autres troubles pupillaires; sa
valeur séméiologique est considérable. Le procédé de la « mydriase
provoquée » met en évidence l' « inégalité pupillaire latente »;
lorsque l'inégalité pupillaire existe déjà, il la souligne, en augmentant la dilatation de la pupille mydriatique, et en dilatant très
peu, ou pas du tout, la pupille myotique.

L'abolition précoce du réflexe pupillaire à la douleur (pincement
de la peau) a été signalée par Erb. La réaction pupillaire paradoxale de Piltz-Westphal se rencontrerait assez fréquemment.

Les troubles pupillaires sont souvent accompagnés d'une atrophie
spéciale de l'iris, qui donne au regard de ces malades une apparence
atone; elle existe aussi dans la paralysie générale, et serait due
aux lésions des nerfs ciliaires (Dupuy-Dutemps). On sait du reste
que Marina a montré l'extrême fréquence des altérations du

ganglion ophtalmique dans les troubles pupillaires tabétiques.

Les **troubles visuels** existent pour les ophtalmologistes de 45 à 50 fois %, pour les neurologistes de 10 à 30 fois %; Léri trouve une moyenne de 26,5 %. Les statistiques de Mott, Moéli, Meyer, Perpère, indiquent une proportion plus élevée de troubles optiques lorsque la paralysie générale s'associe au tabes. Dans le tabes juvénile, nous avons relevé l'atteinte du nerf optique dans 45,9 % des cas, chiffre très élevé si l'on songe que presque tous les faits en ont été publiés par des neurologistes.

L'*atrophie optique* tabétique représente à peu près un tiers de toutes les atrophies optiques. Elle peut être le premier symptôme et même précéder de plusieurs années l'apparition des autres signes (Fournier), 10 % des cas chez l'adulte et 14 % chez l'enfant. Le plus souvent cependant, elle est précédée par les douleurs fulgurantes, par l'abolition des réflexes rotuliens ou les crises viscérales. Il est certain qu'elle est un des phénomènes de début; on avait même pensé qu'un malade arrivé à la période d'ataxie était à l'abri de l'atrophie; le danger de la voir apparaître n'est pas écarté, mais diminué.

Les altérations constatées à l'ophtalmoscope semblent précéder les troubles subjectifs. Si l'on est amené à pratiquer un examen très précoce, on trouve à la papille une teinte légèrement hyperémique, dont l'existence a été niée. Dans la presque totalité des cas, on constate la pâleur de la papille. Il est assez rare, au moins aux périodes initiales, que cette pâleur soit égale sur les deux yeux; les lésions optiques du tabes sont bilatérales, mais non rigoureusement parallèles. Cette pâleur papillaire n'est pas non plus parallèle à la baisse de la vision, qu'on est parfois étonné de trouver encore assez bonne.

La pâleur de la papille est étendue à toute la surface du disque papillaire et n'est pas limitée à un secteur; s'il existe un petit pinceau de fibres à myéline empiétant sur la rétine, il se décolore très rapidement, par dégénérescence de la myéline. Les bords de la papille sont nets (atrophie simple ou primitive). Bien entendu, si le tabétique, de par sa syphilis, a eu autrefois une névrite optique, les bords de la papille sont flous et déchiquetés; il s'agit alors d'une atrophie post-névritique. Plus tard, la papille s'affaisse et s'excave

légèrement, excavation papillaire atrophique et non glaucomateuse.
— Dans l'atrophie optique du tabes, la papille est blanche; on avait
considéré autrefois comme pathognomonique l'atrophie « grise ».
En réalité, la papille tabétique atrophiée a quelquefois une teinte
légèrement gris-bleuté, dépendant d'une disposition spéciale de la
lame criblée, sans aucune valeur séméiologique; la distinction entre
l'atrophie grise, ou spinale, et blanche, ou cérébrale, ne doit plus
subsister. — Les vaisseaux rétiniens sont altérés; les artères sont
rétrécies, mais il est facile de les suivre jusqu'à la périphérie;
cela est impossible dans les atrophies optiques par rétinite pigmentaire ou par thrombose de l'artère centrale de la rétine. Les
parois des vaisseaux rétiniens semblent normales. La rétine elle-
même reste transparente; dans des cas rares, sa transparence peut
s'altérer légèrement.

Les troubles visuels subjectifs débutent par la *baisse de la vision*.
Il est exceptionnel que l'amaurose soit subite (Fournier, Galezowski); encore ne serait-elle que passagère (Léri). Dans l'immense
majorité des cas, l'amblyopie est progressive; lorsqu'un seul œil
est atteint d'abord, il est possible que le malade ne s'en aperçoive
qu'en masquant par hasard l'œil sain, longtemps après le début
de l'affection et lorsque l'amblyopie est déjà très accentuée. Cette
amblyopie atteint presque toujours les deux yeux, rarement d'une
façon parallèle. Elle s'accompagne d'une sensation de fumée ou
de voile sur les objets fixés. Plus rarement, il existe de la métamorphopsie ou des sensations colorées (érythropsie). La vision
colorée se manifeste aussi d'une façon parcellaire, sous forme de
taches colorées éparses dans le champ visuel. A ces sensations
s'ajoutent des photopsies diverses : boules de feu, zigzags, raies de
feu, étincelles, feu d'artifice, etc....

La marche à peu près fatale de cette amblyopie aboutit à l'amaurose complète, presque toujours bilatérale: mais elle n'est pas
régulièrement progressive. Marie et Léri ont montré qu'en général
elle augmentait rapidement d'intensité et qu'en 6 mois à 2 ans,
quelquefois 5, elle atteignait un degré tel que le malade distin-
guait seulement le jour de la nuit, les contours d'un objet ou
d'une ombre. Cet état de « presque cécité » persiste au contraire
fort longtemps, de 5 à 20 ans, puis le tabétique perd les quelques

fibres optiques restées à peu près saines et devient un amaurotique absolu.

Le *champ visuel* est toujours très atteint. On avait décrit des formes particulières; en réalité, il n'a rien de spécial (Babinski et
Chaillous); toutes les altérations se rencontrent, depuis l'élargissement de la tache de Mariotte (Berger), le scotome central, rare
d'ailleurs (Uhthoff), jusqu'au rétrécissement pseudo-hémianopsique
(Jocqs). Les formes les plus fréquentes sont les rétrécissements
irréguliers de la périphérie. Uhthoff décrit deux types assez habi-
tuels : dans l'un, les altérations du champ accompagnent la baisse
de l'acuité; il y a, dans le territoire conservé, des troubles profonds
de la perception des couleurs; — dans l'autre, les troubles sont
plutôt localisés; les parties atteintes du champ se séparent nettement des parties respectées; il en résulte des secteurs bien délimités et une certaine correspondance entre les rétrécissements pour
le blanc et pour les couleurs. Cette dyschromatopsie serait rare,
pour Galezowski, lorsque l'acuité est égale ou supérieure à 1/2,
fréquente lorsqu'elle est inférieure à 1/10.

Benedikt et Charcot pensaient que l'amaurose enraye le tabes :
« le monstre est satisfait lorsqu'il a aveuglé sa proie ». De nombreuses observations sont venues montrer qu'en effet le *pronostic
vital du tabes amaurotique* semble nettement moins mauvais que
celui du tabes respectant la vision. D'après Petelsohn, on trouve
chez les tabétiques aveugles 16 fois % le signe de Romberg,
20 fois % l'ataxie et 24 fois % les douleurs fulgurantes. Ces chiffres
sont bien plus élevés chez les tabétiques à vision intacte. — Cette différence de pronostic existe aussi dans le tabes juvénile, moins grave
au point de vue vital que celui de l'adulte, mais notablement plus
grave que lui au point de vue visuel. Sur nos 89 cas de tabes juvénile, nous en trouvons 40 d'atrophie optique; sur ces 40 cas,
70 % n'avaient aucune ataxie, 20 % une ataxie légère et 9,5 %
une ataxie marquée.

Pour expliquer ces faits, on a décrit au tabes une forme « céphalique » et une forme spinale, la première se caractérisant par
l'amaurose très fréquente et l'absence d'incoordination motrice.
P. Marie et Switalsky séparent les tabétiques en « tabétiques vrais »,
avec incoordination, et en « tabétisants », ou petits tabétiques, chez

lesquels les signes existent, mais demandent à être recherchés ; ces formes frustes sont beaucoup plus fréquentes que les formes typi-. ques (Babinski). Les tabétisants (qui peuvent devenir tabétiques) sont plus fréquemment atteints d'amaurose, ce qui expliquerait la différence du pronostic vital entre le tabes amaurotique et le tabes classique. Il n'est donc pas absolument nécessaire d'admettre que l'amaurose soit sous la dépendance de la même lésion que les symptômes spinaux ; P. Marie et Léri ont bien décrit, chez les tabétiques aveugles, la méningite diffuse de la base, dont la présence suffit à expliquer l'amaurose. On pourrait presque admettre, entre la forme spinale, ou classique, du tabes et la méningo-encéphalite diffuse, une forme intermédiaire, le tabes amaurotique avec lésions méningées basales. Bien entendu, ceci n'a rien d'absolu, et les cas intermédiaires sont nombreux.

Dans l'amaurose tabétique, les pupilles sont presque toujours en myosis (ceci étant une exception à la mydriase ex anopsia) ; le myosis accompagnant l'amaurose est presque pathognomonique du tabes. — L'affaiblissement de l'acuité auditive est plus fréquent dans le tabes avec cécité ; les douleurs oculaires ou céphaliques également ; peut-être aussi l'anesthésie cornéenne (Léri). Les troubles mentaux (vésanies, hallucinations visuelles ou autres) ne sont pas rares, probablement parce que le contrôle de la vue manque à ces malades.

Les **troubles sensitifs** consistent en douleurs de tête, plus ou moins continues, plus marquées au début de la maladie ; elles sont assez souvent entrecoupées de fulgurations brusques, irradiées à tout le trijumeau, localisées à l'ophtalmique, ou quelquefois au globe seulement. L'hypoesthésie de la cornée, parfois même l'anesthésie, existeraient, mais sans lien avec les troubles de la vision (Abadie et Rocher, Le Merle) ; pour Léri, elles seraient plus fréquentes dans le tabes amaurotique (2 fois anesthésie et 6 fois hypœsthésie chez 15 tabétiques aveugles).

La kératite neuro-paralytique (névrite grave ou compression du ganglion de Gasser par la méningite basale) est exceptionnelle.

Le *larmoiement* peut exister d'une façon plus ou moins continue et dépendre d'une irritation du trijumeau ou du sympathique, quelquefois d'une parésie faciale légère. Il survient également au cours de crises paroxystiques extrêmement violentes, « *crises oph-talmiques* » de Pel, qui se composent de troubles vasculaires, sensitifs, ciliaires et lacrymaux, en tous points analogues aux autres crises viscérales du tabes; comme elles, elles sont surtout fréquentes à la période pré-ataxique. Haskovec a signalé la possibilité d'une exophtalmie, disparaissant avec la crise.

Maladie de Friedreich (*tabes héréditaire*). — On ne constate généralement pas de troubles de la vision; on a cependant signalé quelques observations d'atrophie optique au cours de cette maladie. Les observations de Cohn et de Taylor sont bien nettes; mais les autres cas n'étant pas tous très purs, il s'agirait peut-être d'hérédo-ataxie cérébelleuse (P. Marie). — Les paralysies oculaires sont rares; dans les cas signalés, il s'agissait de paralysies partielles de la IIIe paire. — Les pupilles passent pour normales, ne présentant ni myosis, ni mydriase, ni inégalité, ni signe d'Argyll Robertson; cependant, dans 2 cas nous avons trouvé les pupilles inégales et la « mydriase provoquée » a augmenté leur inégalité; dans un autre cas, les pupilles étaient égales et la « mydriase provoquée » les a fait paraître inégales (Cantonnet et Touchard).

Le nystagmus existe presque toujours; c'est un nystagmus horizontal, à secousses assez amples, mais peu rapides. Il se produit surtout à l'état dynamique, si le malade regarde dans les positions extrêmes ou s'il fait un effort pour fixer; il peut disparaître à l'état de repos; il est rarement unilatéral (Dejerine et Thomas). D'après Mendel et Geigel, la rotation du malade autour de son axe vertical pourrait le provoquer. Ce nystagmus est bien rarement un symptôme de début; il survient au bout de 2 ou 5 ans, lorsque d'autres symptômes sont déjà manifestés.

Maladie de Little ou *tabes dorsal spasmodique*. — Elle ne s'accompagne pas de troubles visuels, quoique Suckling ait observé un cas d'atrophie optique. — Le nystagmus n'a été signalé qu'exceptionnellement; il est quelquefois concomitant de troubles cérébraux. — Par contre, la musculature est très fréquemment intéressée; on trouve du strabisme, surtout convergent, dans plus de 50 % des cas (Feer). Il ne s'agirait pas de paralysies musculaires, mais de rigidité analogue à celle des autres muscles. D'autres auteurs ne voient là qu'un strabisme concomitant ordinaire, lié à

des vices de réfraction : cependant sa grande fréquence est éton-
nante s'il ne s'agit que de strabisme concomitant ; ce point appelle
des recherches ophtalmologiques précises. Bernheimer admet qu'à
côté du strabisme concomitant, il existe de véritables paralysies
oculaires dans la maladie de Little.

Syringomyélie. — Les troubles de l'appareil oculaire sensoriel
sont rares ; le rétrécissement concentrique du champ visuel pour
le vert a été signalé (Dejerine et Tuilant, Rouffinet, Morvan, Schlesinger), sans coexistence d'aucun signe d'hystérie, dont on connaît
les fréquentes associations à la syringomyélie. — L'acuité visuelle
est normale. Exceptionnellement, on a observé l'atrophie optique
simple, qui évolue rapidement vers la cécité. — Dans quelques cas,
on a constaté la stase papillaire, symptomatique d'un gliome cérébral et médullaire, dont la présence augmentait la tension du
liquide céphalo-rachidien. — Lorsqu'on observe l'atrophie optique
chez un syringomyélique, il faut immédiatement rechercher les
signes du tabes, souvent coexistant.

La musculature extrinsèque est souvent atteinte (12 % d'après
Schlesinger) ; ce sont des paralysies définitives, ou fugaces ; la VIe
paire est plus fréquemment touchée que les autres. — Le nystagmus
existe dans 10 % des cas (Schlesinger) ; il est probable que ce
pourcentage serait plus élevé si ce symptôme était recherché méthodiquement et dans les positions extrêmes du regard. — L'inégalité
pupillaire est fréquente, ce qui s'explique par le siège cervical
de la syringomyélie ; l'épreuve de la « mydriase provoquée » la
met en évidence dans presque tous les cas. — La localisation de
la syringomyélie au niveau des origines du sympathique oculaire
rend compte du syndrome de Claude Bernard Horner, dont la
constatation n'est pas rare, à l'état complet ou fruste. Vialet a
insisté sur ce fait que la syringomyélie peut n'envahir qu'un seul
centre cilio-spinal et donner des symptômes oculo-sympathiques
unilatéraux.

Le signe d'Argyll Robertson est rare ; Rose et Lemaître en rap-
portent 8 cas ; on connaît aussi ceux de Schultze, L. Lévi et Sauvineau, Weissembourg ; il peut être unilatéral (Dejerine et Miraillié,
Raymond) ; il faut, bien entendu, éliminer le tabes et la syphilis. —
La kératite neuro-paralytique est exceptionnelle.

Compressions de la moelle. — Lorsqu'une lésion *destructive* atteint le centre cilio-spinal, on constate le syndrome de Claude Bernard-Horner ; — si la lésion est *irritative*, la mydriase, la protrusion légère du globe et l'écartement de la fente palpébrale se produisent. Il est possible de voir des symptômes d'irritation faire place à des phénomènes paralytiques, ou inversement. — Tous ces symptômes ne s'observent bien que dans les formes chroniques de compression médullaire (mal de Pott, tumeurs osseuses ou méningées, etc...). Lorsqu'il s'agit de compression brusque, la prédominance des graves symptômes généraux est telle que les signes oculo-pupillaires sont négligés.

On a rapporté quelques observations d'atrophie optique, apparue à la suite de traumatismes médullaires ; Allbutt, sur 15 malades ayant subi des traumatismes de la moelle, constata 8 fois une altération de la papille ; il ne dit pas s'il y avait des troubles pupillaires sympathiques. Si, chez ces malades, le traumatisme avait localisé son action très exactement au niveau de la moelle et si la base du crâne et le toit orbitaire étaient normaux, la pathogénie d'un semblable retentissement du côté du nerf optique paraît difficile à comprendre.

I. — LÉSIONS DU GRAND SYMPATHIQUE

Après tout ce que nous avons dit de la symptomatologie de ses lésions (pages 106 et 107), il est inutile que nous y revenions ici. Les troubles oculo-sympathiques *paralytiques* (fig. 96) peuvent être produits par une lésion du sympathique cervical, depuis les premiers nerfs dorsaux jusqu'au ganglion cervical supérieur ; tandis que les troubles oculo-sympathiques *irritatifs* peuvent être produits par une lésion organique irritant le sympathique cervical, ou par une affection à longue distance, agissant par trouble réflexe.

J. — NÉVRITES PÉRIPHÉRIQUES

Les troubles *sensoriels* névritiques nous sont déjà connus ; la névrite optique rétro-bulbaire alcoolique et tabagique nous en fournit l'exemple le plus typique et le plus répandu ; beaucoup d'intoxications hétérogènes sont capables de la produire. Nous n'y insisterons pas davantage ici (p. 346).

Les *paralysies oculaires extrinsèques* ne sont pas très rares dans

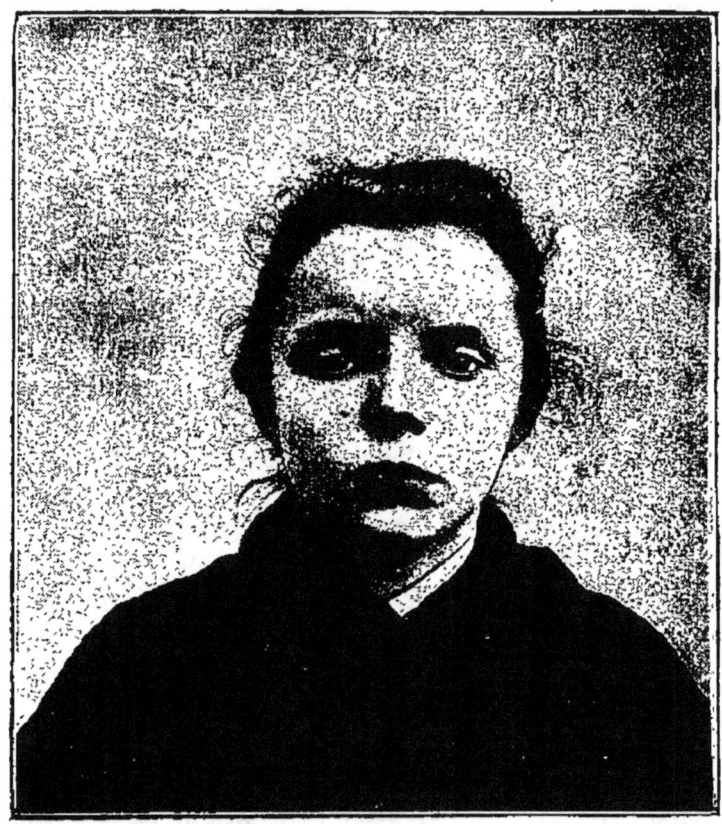

Fig. 96. — Syndrome oculo-sympathique ou de Claude Bernard-Horner (Dejerine.)

Enophtalmie de l'œil droit, rétrécissement de la fente palpébrale droite, myosis. Enfant de 14 ans, ayant subi deux ans auparavant la résection du ganglion sympathique supérieur droit, pour crises d'épilepsie ; résultat thérapeutique nul. Remarquer un certain degré d'atrophie des muscles de la moitié droite de la face.

l'intoxication par l'alcool, dans le diabète, la diphtérie, la syphilis ; d'autres infections (typhoïde, érysipèle, grippe, etc...) sont aussi capables de les produire. Il est quelquefois difficile de dire si la paralysie oculo-motrice est due à une névrite ou à une lésion centrale ; la possibilité, pour ces paralysies, d'être accompagnées d'une paralysie oculaire de fonction montre que leur origine est souvent centrale. Neuburger a publié deux observations de paralysies oculo-motrices par hémorrhagies graves (hématémèse, placenta prævia).

Les *paralysies intrinsèques* d'origine névritique sont causées par la diphtérie et le diabète ; elles peuvent accompagner les paralysies extrinsèques de même nature ; nous en reparlerons (p. 544 et 551).

K. — AUTRES AFFECTIONS DU SYSTÈME NERVEUX

Myopathies progressives. — Un des signes importants est l'amyotrophie de l'orbiculaire (Landouzy) empêchant l'occlusion des yeux ; l'œil doit venir s'abriter en haut et en dehors, derrière la paupière qui ne se ferme plus ; ceci donne au facies myopathique un caractère très particulier (fig. 97) ; cette lagophtalmie, peu marquée du reste, se montre surtout dans le **type facio-scapulo-huméral de Landouzy-Dejerine**. L'atrophie de l'orbiculaire a été signalée aussi dans l'amyotrophie du **type Charcot-Marie**, de même que le ptosis et une légère exophtalmie (Marie et Guinon).

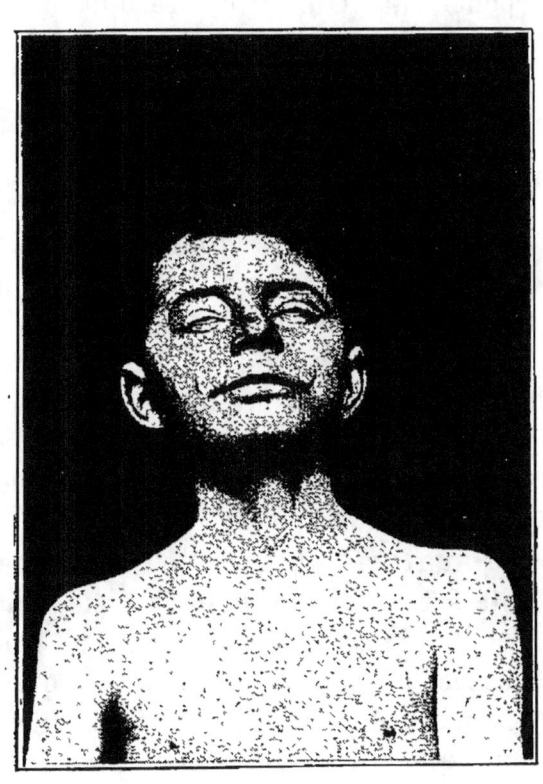

Fig. 97. — Facies myopathique. (Dejerine.)

Le jeune malade essaye de fermer les yeux et de rire (rire transversal).

Dans ce dernier type, on a observé 5 cas d'atrophie optique : Vizioli (elle existait chez le père et les deux fils), Gordon. Ballet et Rose (avec examen ophtalmoscopique par de Lapersonne).

Myoclonies et *paramyoclonus multiplex*. — On observe parfois, sur les yeux, sur les paupières, ou sur les yeux et les paupières à la fois, des secousses cloniques brusques, pouvant aller jusqu'à 60 ou 100 par minute ; presque toujours elles sont bilatérales.

Maladie de Thomsen. — Les *muscles palpébraux* sont surtout atteints ; il peut y avoir un spasme du releveur (Raymond, Pick), et l'aspect rappelle alors celui du goitre exophtalmique. Si le spasme porte sur l'orbiculaire, le malade ne peut plus ouvrir les paupières pendant un temps assez prolongé, 15 à 20 secondes. Un malade de Péchin présentait un spasme de l'orbiculaire, survenant spontanément dans le rire, quand il se mouchait, quand il passait d'un milieu chaud dans un milieu froid ou inversement. Alors qu'en général le spasme, au début des contractions volontaires, va en diminuant si le mouvement est accompli plusieurs fois de suite, l'ouverture palpébrale n'était pas facilitée par la répétition de ce mouvement. — Les *muscles extrinsèques* peuvent être pris aussi, présentant à la fois de l'hypertrophie (avec un peu d'exophtalmie) et du spasme au début des contractions volontaires.

Les *troubles visuels* sont exceptionnels dans la maladie de Thomsen ; Raymond et Kœnig ont rapporté l'observation d'un malade qui était atteint d'amblyopie transitoire lorsqu'il secouait la tête ; si les mouvements étaient exécutés avec violence, ce malade en arrivait à l'amaurose passagère, ne pouvant plus distinguer le jour de la nuit.

Paralysie agitante ou *maladie de Parkinson*. — La rigidité des muscles oculaires existe, comme celle des autres muscles ; cet état de la musculature de l'œil contribue à donner à ces malades l'aspect « figé ». Le tremblement qui atteint les extrémités respecte les muscles oculaires, sauf l'orbiculaire, qui peut être animé de frémissements vibratoires. — On a signalé aussi de la difficulté dans l'exécution des mouvements associés des yeux. Debove a décrit une latéropulsion oculaire comparable à celle du tronc. — Le nystagmus et l'atrophie optique sont rares et semblent dépendre d'associations. Kœnig a cité des cas de spasme de l'accommodation.

Chorée. — Les mouvements oculaires ou palpébraux affectent la brusquerie et les autres caractères des mouvements choréiques.

— L'inégalité pupillaire est rare (Bernard); la « mydriase provoquée » nous a montré chez une malade que les pupilles, inégales avant l'instillation du collyre, l'étaient restées après la dilatation, mais que l'inégalité avait changé de sens, la pupille plus petite étant devenue la plus grande, et inversement. Ceci ne peut surprendre si l'on songe à l'instabilité des troubles moteurs dans la chorée; nous retrouverons des faits analogues dans le goitre exophtalmique. — L'hippus (alternatives incessantes de contraction et de relâchement de la pupille) est rare pour certains auteurs, extrêmement fréquent pour d'autres (Cruchet); dans un fait cité par Cadet de Gassicourt, il s'accompagnait vraisemblablement de spasme accommodatif. — Les réflexes pupillaires sont normaux. — La chorée ne produit pas de paralysies oculo-motrices, même lorsqu'elle revêt la forme de chorée paralytique. — L'abolition du réflexe conjonctival serait fréquente (Bernard). — On a signalé des cas exceptionnels d'iritis et de névrite optique, dus sans doute à la maladie causale. — Fœrster, Syme, Swanzy ont rapporté des observations d'embolie de l'artère centrale de la rétine, par endocardite au cours de la chorée de Sydenham.

Dans la chorée héréditaire de l'adulte, il est de règle que les muscles oculaires soient indemnes.

Acromégalie. — Les **troubles visuels** existent très fréquemment; celui qui frappe d'abord le malade est la *baisse de l'acuité visuelle*. Elle est quelquefois très brusque, comme dans les cas de Bassœ, Yamaguchi, Wolcombe; il s'agit alors de psammomes ou de sarcomes vasculaires à marche rapide. Le plus souvent, la baisse de la vision se produit lentement et sans suivre une marche régulière; elle aboutit ordinairement à l'amaurose, après un temps plus ou moins long, entrecoupé quelquefois de rémissions ou d'améliorations. Un point caractéristique est le manque de parallélisme à peu près constant entre les altérations de la vision des deux yeux. Uhthoff évalue à 55 °/₀ l'amaurose unilatérale et seulement à 16 °/₀ l'amaurose bilatérale. D'après ce que nous savons, nous pouvons admettre qu'un certain nombre d'amauroses unilatérales deviendront bilatérales, au cours de l'évolution ultérieure de la maladie. L'amaurose, unilatérale ou bilatérale, peut ne jamais se produire ou constituer, au contraire, le symptôme initial, survenant longtemps (10 ou 15 ans) avant la mort.

L'examen du *champ visuel* montre, dans près de la moitié des cas, une hémianopsie bi-temporale, dont nous comprenons la pathogénie en nous souvenant des rapports assez voisins de l'angle postérieur du chiasma et de la glande pituitaire; il suffit que celle-ci grossisse d'un centimètre seulement dans le sens de la hauteur, pour comprimer le chiasma; cette compression peut aller jusqu'à le couper complètement et à le séparer en deux moitiés (Holden). L'hémianopsie bi-temporale a pour caractère particulier d'être irrégulière; ses limites sont inégales et en lignes brisées, au lieu d'être nettes et exactement médianes, comme dans les hémianopsies homonymes; elle est toujours plus accentuée d'un côté que de l'autre, en raison de l'inégalité de compression sur les deux moitiés du chiasma.

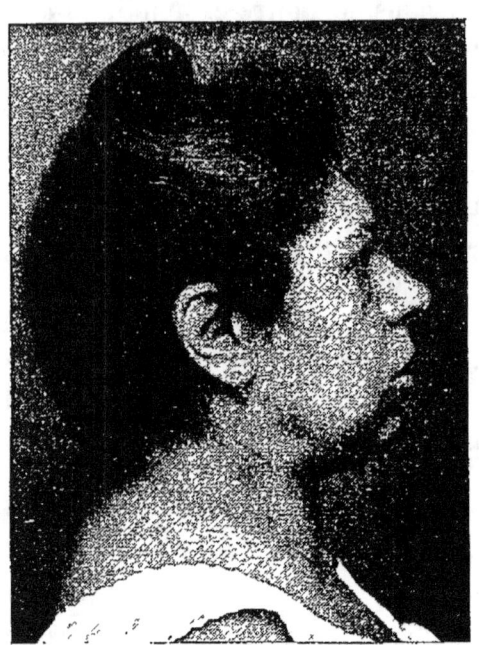

Fig. 98. — Acromégalie.

Cette malade présentait une variété un peu spéciale d'hémianopsie bi-temporale : d'un œil, persistance de la vision dans le champ nasal; de l'autre, abolition complète du sens des formes, mais persistance de la perception lumineuse dans le champ nasal. Les deux champs temporaux étaient perdus. La réaction pupillaire hémiopique de Wernicke n'a pu être mise en évidence.

La lésion intéressant les voies optiques périphériques, les nerfs optiques sont altérés et il est possible de rencontrer divers types de champ visuel, selon les combinaisons variables de l'hémianopsie et de la dégénérescence. A côté des cas types d'hémianopsie bi-temporale, il en existe où les moitiés de champ visuel conservées sont plus ou moins rétrécies, — d'autres (fig. 98) où l'un des yeux voit bien dans son champ visuel nasal, tandis que l'autre, bien que ne voyant plus les formes des objets, a conservé encore la perception lumineuse dans son champ nasal (de Lapersonne), — d'autres où un œil a la lacune typique tandis que l'autre est complètement amaurotique, — d'autres enfin, où l'un des yeux ne voit rien et l'autre n'a plus conservé qu'une minuscule zone nasale. — Le rétrécissement irrégulier du champ visuel s'observe quelquefois. — Le rétrécissement concentrique a été signalé; — l'hémianopsie homonyme (par lésion de la bandelette) également. — On a remarqué la fréquence (15 %) du scotome central, en dehors de toute intoxication alcoolo-nicotinique surajoutée; cette atteinte, limitée aux faisceaux maculaires avec intégrité des faisceaux périphériques, est assez curieuse.

Ainsi, l'examen périmétrique a une valeur considérable; dans les 4/5 des observations publiées, on trouve des altérations du champ visuel et lorsqu'on n'en parle pas, c'est peut-être parce qu'on a omis de l'examiner. De toutes les altérations qu'il peut présenter, l'hémianopsie bi-temporale est la plus constante et nous donnerons sa valeur séméiologique en disant que, si tous les cas d'acromégalie ne s'accompagnent pas d'hémianopsie bi-temporale, en revanche, presque tous les cas d'hémianopsie bi-temporale sont provoqués par l'acromégalie.

Les *altérations du fond de l'œil* sont moins fréquentes, au moins dans les périodes initiales. La compression du chiasma provoque immédiatement les troubles subjectifs du champ visuel, tandis que la dégénérescence consécutive ne marche que lentement et n'est constatée à l'ophtalmoscope qu'après un temps variable. Le type le plus fréquent d'altérations papillaires est l'atrophie primitive ou simple (50 %, d'après Bartels), puis viennent 20 % avec papilles normales, 15 % avec atrophie post-névritique et 15 % avec stase papillaire. Presque tous les auteurs ont insisté sur la rareté relative de la stase papillaire; elle devrait être très fréquente, puisque l'hypophyse augmentée joue le rôle de tumeur cérébrale au voisinage du chiasma. On n'a pas encore expliqué pourquoi les tumeurs cérébelleuses sont accompagnées, à peu près sans exception, de stase papillaire, tandis que des tumeurs confinant au chiasma produisent si peu souvent ce symptôme. L'acromégalie peut cependant provoquer des signes de tumeur intra-crânienne (Raymond et Souques).

Dans quelques cas on a signalé des hémorrhagies rétiniennes.

Les nerfs oculo-moteurs sont rarement atteints. Hertel, dans une statistique portant sur 174 acromégaliques, trouve 6 cas de nystagmus, 10 de parésie de la III⁰ paire, un de ptosis ; la IV⁰ et la VI⁰ paires n'avaient jamais été atteintes. — Les réflexes pupillaires étaient affaiblis dans 8 cas (Yamaguchi et Strzeminski ont observé des faits semblables) et supprimés dans 3 (il en existe un autre de Selke). Pinel-Maisonneuve cite un fait de signe d'Argyll Robertson permanent et Berger l'a observé de façon transitoire pendant une période d'amaurose passagère. — La réaction pupillaire hémiopique de Wernicke est quelquefois signalée (Lynn Thomas, Josefsohn, Dupuy-Dutemps et Lejonne, etc.) ; théoriquement, elle devrait exister toujours, mais les conditions de sa mise en évidence sont assez délicates. Cependant, il ne faudra jamais omettre de la rechercher : lorsqu'il sera possible de la découvrir, sa constatation aura une valeur séméiologique importante.

Les **troubles sensitifs** du côté du trijumeau sont souvent nuls et le malade ne se plaint guère que d'une céphalalgie plus ou moins généralisée ; quelquefois cependant, il se produit une névralgie du trijumeau, qui a pu nécessiter l'ablation du ganglion de Gasser. Cette névralgie peut être bilatérale ou, plus souvent, unilatérale. Lorsqu'elle est bilatérale, elle est inégale d'un côté à l'autre. Elle peut être complète ou incomplète, n'atteignant qu'une partie limitée du territoire du trijumeau ; par exemple, la douleur est exclusivement limitée à l'œil.

L'**exophtalmie** au cours de l'acromégalie, déjà signalée par Pinel-Maisonneuve, a été étudiée par Scalinci ; elle existe dans 1/10 des cas. Elle est le plus souvent bilatérale, lente, progressive, directe, peu réductible, ne disparaissant jamais une fois qu'elle s'est produite ; elle n'est pas pulsatile ; en général d'un degré assez faible, elle peut exceptionnellement présenter un développement considérable. Elle prend souvent les caractères de l'exophtalmie de la maladie de Basedow ; on sait du reste que l'association de ces deux affections n'est pas rare (Ballet) ; il existe aussi des cas où l'acromégalie s'accompagne d'hypertrophie thyroïdienne simple, sans maladie de Basedow (Hinsdale).

Myxœdème. — Constamment, on observe un œdème spécial des paupières qui fait partie du « facies myxœdémateux » (fig. 99) ; il se produit dans les diverses variétés du myxœdème. Il s'étend

aussi à la conjonctive palpébrale; cette infiltration de la conjonctive palpébrale peut être un symptôme révélateur du myxœdème

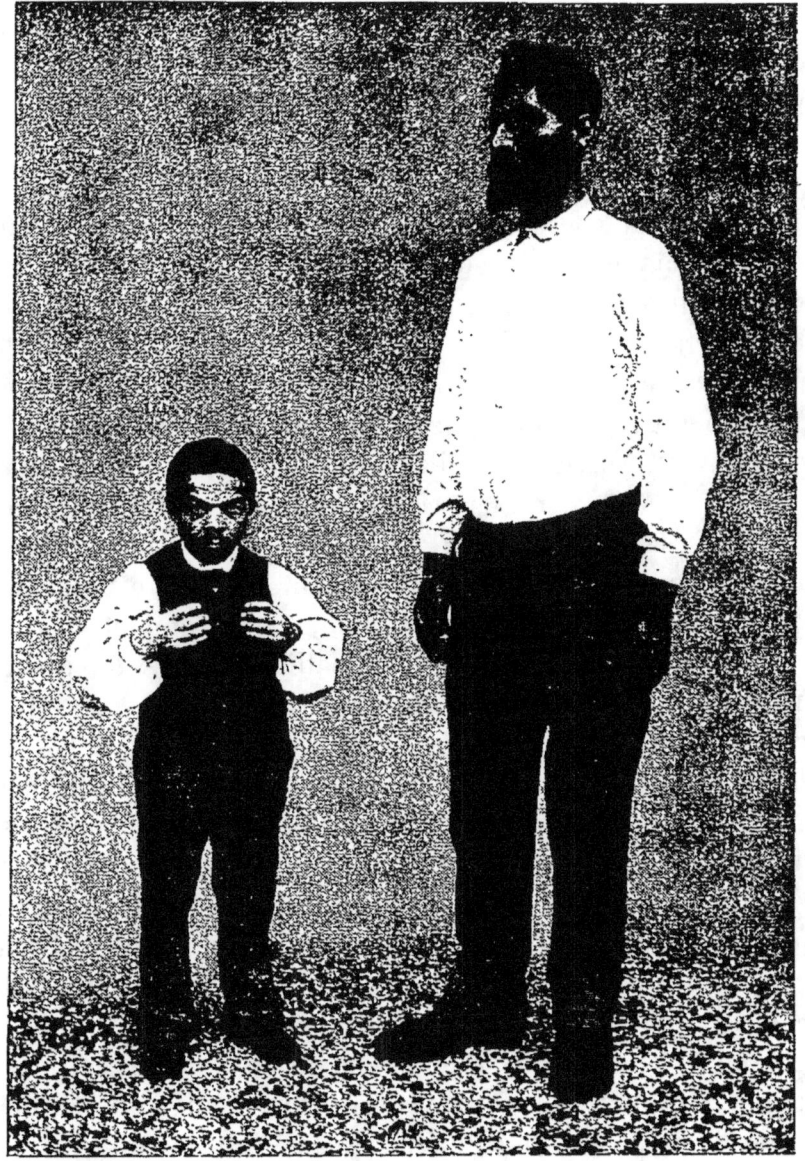

Fig. 99. — Nain myxœdémateux et géant acromégalique.

Ces malades ont été observés dans le service du Dr Achard. (Hôpital Tenon, 1900.)

(Chapman). — On a signalé une héméralopie marquée (Erb, Landau), des hémorrhagies rétiniennes (Ries), de l'œdème de la rétine, la cataracte (Landesberg, Callan).

L'atrophie optique, unilatérale ou bilatérale, existe assez fréquemment ; elle relève de la compression du chiasma par la glande pituitaire, hypertrophiée en compensation de l'atrophie thyroïdienne (Ewald et Schnitzler, Ragowitz, Hofmeister, Boyce, Beardles, Bourneville et Brisson, Ponfick). Cette hypertrophie hypophysaire est aussi démontrée par la fréquence de l'hémianopsie bi-temporale, signalée par Uhthoff, Wagner, Sanesi, Mayer et par Mme Gourfein-Welt, qui lui a consacré une étude d'ensemble. La réaction pupillaire hémiopique n'a pas été constatée.

Goitre exophtalmique ou *maladie de Basedow*. — Il s'accompagne d'exophtalmie dans la presque totalité des cas ; elle a pour caractères d'être bilatérale, directe, peu prononcée, non pulsatile, à peine réductible. Elle est quelquefois unilatérale (Trousseau, Terson, Bistis, Vossius et Völker, etc.). Souvent inégale d'un côté à l'autre, elle peut régresser, rester stationnaire ou aller en augmentant jusqu'à la luxation des globes en avant de la boutonnière palpébrale ; elle peut manquer complètement. — Les paupières sont le siège d'une pigmentation anormale, qui n'empiète pas sur les parties voisines (Teillais, Bryant, Jellineck) ; — on a signalé la difficulté du retournement des paupières (Gifford), peut-être causée par le spasme des muscles palpébraux de Müller.

Le *signe de Græfe* consiste dans le défaut de concordance entre les mouvements d'abaissement du globe et de la paupière supérieure ; celle-ci, au lieu de suivre normalement le globe dans sa rotation vers le bas, reste élevée, ou ne le suit qu'incomplètement. Si le sujet a le regard horizontal, la paupière ne paraît pas rétractée ; s'il regarde en bas, on voit une bande de sclérotique, plus ou moins large, séparant la cornée du bord palpébral. Constaté dans d'autres affections (hystérie, maladie de Thomsen, etc.), on ne peut l'expliquer par l'exophtalmie. Quelques-uns pensent qu'il s'agit d'un spasme du muscle palpébral de Müller ; Ballet en fait une dissociation paralytique de la fonction du regard vers le bas, la paupière ne suivant plus le globe. Cette rétraction de la paupière supérieure peut exister chez des sujets, sains en apparence ; mais on voit apparaître ultérieurement les symptômes de la maladie de Basedow (Cerise).

La fente palpébrale est plus largement ouverte qu'à l'état normal (signe de Stellwag); ce qui n'est pas dû entièrement à l'exophtalmie. — La rareté du clignement est la règle. — Les paupières sont quelquefois animées de trémulations, qu'on peut comparer au tremblement des extrémités.

— Les paupières, après leur occlusion, peuvent être le siège de quelques secousses cloniques (signe de Rosenbach); ce qui n'est pas particulier à la maladie de Basedow. — Les paupières ont parfois une fausse apparence d'œdème, qui est due au relâchement de l'orbiculaire (Vigouroux).

La sensibilité cornéenne est souvent diminuée, même si le goitre exophtalmique est indépendant de toute association d'hystérie. Cette hypoesthésie, passagère ou permanente, serait produite, d'après Sattler, par

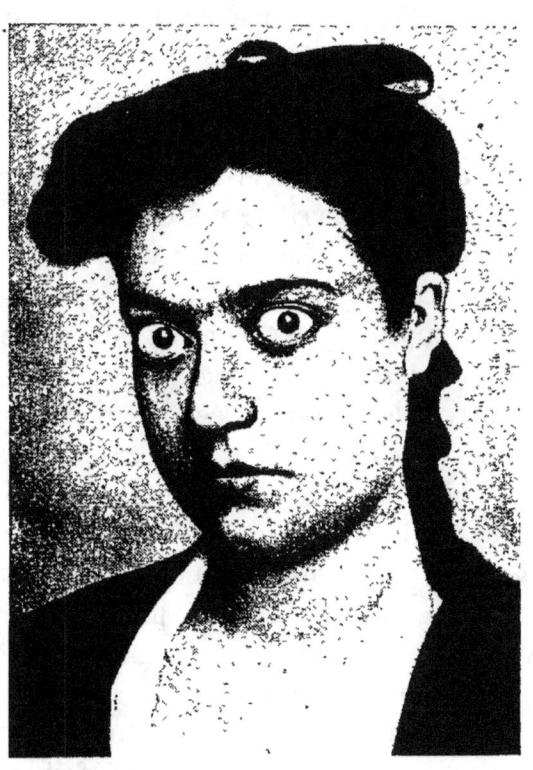

Fig. 100. — Goitre exophtalmique.

la sécheresse du globe. — L'hypersécrétion lacrymale, très fréquente au début de la maladie, assez abondante même pour provoquer un larmoiement véritable, fait généralement place, dans les périodes plus avancées, à une hyposécrétion et à la sécheresse de la cornée et de la conjonctive, provoquant une sensation très gênante pour le malade. — La cornée peut être atteinte d'un ulcère grave amenant sa perforation (de Græfe, Panas, de Lapersonne, Abadie). Sa pathogénie n'est pas univoque; on a pensé qu'il s'agissait d'ulcère par lagophtalmie ou d'ulcère par kératite neuro-paralytique, bien que l'anesthésie cornéenne totale soit exceptionnelle, ou bien de troubles graves du segment antérieur de l'œil, par une véritable auto-intoxication (de Lapersonne).

La constatation du pouls artériel rétinien est fréquente ; c'est seulement un phénomène normal, exagéré par l'éréthisme cardio-vasculaire. — On a signalé la névrite optique (Rieger et Fœrster), la névro-rétinite (Story), l'atrophie optique (Emmert) : ces complications relèvent peut-être d'associations morbides. — Il nous faut cependant admettre l'existence réelle d'une choroïdite, provoquée par le goitre exophtalmique et entraînant la production de cataracte (cataracte choroïdienne). Signalée par Vossius, elle doit être rapprochée de celle qu'il a observée dans le goitre simple, et de celle qu'a décrite Peters dans la tétanie ; il s'agit encore d'auto-intoxication. — Le champ visuel est normal, s'il n'y a pas con-comitance d'hystérie.

Les pupilles sont considérées comme égales et normales dans l'immense majorité des cas (96 % d'après Sainton, 86 % d'après Hart-mann) ; elles seraient égales mais en mydriase dans 7 %, égales et en myosis dans 2 % des cas ; inégales 4 fois % et inégales à bascule 1 fois % (Sainton et Rathery). La statistique de Hartmann porte sur 479 cas. — Par l'épreuve de la « mydriase provoquée », appli-quée à 18 basedowiens, nous avons obtenu des résultats différents : 4 fois les pupilles, même après instillation de la cocaïne, furent et restèrent égales : sur les 14 malades restants et ne présentant à la lumière du jour aucune inégalité pupillaire, 6 d'entre eux furent trouvés porteurs d'inégalité pupillaire légère, par le simple fait de l'examen direct à un très faible éclairage (chambre noire). Les 8 autres malades, dont les pupilles avaient semblé égales, à la lumière du jour et à la chambre noire, présentèrent de l'inégalité après instillation de la cocaïne. Ajoutons que, lors d'examens répétés, l' « inégalité pupillaire latente » mise en évidence par ce procédé, ne fut pas retrouvée dans deux cas et fut retrouvée en sens inverse (à bascule) dans deux autres ; ceci va bien avec ce que nous savons de l'instabilité et de la variabilité de certaines mani-festations de cette maladie. Enfin, sur ces 14 cas d'inégalité pupil-laire provoquée, 6 fois la pupille la plus grande se trouvait du côté où l'exophtalmie était plus marquée et 3 autres fois du côté où les troubles vaso-moteurs de la face (rougeur, bouffées de cha-leur) avaient leur maximum. Sainton a appliqué notre procédé de la « mydriase provoquée » à 6 basedowiens; il n'a obtenu qu'une fois l'inégalité pupillaire. — On a constaté aussi dans le goitre exophtalmique la mydriase par paralysie de la IIIe paire, et quelquefois la paralysie de l'accommodation. — On a relevé le signe de Gowers (contraction par à-coups de la pupille au réflexe photomoteur consensuel).

On a observé des paralysies isolées des divers nerfs moteurs de l'œil; quelquefois d'autres nerfs bulbaires (IXe, XIe, XIIe paires) sont atteints simultanément; ces paralysies viennent à l'appui de la théorie « bulbaire » de la maladie. — L'ophtalmoplégie externe a été signalée par Schoch et Koeben, Stellwag, Chvostek, Warner, Fitzgérald, Jendrassik, Ballet. — L'insuffisance de la convergence (signe de Mœbius) n'est pas due à une parésie des droits internes (dont les contractions sont de force normale dans les mouvements de latéralité), mais à une parésie de la fonction de convergence. — Ballet a observé des cas où la fonction du regard binoculaire (mouvements associés de latéralité) était perdue pour les mouvements volontaires et conservée pour les mouvements automatico-réflexes; pareille dissociation a été signalée dans l'hystérie (Parinaud, Ballet, Raymond et Kœnig, Sauvineau) et même dans des affections organiques du système nerveux (Tournier, Tiling, Ballet, Ballet et Rose, Ballet et Taguet, Cantonnet et M. Landolt).

Neurasthénie. — Les troubles oculaires observés ne sont pour la plupart que la déformation mentale de phénomènes physiologiques. Presque tous les neurasthéniques se plaignent de mouches volantes: les images complémentaires, souvent colorées, leur semblent être de graves symptômes. L'asthénie nerveuse dont ils souffrent se porte sur tous les appareils de l'œil : elle provoque des troubles visuels, dus à l'hyperesthésie et à la fatigue rapide de la rétine : photopsies, taches colorées se posant sur les objets fixés, accès de vision colorée généralisée, surtout d'érythropsie. L'obnubilation de la vue, pouvant produire un véritable vertige, se rencontre quelquefois; la migraine ophtalmique est assez fréquente.

Le champ visuel n'offre pas d'altérations permanentes; s'il existe un rétrécissement concentrique, on doit admettre l'association de l'hystérie; les seules altérations qu'il puisse présenter sont transitoires et dues à la fatigue. Dans le « type de fatigue de Wilbrand », après avoir pris le champ visuel dans tous les méridiens, si l'on continue la détermination périmétrique, de façon à faire plusieurs fois de suite le tour du champ visuel, on constate que les limites se rapprochent progressivement du centre ; la ligne qui réunit tous les points obtenus décrit, autour du point de fixation, des spirales de rayon décroissant (spirales de fatigue de von Reuss). Inversement, si le sujet se repose, les spirales vont en s'élargissant (spirales de repos de Fuchs). Förster décrit sous le nom de « type de déplacement », une différence assez marquée entre le champ visuel déterminé en déplaçant toujours l'index de gauche à droite et celui que l'on obtient en déplaçant l'index de droite à gauche. Ces deux graphiques sont pareils en étendue, mais semblent légèrement décentrés l'un par rapport à l'autre, l'un s'étendant davantage dans une direction, l'autre dans la direction opposée. Ces types de fatigue se retrouvent aussi dans l'hystérie. — Quelques neurasthéniques éprouvent, après une courte fatigue, l'élargissement de la tache aveugle de Mariotte, qui leur apparaît comme un vaste scotome posé sur les objets ; l'examen périmétrique décèle cet élargissement. — Dejerine et Vialet ont montré que la neurasthénie, sans association morbide, pouvait provoquer l'hémianopsie homonyme ; la durée peut en être assez longue ; les champs conservés subissent d'assez fréquentes variations.

Les muscles extrinsèques se fatiguent vite ; les contractions fibrillaires et les contractions cloniques de l'orbiculaire, lorsque les paupières sont fermées (signe de Rosenbach), sont fréquentes. — La convergence est très souvent insuffisante ; il en est de même de l'accommodation ; il en résulte une asthénopie musculaire, à laquelle l'asthénopie rétinienne se joint quelquefois.

Les pupilles sont normales ou un peu agrandies ; cependant l'inégalité a été signalée, particulièrement le type à bascule. Ces troubles pupillaires seraient dus au spasme des artères iriennes et non à des paralysies. L'hippus n'est pas rare.

Épilepsie. — *En dehors des attaques*, elle présente des manifestations oculaires nombreuses. L'examen des pupilles peut montrer de la mydriase, de l'asymétrie et du décentrement pupillaires, de l'anisocorie, des inégalités de pigmentation de l'iris ; l'hippus est fréquent ; on a signalé la réaction pupillaire paradoxale de Piltz-

Westphal. — L'accommodation est quelquefois paresseuse, quelquefois exagérée. L'existence de vices de réfraction, fréquemment observés, en particulier l'astigmatisme, a été considérée comme facteur de production des crises. — Le champ visuel est souvent rétréci ou présente des scotomes périphériques (Rodier et Pansier); il existe parfois des troubles de la perception du rouge et du vert comme dans les névrites rétro-bulbaires, des aberrations chromatiques telles que l'érythropsie; la macropsie ou la micropsie, peuvent s'observer. — L'examen ophtalmoscopique révèle souvent un léger engorgement veineux. — Les anomalies congénitales sont d'une fréquence très grande : 20 %, d'après Siemerling. Le syndrome de Claude Bernard-Horner constitue un stigmate dégénératif, signalé par Negro dans 6 % des cas.

L'accès épileptique est souvent précédé à assez longue distance de *prodromes oculaires*, dont le plus net consiste en un rétrécissement irrégulier du champ visuel, pour le blanc et les couleurs; le champ peut même présenter le type de fatigue de Wilbrand.

L'*aura épileptique* comporte des troubles oculaires : photophobies, photopsies, obnubilation totale ou limitée à des zones scotomateuses, migraine ophtalmique, diplopie, vision colorée généralisée (xanthopsie, érythropsie) ou limitée en scotomes colorés, macropsie ou micropsie, hallucinations visuelles. Une impression lumineuse brusque, comme l'examen ophtalmoscopique, peut provoquer une attaque.

Pendant l'attaque, à la période des convulsions toniques, les globes sont portés en haut et du côté où tourne la tête; cette déviation conjuguée est extrêmement fréquente; il n'est pas rare de la voir s'accompagner de nystagmus; elle peut disparaître très vite et faire place au strabisme convergent. — Le spasme de l'accommodation est constaté par l'ophtalmoscope, indiquant une modification passagère de la réfraction. — La pupille est dilatée, immobile et ne réagit à aucune excitation. Cette rigidité pupillaire, dont on a fait un signe différentiel très important entre l'attaque d'épilepsie et l'attaque d'hystérie, existe dans la très grande majorité des cas; cependant elle peut être absente dans l'épilepsie (Lévi) et se montrer dans l'hystérie (Westphal); sa valeur séméiologique reste cependant considérable. — L'examen

ophtalmoscopique a montré du rétrécissement des vaisseaux rétiniens.

Pendant la période des convulsions cloniques, les paupières, précédemment tenues fermées, se mettent à battre violemment et les
yeux roulent dans les orbites. — Enfin, pendant la période de stertor,
les globes restent à peu près immobiles ; la mydriase a fait place au
myosis.

Après l'attaque, la migraine ophtalmique, le rétrécissement du
champ visuel selon le type de fatigue de Förster, l'hippus, se voient
assez fréquemment. Si l'attaque doit être suivie d'une autre à très
bref intervalle (état de mal), la pupille reste dilatée ; la projection de
lumière la fait contracter un peu, mais elle se redilate aussitôt. —
Dans certains cas, l'attaque peut manquer et être remplacée par des
troubles visuels (équivalents sensoriels), consistant en altérations du
champ visuel ou en amaurose passagère,

Hystérie. — Cette « perte de la faculté de contrôle » (Raymond)
est un état psychique particulier, rendant les malades capables
de s'auto-suggestionner en phénomènes « pithiatiques » (1) (Babinski), primitifs ou secondaires. Les premiers, parmi lesquels sont
les manifestations oculaires, sont guérissables par persuasion. La
suggestion peut les provoquer ; le médecin, en examinant l'appareil oculaire d'un hystérique, fera bien, dans son interrogatoire, de ne pas suggestionner inconsciemment le malade.

L'hystérie, **dans l'intervalle des attaques**, provoque de nombreux troubles de l'appareil oculaire. Le *blépharospasme* (fig. 101)
affecte parfois le type de spasme violent : les doigts ne peuvent le
vaincre qu'avec peine ; le sourcil, au lieu d'être relevé comme dans
le ptosis, est abaissé et le front est déplissé (Charcot) ; la paupière
inférieure, ridée comme la supérieure, participe au rétrécissement
de la fente palpébrale ; le doigt, appliqué sur la paupière, sent de
petites contractions fibrillaires ; ce blépharospasme est tonique
ou clonique. — A côté de cette forme violente, il en est une autre,
nommée par Charcot et Parinaud « *pseudo-ptosis hystérique* » : la

---

(1) Le terme de « pithiatisme », préférable à celui d'hystérie, est un néologisme
créé par Babinski et dérivé des mots πειθω (persuasion) et ιατος (guérissable).
Il indique suffisamment le caractère fondamental des troubles hystériques primitifs.

paupière est tombante, sans une ride ; comme dans le ptosis vrai, la tête est rejetée en arrière ; si le sujet cherche à ouvrir l'œil, il contracte énergiquement le frontal. Le principal signe différentiel est l'abaissement du sourcil, qui est relevé dans le ptosis paralytique ; Sauvineau a cependant signalé des cas où le sourcil était plus relevé que du côté sain. Le mode de début, l'évolution, la possibilité de guérison par suggestion, feront éliminer le ptosis paralytique.

Ces spasmes sont presque toujours unilatéraux. Dejerine pense que le ptosis paralytique peut exister dans l'hystérie ; Bernheimer et Babinski le nient formellement ; pour ce dernier auteur, l'hystérie ne pourrait donner de paralysies limitées au territoire d'un nerf périphérique.

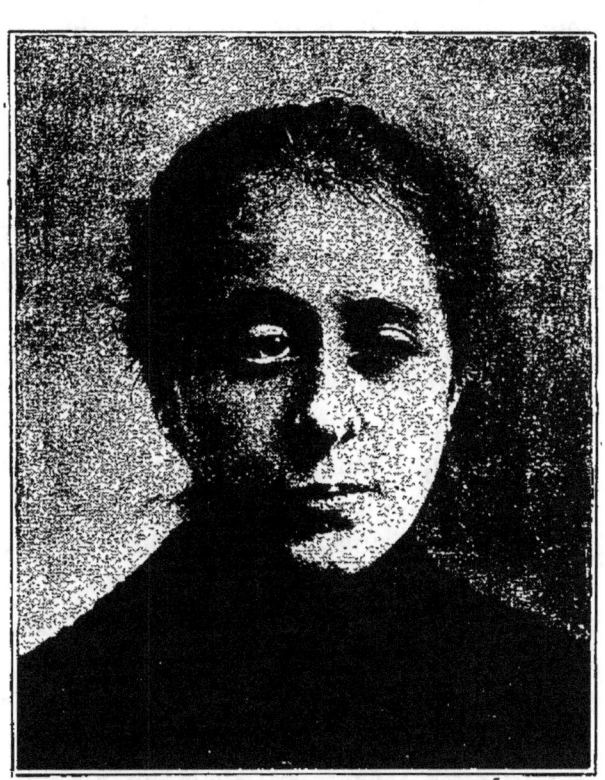

Fig. 101. — Blépharospasme hystérique, abaissement du sourcil (Dejerine.)

Les *paralysies des muscles oculo-moteurs* sont admises par quelques auteurs ; d'autres, le plus grand nombre, pensent qu'il s'agit toujours de contractures. Il faut naturellement mettre à part les paralysies vraies, tenant à une association morbide : un tabes au début peut être masqué par des phénomènes hystériques prédominants. — Les *paralysies alternes* ont été signalées, soit le syndrome de Weber (Raymond et Tournant, Crocq et Maslow), soit le syndrome de Millard-Gübler (Charcot, Bichelonne et Boucarut).

Les *paralysies de fonction* ne sont pas rares ; elles se distinguent

presque toujours des paralysies correspondantes de nature organique
par quelques points particuliers. La plus fréquemment signalée est
la paralysie des mouvements associés de latéralité. Nous savons
qu'elle peut porter sur les mouvements volontaires, avec conservation des mouvements automatico-réflexes (Parinaud, Ballet, Raymond
et Kœnig, Sauvineau); mais nous savons aussi que semblable dissociation existe dans des paralysies de nature organique. Ces paralysies des mouvements de latéralité ne s'accompagnent pas de
nystagmus ou de secousses nystagmiformes, dont la fréquence est
si grande dans les paralysies organiques complètes, ou avec conservation des mouvements automatico-réflexes. Noguès et Sirol ont
présenté une observation de paralysie hystérique des mouvements
d'élévation des yeux. — Raymond et Souques, et avec eux la plupart
des auteurs, nient l'existence du *nystagmus* hystérique, admise par
Sabrazès et Cabannes.

Les pupilles peuvent être en myosis, mais la *mydriase* est beaucoup plus fréquente; souvent unilatérale, il en résulte une inégalité
pupillaire, qui peut être à bascule; elle est presque toujours, sinon
toujours, de nature spasmodique (Pansier, de Lapersonne, Benoist);
Babinski et Sauvineau rejettent absolument l'existence d'une mydriase
de nature paralytique. Malgré cette dilatation, la pupille obéit au
réflexe photo-moteur, même si l'œil de l'hystérique est atteint
d'amaurose. — La pupille, en réagissant, peut se contracter par
à-coups (*signe de Gowers*). — L'*hippus* n'est pas très rare.

Le *spasme de l'accommodation* se rencontre souvent; il est une
des grandes causes de l'abaissement de l'acuité visuelle chez les
hystériques; il provoque une fausse myopie, faisant croire à de l'amblyopie (pseudo-amblyopie hystérique de Parinaud). Il existe seul
ou s'associe au spasme de la convergence; par contre, le *spasme de
la convergence* est toujours accompagné de celui de l'accommodation. Le spasme des droits internes et du muscle ciliaire est suivi
secondairement d'asthénopie accommodative et musculaire. Elle
existe à l'état isolé ou avec des troubles atteignant tous les appareils
nerveux de l'œil, pour réaliser le tableau de la *kopiopie hystérique de
Förster* : asthénopie accommodative, asthénopie musculaire, asthénopie
rétinienne par fatigue rétinienne et photophobie, névralgies violentes
dans l'œil et le domaine de l'ophtalmique, crises de larmoiement réflexe.

Dans d'autres cas, le spasme accommodatif existe isolément et ne se traduit par aucun phénomène douloureux, mais le faisceau lumineux est divisé par un cristallin dont les diamètres sont inégalement accommodés; il en résulte de la *polyopie monoculaire*, symptôme de grande valeur séméiologique. Il existe quelquefois de la diplopie à une distance, de la polyopie ou de la vision simple à une autre. Cette polyopie monoculaire pourrait aussi être produite par un spasme de l'orbiculaire déformant la cornée (Bull). — Le spasme accommodatif, dont le sujet ne se rend pas compte lorsqu'il est indolore, a quelquefois pour conséquence des phénomènes de *macropsie* ou de *micropsie*; les objets semblent plus grands s'ils se trouvent plus près que le point pour lequel le cristallin est adapté; ils semblent plus petits dans le cas contraire.

Les *troubles visuels* sont fréquents; tantôt ce ne sont que des mouches volantes, des photopsies, des visions colorées, des éblouisse-

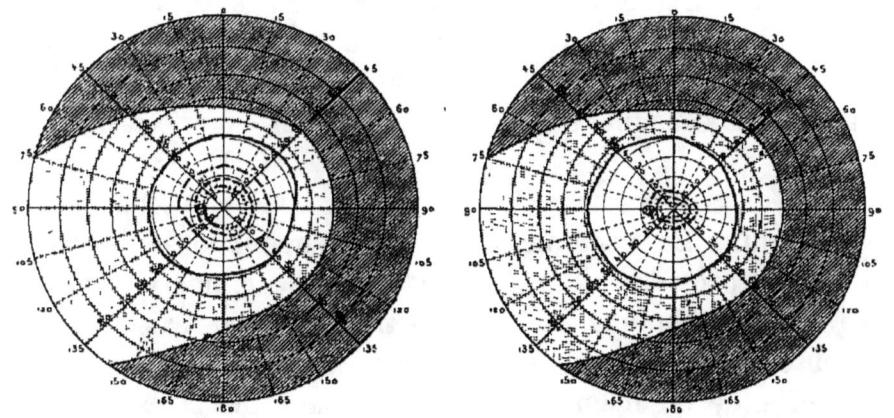

Fig. 102. — Amblyopie hystérique (type classique).

Fig. 105. — Amblyopie hystérique (inversion du rouge).

    ———— limites du blanc.
    - - · · limites du bleu.
    - - - - limites du rouge.
    · · · · limites du vert.

    ———— limites du rouge.
    - · · · limites du blanc.
    - - - - limites du bleu.
    · · · · limites du vert.

ments, tous phénomènes très fugaces, dépendant de l'*hyperesthésie rétinienne*. Ils peuvent être plus tenaces, en particulier les visions colorées (érythropsie); les hallucinations visuelles se rencontrent quelquefois. Enfin, des taches noires ou colorées peuvent se mouvoir circulairement dans le champ visuel, même dans les cas d'amblyopie (amblyopie rotatoire de Dor).

Les *troubles visuels par anesthésie* sont plus fréquents. En première ligne, nous devons citer le *rétrécissement du champ visuel*, si commun qu'on a voulu en faire un stigmate de l'hystérie. Il présente certaines particularités très spéciales : dans les cas typiques (fig. 102), le champ est rétréci d'une façon concentrique, l'objet étant perçu dans tous les méridiens à une distance sensiblement égale du point de fixation. Le champ du blanc et celui du bleu sont en général très rétrécis; celui du rouge peut l'être à peine et il n'est pas exceptionnel de voir cette inversion, le champ du blanc étant inscrit dans celui du rouge (fig. 103), fait qui ne se rencontre dans aucune autre altération du champ visuel. Malgré un rétrécissement quelquefois très serré, on voit les hystériques se diriger facilement, ce qui n'est jamais le cas dans les rétrécissements de nature organique. Il est unilatéral ou bilatéral, plus marqué du côté où siège l'hémianesthésie; il coïncide ou non avec une baisse de l'acuité visuelle. Il varie d'un jour à l'autre; sa durée est extrêmement variable et il revêt, dans son apparition et sa disparition, les caractères de soudaineté si fréquents dans les manifestations hystériques.

A côté de ce type, on a décrit d'autres variétés moins fréquentes, en particulier le scotome central et l'hémianopsie homonyme; celle-ci est considérée par certains auteurs comme n'étant qu'une migraine ophtalmique mal diagnostiquée; il en existe cependant des observations absolument probantes (Janet). Le champ conservé de l'œil situé du même côté que l'hémianesthésie est plus rétréci que celui de l'autre œil. — L'hémianopsie peut n'être qu'une hémi-amblyopie, une hémi-dyschromatopsie; il est possible de voir coexister une hémi-achromatopsie d'un côté et une hémi-dyschromatopsie du côté opposé. Si l'on fait passer un fort courant électrique, le scotome devient positif et apparaît en noir devant les yeux du malade (Féré). — On a signalé aussi quelques cas douteux d'hémianopsie bi-temporale (Rosenthal). — La migraine ophtalmique est assez fréquente. Charcot et Babinski l'ont bien étudiée; on la voit survenir immédiatement avant une attaque ou dans l'intervalle; elle peut quelquefois être provoquée ou arrêtée par la suggestion ou la compression ovarique; sa valeur séméiologique n'est pas très considérable. — Il n'est pas rare de constater un champ visuel prenant le type de fatigue de Wilbrand (spirales de von Reuss) ou le type de déplacement de Förster, déjà décrits dans la neurasthénie; le repos (spirales de repos de Fuchs) et la suggestion peuvent élargir le champ visuel rétréci.

L'amblyopie est fréquente, moins cependant qu'on ne le croit.. Parinaud a fait remarquer qu'il existe une « fausse amblyopie » hystérique, où la baisse de la vision dépend de troubles d'accommodation, qu'il faut savoir diagnostiquer et corriger, chose souvent très difficile en raison de leur instabilité. — L'amblyopie vraie, relevant réellement d'un trouble de la perception, peut être unilatérale ou bilatérale; dans ce dernier cas, elle est le plus souvent inégale des deux côtés. Elle débute brusquement, guérit de même et est influencée par la suggestion. Elle peut être simple ou accompagnée de troubles de la perception des couleurs, achromatopsie ou dyschromatopsie généralisées; Galezowski a montré qu'elle pouvait n'exister qu'à certaines distances; ce fait souligne sa variabilité. — Le sens lumineux est rarement atteint; on a observé l'augmentation de la sensation de seuil et la diminution du minimum de différence; on n'a pas signalé l'héméralopie.

L'amaurose, plus rare que l'amblyopie, peut être le seul symptôme de l'hystérie; il importe donc de bien connaître son existence et ses caractères. Elle se manifeste par la perte complète et brusque de la vision d'un seul œil, rarement des deux. Si un seul œil est amaurotique, l'autre peut être normal ou présenter de l'amblyopie ou de la dyschromatopsie. Elle est tantôt unilatérale, tantôt bilatérale; ou, restant unilatérale, elle atteint un œil alors qu'elle abandonne l'autre (on pourrait dénommer ces cas « amaurose hystérique à bascule »). Malgré la perte de la vision d'un œil, la vision binoculaire est conservée; il suffit de la rechercher pour la mettre en évidence.

Il est à peine besoin de dire que l'examen ophtalmoscopique montre l'intégrité absolue du fond de l'œil; la pupille n'est pas dilatée comme dans l'amaurose organique et, dans les cas rares où elle l'est par une mydriase hystérique concomitante, elle a conservé sa réaction au réflexe photo-moteur direct. En pressant le globe, on provoque quelquefois des phosphènes; il ne s'agit donc pas d'un trouble des appareils visuels de réception, mais d'une inhibition de l'appareil visuel de perception ou central. Le début de cette amaurose est ordinairement soudain, surtout dans l'hystéro-traumatisme, et ce fait revêt une grande importance en matière médico-légale. Sa disparition, produite quelquefois par suggestion, est généralement brusque. Sa durée est très variable; de quelques heures à des années, dix ans dans un cas de Haslam. Elle peut présenter des intermittences ou des récidives.

Malgré la conservation de la vision binoculaire, il existe parfois une *perte de la sensation de relief*, absolument indépendante de la vision binoculaire, et comparable aux troubles stéréognostiques très accentués que les hystériques présentent du côté du tact. Cette perte du sens du relief coexiste quelquefois avec l'amblyopie. — On a signalé la *cécité verbale* (Wernicke et Mœbius).

Les *troubles sensitifs et vaso-moteurs* sont des hyperesthésies diverses de la région oculaire, plus souvent des anesthésies : perte du réflexe cornéen ou conjonctival, anesthésie cutanée, souvent limitée au pourtour des deux yeux et aux paupières (anesthésie en lunettes); il existe aussi des sensations anormales de chaud, de froid, de piqûre, de contact d'un objet imaginaire, etc....—L'hypersé-crétion lacrymale se produit d'une façon abondante et brusque, d'un ou des deux côtés, souvent plus marquée du côté anes-thésié; on peut la rencontrer dans l'ensemble symptomatique de la kopiopie de Förster. L'hyposécrétion lacrymale provoque une sé-cheresse conjonctivale fort gênante. — Enfin l'œdème palpébral hys-térique a été signalé, mais la tendance actuelle est d'en rejeter l'existence.

Au cours des attaques, l'hystérie présente de nombreux symp-tômes oculaires. — A la *période prodromique*, lorsqu'elle existe, ce sont des hallucinations visuelles, images terrifiantes, taches noires ou colorées passant en divers sens; lorsqu'elles se déplacent latéra-lement, elles vont toujours du côté malade vers le côté sain, où elles s'évanouissent (Charcot). A cette période appartiennent encore les spasmes des muscles extrinsèques ou intrinsèques et la migraine ophtalmique. L'œil est souvent « zone hystérogène », au point de vue sensoriel (fatigue rétinienne, impression lumineuse brusque, examen ophtalmoscopique), moteur (excès de convergence, regard latéral forcé), ou sensitif (sensations cornéennes ou conjonctivales, corps étranger, sondage des voies lacrymales, etc.). Les vices de réfraction jouent un très grand rôle et leur correction exacte évitera bien des manifestations oculaires de l'hystérie.

L'*aura hystérique* est accompagnée d'obnubilations de la vue d'un seul ou des deux yeux.

Dans les *petites attaques*, la pupille est dilatée avec ou sans rigidité. — Au cours des *grandes attaques*, la pupille est contractée pendant la période épileptoïde et dilatée pendant les périodes des contorsions et des attitudes passionnelles (Féré); elle est quelquefois immobile pendant la première période et réagit pendant la deuxième et la troisième.

CHAPITRE III

AFFECTIONS DE L'APPAREIL DIGESTIF

Affections du pharynx. — Elles provoquent des troubles oculaires par irritation réflexe, agissant sur le trijumeau (larmoiement) ou sur le sympathique (diminution d'amplitude de l'accommodation, myosis); le myosis existe dans 27 % des cas d'angine phlegmoneuse; il commence avec l'affection et disparaît après elle, quelquefois seulement au bout d'un mois (Vincent). L'action réflexe peut porter sur les nerfs moteurs (blépharospasme, spasme de l'accommodation). — Les troubles oculaires relèvent également de l'infection : névrite optique et paralysie des III⁰ et IV⁰ paires (Futterer); l'infection peut arriver jusqu'à la thrombo-phlébite des veines orbitaires et du sinus caverneux.

Affections de l'œsophage. — Les troubles oculaires sont produits par retentissement sur le tronc du grand sympathique; Eichhorst a trouvé de l'inégalité pupillaire de cette origine 4 fois sur 9 malades atteints de carcinome œsophagien.

Affections de l'estomac. — L'œil est intéressé de diverses façons; par intoxication (choroïdites, névrites optiques), ou par troubles réflexes (migraine ophtalmique, photophobie, asthénopie oculaire, endolorissement du globe (Grandclément), scotomes, fatigue de la rétine et persistance des images complémentaires). — Les vomissements peuvent provoquer des hémorrhagies rétiniennes, par augmentation de la tension artérielle. — Si le vomissement est sanglant et abondant, il n'est pas rare de voir survenir une amaurose post-hémorrhagique (p. 533).

Affections de l'intestin. — Elles ne provoquent de troubles oculaires que par affaiblissement de l'état général ou par réflexe (mydriase par vers intestinaux). L'amblyopie a été signalée (Santos-Fernandez).

Affections du foie. — L'héméralopie est relativement fréquente; elle est liée à l'atteinte du foie plutôt qu'à l'ictère, car elle peut exister sans lui; sa fréquence semble un peu plus grande dans les maladies où le foie est hypertrophié, que dans celles où il est atrophié; on l'a rencontrée assez souvent dans les affections calculeuses. Sa marche n'a rien de régulier: elle s'installe brusquement ou progressivement, persiste ou disparaît, momentanément ou définitivement. L'examen ophtalmoscopique ne révèle rien, à moins qu'il n'existe une lésion surajoutée.

Les autres troubles fonctionnels sont plus rares : l'amblyopie (Jacqueau), l'érythropsie et la xanthopsie. Celle-ci dépend de l'ictère; encore y est-elle rare, puisque Hirschberg ne la rencontre que 5 fois sur mille cas d'ictère. Sa marche est variable; elle peut survenir par crises. On a tenté de l'expliquer par une altération nerveuse, centrale ou périphérique, ou par la coloration ictérique des milieux de l'œil.

On a cité de nombreux cas d'altérations pigmentaires de la rétine, généralisées ou localisées au voisinage des vaisseaux rétiniens. — A la périphérie de la rétine, on a trouvé des plaques blanchâtres atrophiques, surtout dans les affections hépatiques des pays chauds. — Les vaisseaux rétiniens sont souvent malades et sclérosés; le glaucome, qui se montre quelquefois, est sous la dépendance de ces altérations vasculaires.

CHAPITRE IV

AFFECTIONS DE L'APPAREIL RESPIRATOIRE

Les maladies du poumon sont le point de départ d'infections ou d'intoxications agissant sur l'œil; elles provoquent également des troubles réflexes, par retentissement sur le système sympathique; ils sont bien connus depuis quelques années.

Pneumonie. — Il y a longtemps que la mydriase unilatérale, du côté où siège la lésion, est connue. Elle est plus fréquente dans la pneumonie du sommet, mais peut exister aussi dans les autres formes (Pernot). Sighicelli a examiné les pupilles d'un grand nombre de pneumoniques; il a trouvé que la mydriase bilatérale, plus prononcée du côté correspondant au poumon malade, était la règle dans les cas qui doivent guérir; cette mydriase et cette inégalité pupillaire apparaissent avec la maladie et disparaissent avec elle, quelquefois un peu plus tard. Dans les cas qui doivent se terminer par la mort, la mydriase et l'inégalité pupillaires seraient généralement absentes. Ces constatations auraient une assez grande valeur pronostique.

Tuberculose pulmonaire. — A ses débuts, ou dans la période pré-tuberculeuse, on observe la mydriase bilatérale (1/7 des cas, d'après Bichelonne), souvent plus accentuée d'un côté, pouvant être associée à une légère protrusion du globe, avec élargissement de la fente palpébrale (symptômes d'irritation du sympathique).

Au cours de la tuberculose pulmonaire confirmée, l'inégalité pupillaire, par mydriase spasmodique unilatérale ou prédominante d'un côté, a été signalée par Roque et observée souvent depuis; en ces dernières années, Souques, Dehérain, Pernot en ont précisé les caractères. Cette mydriase peut être intermittente; le plus souvent elle persiste une fois installée; la localisation au sommet n'est pas indispensable. Dehérain l'a constatée 26 fois sur 120 cas. Pernot l'a rencontrée 1 fois sur 17 dans la tuberculose au premier degré et 1 fois sur 15 au deuxième degré; elle siège du côté malade, ou le plus malade, par irritation sympathique; à la période cavitaire, on rencontre le myosis, par destruction des filets sympathiques, dans 1/7 des cas.

Nous avons repris cette étude par le procédé sensibilisateur de la « mydriase provoquée ». Nos recherches ont porté sur 67 malades atteints de tuberculose pulmonaire : sur 20 malades au 1ᵉʳ degré, nous avons trouvé, par le simple examen à la chambre noire, 8 inégalités pupillaires, alors qu'ils semblaient avoir les pupilles égales à la lumière du jour. Sur les 12 malades restants, la mydriase provoquée mit 9 fois en évidence l'inégalité pupillaire. — Sur 12 malades au 2ᵉ degré (le poumon le plus atteint), 4 fois l'inégalité apparut à la chambre noire ou à la lumière du jour et 8 fois avec la mydriase provoquée. — Enfin sur 35 malades dont le poumon le plus atteint était porteur de cavernes, 16 fois l'inégalité fut constatée à la lumière du jour ou à la chambre noire, 17 fois elle n'apparut que par la mydriase provoquée; une fois les pupilles restèrent égales et une fois la mydriase provoquée changea le sens d'une inégalité constatée auparavant. Dans tous ces cas, la mydriase fut notée du côté le plus atteint. Cette fréquence montre la sensibilité de la méthode et sa valeur dans le diagnostic précoce d'une tuberculose pulmonaire.

Affections des bronches. — La bronchite aiguë, l'emphysème compliqué de bronchite chronique, donnent quelquefois lieu à l'inégalité des pupilles.

Affections de la plèvre. — La pleurésie avec épanchement provoque très fréquemment l'inégalité pupillaire (dans 41 % des cas, d'après Chauffard et Lœderich). Il se produit une mydriase modérée, du côté où siège l'épanchement; la pupille réagit paresseusement à la convergence et à l'accommodation, de sorte qu'il est plus facile de la constater si le regard du malade est en convergence-accommodation. La nature, l'évolution, l'abondance de l'épanchement, la thoracentèse n'ont aucune influence; elle peut varier d'un jour à l'autre et ne disparaît qu'après la résorption de l'épanchement. — Ledroit a signalé la dilatation pupillaire siégeant du côté opposé à la pleurésie.

Coqueluche. — Les efforts de toux produisent des phénomènes congestifs, avec hémorrhagies de la rétine (Landesberg, Teillais).

Compressions du thorax. — Les hémorrhagies rétiniennes ont été fréquemment observées (Wagenmann, Scheer, Béal, Dufour et Gonin).

Rythme respiratoire de Cheyne Stokes. — Les modifications pupillaires y sont caractéristiques : mydriase pendant la polypnée et myosis pendant l'apnée. Il est possible de voir le myosis persister pendant les deux périodes; la pupille est alors inexcitable, sauf chez l'enfant, où elle peut l'être légèrement. — Ziemssen et Biot ont signalé des mouvements associés de latéralité des yeux; leurs oscillations seraient lentes pendant l'apnée et plus rapides pendant la polypnée; ces oscillations se transforment parfois en nystagmus véritable.

CHAPITRE V

AFFECTIONS DE L'APPAREIL CIRCULATOIRE ET DU SANG

Affections cardiaques. — Lorsqu'elles occasionnent l'anémie de l'extrémité céphalique, l'ischémie des vaisseaux rétiniens artériels et veineux est constatable, à l'ophtalmoscope, par la diminution de leur calibre et la pâleur de la papille.

Si l'affection cardiaque a pour conséquence une **stase veineuse** de l'extrémité céphalique ou une cyanose généralisée, il est possible d'observer à l'ophtalmoscope une cyanose correspondante de la rétine, avec dilatation des veines rétiniennes (Knapp, Liebreich, Babinski et Mlle Toufesco). — Roch et Campiche ont noté, au cours de l'asystolie, la coexistence de l'hippus respiratoire et du pouls paradoxal (mydriase et diminution d'amplitude du pouls pendant l'inspiration).

Lorsque l'affection cardiaque produit une **hypertension artérielle**, l'ophtalmoscope montre souvent le pouls artériel, accompagné quelquefois de la pulsation des veines. L'insuffisance aortique avec hypertrophie cardiaque, l'insuffisance tricuspidienne peuvent le produire, l'insuffisance mitrale rarement; les maladies du poumon, qui entraînent l'insuffisance tricuspidienne, peuvent aussi provoquer le pouls artériel rétinien. Nous savons qu'il existe dans des maladies où il n'y a que de l'éréthisme cardiaque (maladie de Basedow, par exemple) ou dans des affections oculaires locales (glaucome). — Quincke et Becker ont constaté, au cours de l'insuffisance aortique, des alternatives de rougeur et de pâleur de la papille, suivant les modifications du pouls. — L'hypertension artérielle est fréquemment la cause d'hémorrhagies rétiniennes; il est vrai qu'à l'hypertension sanguine s'ajoutent souvent des altérations de la paroi vasculaire.

Une **embolie**, se détachant du cœur et pénétrant dans l'artère ophtalmique, produit l'embolie de l'artère centrale de la rétine, qui existe bien certainement; mais nous avons vu que plus fréquente

était la thrombose vasculaire par endartérite. Le début brusque
n'entraîne pas forcément le diagnostic d'obstruction embolique
(Rohmer, Walther).

Affections vasculaires. — Les affections des **veines**, s'il s'agit
de congestion légère et passagère, peuvent provoquer une obnubilation de courte durée, avec rétrécissement par hyperémie de l'orifice
pupillaire; la congestion violente (effort, toux, compression du thorax) produira des hémorrhagies rétiniennes. La congestion veineuse
peut être locale (obstruction de la veine centrale de la rétine). Enfin,
les veines orbitaires peuvent être atteintes de thrombo-phlébite,
au cours des maladies infectieuses ou marastiques.

Les affections des **artères** sont parfois des **anévrysmes**, dont les
manifestations sont variables selon leur volume et leur localisation.
L'inégalité pupillaire, dans les anévrysmes de la crosse de l'aorte,
dépend souvent de la syphilis ou du tabes fruste accompagnant l'affection artérielle (Babinski), mais elle peut également être due aux
troubles sympathiques, produits par l'anévrysme lui-même. — Les
anévrysmes artério-veineux carotico-caverneux provoquent l'exophtalmie pulsatile, diminuée par la compression digitale de la carotide
primitive. La vision est généralement abaissée; quelquefois il existe
de la stase papillaire, le plus souvent il n'y a qu'une certaine tur-
gescence des veines de la rétine, rarement des hémorrhagies. Guibal indique un signe intéressant, qui montre que, par leur communication au niveau du sinus, les veines et les artères ont une pression intérieure égale. Si l'on comprime le globe et que brusquement on cesse la compression, on voit, à l'ophtalmoscope, le sang
affluer de la papille vers la périphérie, aussi bien dans les veines
que dans les artères. L'auscultation de l'orbite permet d'entendre
le souffle et le thrill caractéristiques. L'anévrysme artério-veineux
du sinus caverneux est plus souvent traumatique (181 cas dans la
statistique de Guibal, complétant celle de Lagrange) que spontané
(74 cas).

L'**artério-sclérose** provoque des obnubilations visuelles passagères. — Elle est souvent la cause d'hémorrhagies rétiniennes;
celles-ci n'ont aucun caractère ophtalmoscopique qui permette de
les différencier de celles d'autres origines; c'est par l'examen de
l'état général que le diagnostic étiologique sera établi. — Les

thromboses de l'artère et de la veine centrales de la rétine, dont nous connaissons déjà le tableau clinique, sont liées à l'artério-sclérose. — L'atrophie optique a été notée par Bernheimer. — Le glaucome affecte avec l'artério-sclérose des rapports importants (Terson et Campos, Bajardi, Joseph); elle n'est pas la seule cause de l'hypertension intra-oculaire, pour l'établissement et la persistance de laquelle d'autres facteurs doivent nécessairement entrer en jeu; son importance étiologique est cependant considérable et montre la nécessité d'examiner et de soigner l'état général du glaucomateux. — Dans d'autres cas, l'artério-sclérose oculaire ne provoque spontanément aucun trouble appréciable, mais, au cours d'une intervention (cataracte, ponction de la chambre antérieure, etc.), la pression oculaire venant à diminuer brusquement, il en résulte une hémorrhagie, quelquefois incoercible (hémorrhagie expulsive), avec issue des membranes internes. — Les lésions artério-scléreuses du ganglion de Gasser, des nerfs de l'œil et des centres, moteurs ou sensoriels, occasionnent aussi des troubles oculaires.

Les **hémorrhagies graves** déterminent des troubles visuels très importants. D'après Singer, les femmes sont les plus atteintes (79 hommes pour 95 femmes), ce qui tient à l'importance étiologique des hémorrhagies génitales. Les hémorrhagies du tube digestif (surtout gastriques) représentent 40 % des cas, celles de l'appareil génital de la femme 33 %, les saignées 14 %, les hémoptysies 10 %, les épistaxis graves 8 %, les opérations chirurgicales 5 % et les hémorrhagies uréthrales 1 %. Ils sont absolument exceptionnels dans les pertes de sang au cours de l'accouchement à terme, un peu moins dans les avortements (Assicot).

Le début peut se faire au moment même de l'hémorrhagie (1 fois sur 4); le malade, en état de syncope, constate sa cécité lorsqu'il reprend ses sens. Dans les 3/4 des cas, les troubles visuels ne surviennent qu'après 5 à 6 jours (Berger), 5 à 10 jours (Bistis), rarement plus tard. Bien que se manifestant un certain temps après l'hémorrhagie, il est rare que les troubles visuels s'installent progressivement; presque toujours le début est soudain. — Dans les cas unilatéraux (qui ne représentent que 13 %), il s'agit tantôt d'amblyopie, tantôt d'amaurose; tandis que dans les cas bilatéraux (87 %, d'après Singer), on constate l'amaurose bilatérale,

plus rarement l'amblyopie bilatérale, plus rarement encore l'amaurose d'un côté et l'amblyopie de l'autre. Lorsqu'il existe une amblyopie, le champ visuel peut présenter des altérations diverses,
depuis le scotome central jusqu'à l'hémianopsie; le sens chromatique et le sens lumineux sont souvent diminués. — L'examen ophtalmoscopique peut ne révéler aucune lésion, même dans les cas où
la vision est perdue de longue date; ou bien, il ne montre rien au
début et par la suite décèle une atrophie optique; enfin, il est
possible de constater de la papillite congestive et œdémateuse, ou
un aspect trouble, avec hémorrhagies papillaires et exsudats péri-
papillaires. — Le pronostic de ces troubles visuels est fort grave;
pour Fries, sur 100 cas d'amaurose, il se produit 20 fois la guérison
complète, 30 fois une amélioration et 50 fois l'amaurose persiste
sans modifications. Pour Singer, la guérison a lieu dans 14 % des
cas, l'amélioration dans 38 % et l'état stationnaire dans 48 %. —
La diversité des lésions constatées à l'ophtalmoscope indique que la
pathogénie n'est pas univoque; en général il s'agit d'altération des
voies optiques périphériques.

Si les pertes sanguines sont moins abondantes, les troubles oculaires peuvent se réduire à des obnubilations visuelles, de la fatigue
passagère de la rétine et du muscle accommodateur.

Chlorose. Anémie non symptomatique. — Elles sont
accompagnées, presque toujours, de troubles oculaires légers, consistant en phénomènes moteurs (fatigue rapide de l'accommodation
ou de la convergence) ou sensoriels (mouches volantes, photopsies,
photophobie légère; plus rarement on observe la migraine ophtalmique fruste ou l'héméralopie). — La constatation du pouls rétinien est
assez fréquente (20 fois sur 55, d'après Schmall); sa production n'a
pas encore été expliquée d'une façon très satisfaisante. Les artères
rétiniennes sont en général peu colorées, ce qui tient à la qualité du
sang qui circule à leur intérieur. La rétine peut être le siège d'hémorrhagies discrètes et disséminées ou de larges hémorrhagies en
flaques; elles pourraient remplacer l'épistaxis (Panas); il y a quelquefois aussi des taches exsudatives. Les troubles subjectifs sont,
ordinairement, beaucoup moins accentués que les constatations ophtalmoscopiques ne le font supposer. Le pronostic est favorable. —
Dans un certain nombre de cas, on a signalé une rétinite ou plutôt

une névro-rétinite avec aspect inflammatoire de la papille; rarement on a constaté la stase papillaire (Gowers, Dufour et Gonin). Ces phénomènes inflammatoires sont le plus souvent sans gravité et disparaissent spontanément; parfois cependant ils peuvent aboutir à l'atrophie optique.

Anémie pernicieuse. — Les hémorrhagies rétiniennes sont si fréquentes que Bondi en fait un symptôme constant de cette maladie, et que Quincke les considère comme un signe presque pathognomonique; Biermer, qui les a décrites le premier, les a trouvées chez presque tous les malades qu'il a examinés. Elles sont en général petites, atteignant rarement la dimension de la papille; punctiformes ou en flammèches, elles se localisent presque uniquement au pôle postérieur de l'œil, dans la région papillo-maculaire. — La rétine et la papille ont quelquefois l'apparence un peu voilée; le pouls veineux a été signalé. — Dans quelques cas, il existe des taches blanches qui occupent le centre des hémorrhagies et ressemblent à celles de la rétinite leucémique.

Ces diverses altérations se trouvent presque toujours dans l'anémie pernicieuse essentielle, dans 7 à 8 % des cas d'anémie par ankylostomes et plus rarement dans l'anémie par le botryocéphale.

Leucémie. — Elle provoque des troubles rétiniens variés, décrits sous le nom de « rétinite leucémique ». Assez fréquente, Leber admet qu'elle existe dans le 1/4 ou, au plus, le 1/5 des cas de leucémie; Schirmer donne la proportion de 1/5. Si l'on ne pratiquait l'examen ophtalmoscopique que chez les leucémiques se plaignant de troubles de la vision, on la constaterait exceptionnellement, car les troubles fonctionnels sont minimes et hors de proportion avec les lésions, souvent considérables, que l'ophtalmoscope décèle; il faut donc examiner systématiquement le fond de l'œil de tous les leucémiques et, dans 1/5 des cas environ, on pourra constater la rétinite.

La rétine est souvent le siège d'un trouble léger et présente une teinte rose orangée ou légèrement jaunâtre. — Les hémorrhagies sont nombreuses, surtout vers le pôle postérieur; mais elles diffèrent par leur teinte rose clair des hémorrhagies rétiniennes, plus foncées, qu'on est habitué à rencontrer. — Des taches blanches, plus abondantes à la périphérie, arrondies et bordées d'un fin liseré hémorrhagique existent presque toujours; elles semblent faire une légère saillie, aussi les a-t-on considérées comme de véritables tumeurs leucémiques de la rétine. Quelquefois une de ces taches siège au niveau de la macula; il en résulte un scotome central et une baisse considérable de l'acuité visuelle. — La papille est ordinairement gonflée et ressemble à une papille de stase. — Les artères présentent souvent un aspect caractéristique; elles semblent charrier du lait dilué, ou elles ont seulement une apparence plus claire qu'à l'état normal. Les veines sont gonflées et bordées d'exsudats. — Au cours de la leucémie myéloïde chronique (Carlotti), les vaisseaux rétiniens sont plus rectilignes qu'à l'état normal dans leur direction générale, mais ils sont « tortueux, serpentins, et l'ensemble rappelle assez ces paquets de varices des membres inférieurs, qu'on a comparés à des entrelacements de serpents ou à une méduse ».

Quelquefois ces altérations oculaires s'améliorent un peu; en général, le malade meurt peu de temps après la constatation de la rétinite, qui semble comporter un pronostic vital très sévère.

Hémophilie. — Incriminée dans la production des hémorrhagies intra-vitréennes récidivantes des adolescents, elle ne semble cependant pas jouer un rôle véritable dans leur pathogénie.

CHAPITRE VI

AFFECTIONS DES REINS

On a signalé quelques cas de *paralysies oculo-motrices* au cours des affections rénales; ces paralysies, exceptionnelles d'ailleurs, semblent pouvoir, presque toujours, être mises sur le compte de la cause générale ayant produit l'affection rénale (infection aiguë, syphilis, artério-sclérose, etc.). — La *diminution de l'amplitude accommodative* a été observée dans quelques cas. — Le *décollement rétinien* (sans coexistence de rétinite) a été signalé. Il en est de même d'une *héméralopie* ou d'une *amblyopie* sine materia. Celle-ci revêt quelquefois la forme de *scotome central*, comme dans la névrite rétro-bulbaire et se termine par l'*atrophie optique*. — Ulmann a signalé la fréquence d'accès de *clignement vibratoire des paupières*, dont la valeur séméiologique serait très grande. — Barker et Hanes ont noté un certain degré d'*exophtalmie* chez 48 % de leurs brightiques; ils ont observé parfois les *signes de Græfe, de Stellwag, de Mœbius* et même l'*inégalité pupillaire*. — L'*œdème palpébral*, est d'une fréquence telle qu'il constitue un signe des affections rénales.

La **rétinite néphritique** est la plus importante et la plus caractéristique des altérations oculaires. On la nomme quelquefois « rétinite albuminurique »; cette dénomination est mauvaise, car elle est en rapport, non avec l'albuminurie, mais avec la maladie du rein; on constate souvent la rétinite sans que l'examen des urines fasse découvrir l'albuminurie.

Elle est relativement fréquente; Groenouw la trouve chez 22,4 % des malades atteints de brightisme; si l'on examine anatomiquement les yeux des néphritiques, morts de leur affection rénale, on trouve 7 fois sur 8 des altérations rétiniennes (Dufour et Gonin). Elle se produit surtout dans les néphrites urémigènes, dans la forme interstitielle; on l'a observée dans la dégénérescence amyloïde du rein, dans la néphrite saturnine et dans la néphrite calculeuse. Ostwald l'a signalée dans deux cas de maladie de Pavy. Les néphrites aiguës (scarlatine, rougeole, diphtérie) la provoquent fréquemment; il en est de même de la variété gravidique. Le sexe masculin représente 70 % des faits; dans l'immense majorité des cas, elle est bilatérale; d'après Dufour et Gonin, elle représente 6 % des affections de la rétine.

Les troubles visuels qu'elle provoque sont en général peu marqués; très souvent, c'est par un examen oculaire systématique que son existence est reconnue. Si la macula est atteinte, le malade signale un scotome central; d'autres fois, même si la macula est intacte, il peut se produire un abaissement marqué de l'acuité visuelle, qui le détermine à demander un examen. — Dans des cas exceptionnels on a signalé la cécité pour le bleu.

L'examen ophtalmoscopique révèle des altérations d'intensité fort variable; presque toujours il y a névro-rétinite, plutôt que rétinite pure; souvent cependant, la congestion et l'œdème de la papille ne surviennent qu'à des périodes plus avancées. — La rétine présente une teinte gris rougeâtre, donnant un *aspect trouble*, au milieu duquel les artères, diminuées légèrement de calibre, semblent avoir des contours un peu flous; cette apparence tient à un léger œdème de la rétine, ayant son maximum dans la région papillo-maculaire.— Les *hémorrhagies* sont presque de règle; elles affectent un peu tous les types : en pointillé, en flammèches, en flaques. En général, elles sont de dimensions assez restreintes au pôle postérieur et ont leur grand axe orienté vers la papille, ce qui dépend de la direction des fibres optiques entre lesquelles elles se sont produites; ordinairement elles sont discrètes. — Les *foyers exsudatifs* blanchâtres sont, eux aussi, presque de règle; ils succèdent aux hémorrhagies ou sont indépendants d'elles. Leur siège habituel est le pôle postérieur de l'œil. Autour de la papille, ils forment une collerette irrégulière qui en masque par places les bords. Autour de la macula, leur disposition est assez caractéristique : comme les fibres optiques, entre lesquelles les exsudats sont extravasés, s'éloignent en s'irradiant de la macula, ils forment autour de ce point une sorte d'étoile (étoile ou constellation maculaire), dont les branches sont pleines dans les périodes avancées de la rétinite; elles sont interrompues et en pointillé au début de l'affection, alors que les exsudats sont encore isolés sous forme de petits points réfringents. L'étoile maculaire, quoique plus fréquente dans la rétinite néphritique que dans les autres, n'est cependant pas pathognomonique de cette affection. Dans certaines formes, les exsudats arrivent à confluer en plaques blanchâtres énormes, parsemées d'hémorrhagies. — La rétinite néphritique se complique assez souvent de *décollement rétinien* (1/10 des cas), qui peut guérir; *l'atrophie optique* et le *glaucome* en sont parfois la terminaison.

Le pronostic visuel de la rétinite néphritique n'est pas très mauvais; les statistiques indiquent la guérison dans 16 %, des cas, l'amélioration dans 58 %, et la cécité dans 24%. En réalité, sauf dans les cas de complications ou de durée prolongée de la rétinite, on peut dire qu'elle n'a pas par elle-même de pronostic et qu'elle a celui de la néphrite; ainsi, dans les néphrites aiguës, en particulier dans la néphrite gravidique, la guérison complète s'observe assez souvent. Une statistique de Silex, concernant cette dernière variété, montre que la guérison complète survient dans un quart, l'amélioration dans la moitié et la cécité dans un quart des cas. S'il survient une autre grossesse, la rétinite est en général beaucoup plus grave et la malade a de grandes chances de perdre la vue. Ces considérations sont de nature à justifier l'avortement ou l'accouchement prématuré (Snell, de Lapersonne), lorsqu'au cours d'une rétinite gravidique la vision baisse sensiblement.

Si le pronostic visuel n'est pas trop mauvais, le pronostic vital est, par contre, fort sérieux. Mettant à part la forme gravidique, la constatation d'une semblable rétinite est mauvaise dans les néphrites aiguës et presque fatale dans les néphrites chroniques; la moyenne des statistiques indique que, parmi les brightiques, la moitié meurt pendant l'année qui suit le diagnostic de l'affection rétinienne, un quart meurt pendant la seconde année et l'autre quart survit un peu plus longtemps. Dans la clientèle privée, la survie est plus longue, car le diagnostic est fait plus tôt et le malade se soigne mieux.

L'amaurose urémique survient surtout dans les néphrites aiguës (grossesse et scarlatine), exceptionnellement dans les formes chroniques et jamais dans la dégénérescence amyloïde; elle se produirait une fois sur 157 néphrites (Wagner). Son début est quelquefois brusque, le plus souvent rapide (entre 8 et 24 heures). Elle est presque toujours bilatérale. Elle peut être le premier signe d'une néphrite. L'amaurose est absolument complète; quelquefois cependant la distinction du clair et de l'obscur persiste. Le fond de l'œil est normal; bien entendu, il peut quelquefois exister simultanément une rétinite albuminurique, dont l'ophtalmoscope montrera les lésions. Les pupilles réagissent malgré l'amaurose, ce qui démontre son origine centrale. Elle dure en général de 12 à 24 heures, souvent plus; il n'est pas exceptionnel d'observer des récidives. Des phénomènes concomitants tels que céphalée, torpeur, convulsions, troubles cérébraux, existent fréquemment; il n'est pas rare de voir l'albumine disparaître des urines pendant la durée de l'amaurose. Son diagnostic sera facile; l'examen de l'état général fera éliminer les amauroses quininiques, post-hémorrhagiques et hystériques; le diagnostic le plus délicat est celui de l'amaurose saturnine. Le pronostic visuel n'est pas mauvais; mais, au point de vue vital, elle indique une intoxication urémique profonde.

L'*hémianopsie homonyme*, signalée par Rendu, traduit l'intoxication urémique de l'écorce visuelle d'un seul hémisphère.

CHAPITRE VII

AFFECTIONS DE L'APPAREIL GÉNITAL

Affections génitales de l'homme. — Elles provoquent peu de troubles oculaires. — Chez les *prostatiques* on a décrit des troubles réflexes, consistant en larmoiement et en asthénopie; l'origine prostatique de ces troubles n'est pas démontrée. — L'*uréthrite gonococcique* donne lieu à des métastases intra-oculaires, qui n'intéressent pas directement les appareils nerveux de l'œil; il existe cependant une observation due à Panas de névrite optique et une de Campbell-Highet de neuro-rétinite, consécutives à la blennorrhagie. — Les *abcès* uréthraux, péri-uréthraux ou prostatiques, déterminent aussi des métastases oculaires.

Affections génitales de la femme. — On observe parfois des infections oculaires, dont les plus intéressantes sont l'ophtalmie métastatique et la rétinite métastatique de Roth. — Le plus souvent, il s'agit de troubles réflexes variés, tels que : asthénopie rétinienne, accommodative ou musculaire, hyperémie conjonctivale, larmoiement, névralgies du trijumeau, blépharospasme unilatéral ou bilatéral. — On a signalé l'amblyopie transitoire. Il faudra dans ces cas rechercher les signes d'hystérie, provoquée ou exaltée par l'affection génitale, et ne pas prendre pour des troubles réflexes des manifestations hystériques. — Le myosis se rencontre quelquefois; il est plus fréquent de trouver la mydriase du côté atteint, s'il s'agit d'une affection unilatérale (salpingo-ovarite, par exemple). — Les inflammations de la rétine et du nerf optique peuvent se rencontrer. — Nous ne reviendrons pas ici sur les troubles visuels graves qu'entraînent les hémorrhagies utérines abondantes (voy. page 555).

Menstruation. — La **menstruation normale** est souvent accompagnée d'asthénopie, d'éblouissements passagers, plus rarement de migraine ophtalmique. — Finkelstein a décrit, pendant la période menstruelle, un rétrécissement du champ visuel, commençant deux ou trois jours .avant les règles et disparaissant vers le 7ᵉ ou 8ᵉ jour; il existerait pour le blanc et les couleurs. Pour Berger et Lœwy, ce rétrécissement est symptomatique d'une hystérie concomitante. — Les hémorrhagies rétiniennes sont exceptionnelles; il en est de même de l'atrophie optique, produite par une perte abondante de sang. — Les muscles intrinsèques restent normaux; quelques observations signalent des paralysies oculaires extrinsèques. — La menstruation vient fréquemment donner une poussée à une affection oculaire préexistante : glaucome, névrite optique, rétinite hémorrhagique, etc.

La **dysménorrhée** peut déterminer des altérations inflammatoires du nerf optique, aboutissant quelquefois à une atrophie optique partielle; il n'en existe que quelques observations (de Græfe, Fœrster, Uhthoff); Hasner a signalé une migraine ophtalmoplégique, récidivant à chaque période de menstruation difficile.

L'*aménorrhée* produirait des névrites optiques à forme de papillite ou de névrite rétro-bulbaire.

La *ménopause* provoquerait également ces altérations névritiques. La migraine ophtalmique est assez fréquente à cette période. Il en serait de même dans l'aménorrhée par castration ovarienne.

Gestation. — Les *troubles réflexes* sont fréquents : larmoiement, asthénopie, faiblesse de l'accommodation, spasmes des muscles oculaires, mouches volantes, dyschromatopsie passagère, persistance des images complémentaires; ils sont sans gravité. — On connaît quelques observations de *paralysies des muscles extrinsèques.* — Le *décollement rétinien* (sans rétinite concomitante) peut se produire; il en est de même de la *chorio-rétinite*; en général, ces complications oculaires dépendent d'une infection générale surajoutée, en particulier la syphilis. — La *rétinite* est souvent observée dans la néphrite gravidique; nous venons de la décrire (p. 337).

— La *névrite optique gravidique* est peu connue; elle n'est cependant pas exceptionnelle; elle a pour caractères particuliers (Berger et Lœwy, Terrien, Pley) d'affecter la forme de papillite, ou plus souvent celle de névrite rétro-bulbaire. L'affection est toujours bilatérale. Elle débute en général du 7ᵉ au 9ᵉ mois, quelquefois au 4ᵉ : dans un cas de Valude, elle s'est manifestée dès le 1ᵉʳ mois de la grossesse. Le rétablissement complet ou l'amélioration de la vue après l'accouchement sont la règle; il est rare qu'il persiste des troubles visuels. Les grossesses ultérieures provoquent presque toujours des récidives (Panas et Bar).

Accouchement. — L'amblyopie ou l'amaurose, par perte abondante de sang, sont plus fréquentes dans l'avortement que dans l'accouchement à terme. — Les efforts peuvent provoquer des ruptures vasculaires dans la rétine ou la sphère visuelle corticale. — Les pupilles sont dilatées pendant le travail.

L'appareil oculaire de l'enfant est souvent intéressé. Si nous laissons de côté l'ophtalmie purulente, les blessures des paupières, de la cornée et de l'iris, il n'en reste pas moins beaucoup de complications atteignant les appareils nerveux de l'œil. — Les *hémorrhagies intra-oculaires*, sont souvent rencontrées, si on les recherche méthodiquement à l'ophtalmoscope (1/5 des cas d'après Paul, 1/10 d'après Königstein, 5 % d'après Bjerrum); elles seraient plus fréquentes chez les enfants non viables. Elles se résorbent, en permettant le rétablissement complet de la vision, ou en laissant une certaine amblyopie. — L'hémorrhagie est quelquefois *intra-orbitaire* et provoque l'exophtalmie. — La *luxation du globe* peut être accompagnée de la *rupture du nerf optique*; des contusions partielles déterminent une atrophie optique localisée à certains faisceaux.

Les *paralysies des muscles extrinsèques* sont relativement fréquentes; elles peuvent dépendre d'une hémorrhagie, ou d'une fracture de la base du crâne. Panas a bien montré la fréquence de la lésion d'un ou des deux nerfs de la VIe paire, au niveau de la crête du rocher, et Budin a fait une étude d'ensemble de ces paralysies oculaires d'origine obstétricale. Tous les muscles oculo-moteurs peuvent être atteints; l'enfant naît avec un strabisme ou un ptosis extrêmement marqués. Ces paralysies sont durables ou régressent, selon la nature et le degré de la lésion du nerf moteur. — La lésion du *grand sympathique* a été signalée une fois par Reese; on peut constater alors le syndrome de Claude Bernard-Horner.

Beaucoup de ces lésions obstétricales sont produites par l'application du forceps.

Lactation. — Elle peut déterminer une névrite optique analogue à celle de la grossesse. Berger et Lœwy ont signalé un cas d'insuffisance des droits internes.

CHAPITRE VIII

AFFECTIONS DYSCRASIQUES PAR AUTO-INTOXICATION

Diabète sucré. — Très fréquemment il frappe les *muscles oculaires extrinsèques.* Pour Berger, la IIIe paire est le plus souvent atteinte. D'après Dieulafoy, au contraire, sur 58 cas de paralysies oculaires diabétiques, la VIe paire était touchée 55 fois, la IIIe 12 fois, la IVe 5 fois et, 6 fois, il existait une ophtalmoplégie externe. Ces paralysies représentent le dixième des manifestations oculaires du diabète; elles forment 5 % de l'ensemble des paralysies oculaires extrinsèques de toute nature (Sauvineau). Les paralysies diabétiques n'ont aucun rapport avec le degré de la glycosurie. Elles sont, en général, fugaces et guérissent complètement en quelques mois; cependant leurs récidives ne sont pas rares. Les névralgies orbito-temporales les précèdent souvent (Dieulafoy). — Les *paralysies des muscles oculaires intrinsèques* sont exceptionnelles; on a signalé la mydriase paralytique; Delord et Revel ont cité 4 cas de paralysie de l'accommodation; dans l'immense majorité, cependant, il ne s'agit que de parésie de l'accommodation et de presbytie précoce et rapide. Le développement d'une myopie acquise et les variations de réfraction se rencontrent assez souvent; elles sont quelquefois le premier stade d'une cataracte diabétique (Terrien, Le Roux). — La *kératite neuro-paralytique* a été notée dans le diabète.

L'*hypotonie de l'œil* se produit au moment du coma; Krause et Heine l'ont signalée 21 fois sur 22 comas diabétiques.

Les troubles portant sur l'appareil visuel sont l'*amblyopie* ou l'*amaurose diabétiques* (Rollet), survenant par crises passagères et récidivantes, l'*hémianopsie homonyme*, plus rarement l'*hémianopsie bi-temporale* (penser alors à une lésion de l'hypophyse, provoquant aussi la glycosurie), les *hémorrhagies rétiniennes*, souvent assez abondantes pour aboutir au glaucome hémorrhagique. — La *névrite optique pure*, sans coexistence de rétinite, affecte la forme de papillite ou celle de névrite rétro-bulbaire, niée par certains auteurs. — La *rétinite diabétique* est fréquente ; elle représente le quart des complications oculaires du diabète. Hirschberg lui décrit trois types : 1° La rétinite centrale ponctuée, avec hémorrhagies et exsudats punctiformes, surtout au pôle postérieur. 2° La rétinite hémorrhagique avec foyers de dégénérescence, ressemblant beaucoup à la rétinite néphritique et ne pouvant en être différenciée sûrement par l'examen ophtalmoscopique ; seul, l'examen des urines permet un diagnostic certain. 5° Des formes rares, telles que la rétinite pigmentaire (avec ou sans héméralopie et rétrécissement du champ visuel), la thrombose de l'artère centrale de la rétine. — La *lipémie de la rétine* a été décrite par Heyl ; Heine en rapporte deux observations ; les vaisseaux rétiniens semblent charrier du lait, le sang contenant, dans ces cas, de 4 à 8 %, de graisse.

Polyurie, oxalurie, phosphaturie, azoturie. — Elles pourraient exceptionnellement provoquer des paralysies oculaires extrinsèques, dont certains auteurs nient formellement l'existence. Elles produiraient la névrite optique et les hémorrhagies rétiniennes.

Goutte. — Les paralysies oculaires extrinsèques d'origine goutteuse sont niées par quelques auteurs. — Par les altérations vasculaires qu'elle provoque, elle est une cause prédisposant au glaucome. Les hémorrhagies rétiniennes relèvent aussi de ces altérations vasculaires. — Il existe une *rétinite goutteuse*, rare, caractérisée par un pointillé blanchâtre, dessinant une étoile périmaculaire incomplète. — La névrite optique rétro-bulbaire revêt la forme chronique ou la forme subaiguë.

CHAPITRE IX

INTOXICATIONS

Alcool. — Les paralysies oculaires sont rares; il frapperait plutôt la VI⁰ paire. — Par contre, son action sur le nerf optique est fréquente et se manifeste par une *névrite rétro-bulbaire chronique,* dont l'allure clinique peut être prise comme type des névrites rétro-bulbaires toxiques. Nous avons étudié sa symptomatologie page 189; rappelons seulement qu'en présence d'un individu paraissant alcoolique et se plaignant de baisse de la vue, si l'examen ophtalmoscopique ne nous révèle rien d'anormal, il faut immédiatement rechercher le scotome central (fig. 104 et 105); il sera bilatéral,

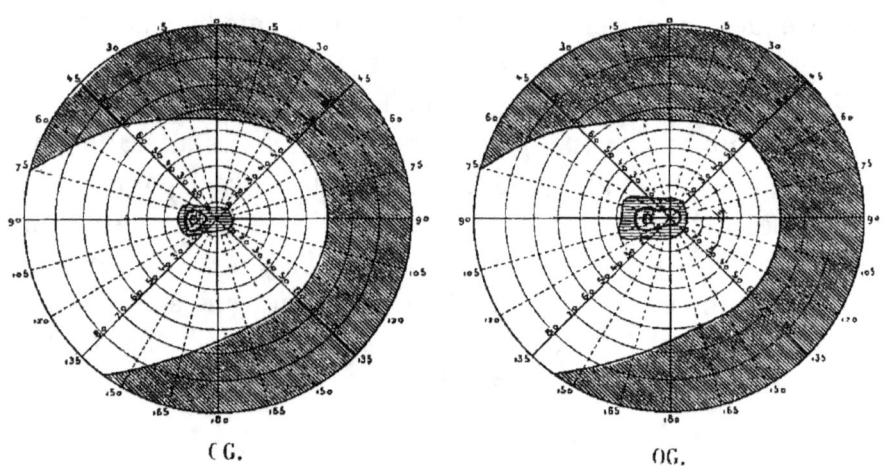

C G.   OG.

Fig. 104.   Fig. 105.
Amblyopie alcoolo-nicotinique   Amblyopie alcoolo-nicotinique
(forme légère).   (forme accentuée).

En pointillé, scotome absolu. — En hachures horizontales, scotome relatif.

absolu ou relatif, pour le blanc et les couleurs; sa constatation emportera le diagnostic.

Tabac. — A lui seul, il peut être la cause d'une névrite rétro-bulbaire chronique, dont le tableau clinique est à peu près celui de la névrite alcoolique. Dans la majorité des cas, le sujet est doublement intoxiqué et l'affection mérite le nom d'amblyopie, ou de névrite rétro-bulbaire, « alcoolo-nicotinique ». Le pronostic de cette amblyopie est, en général, assez bon; il est possible de voir survenir la guérison, complète ou presque complète, après 2 à 3 mois de traitement, si le malade cesse à temps l'usage de l'alcool et du tabac.

Thyroïdine. — La névrite rétro-bulbaire, produite par elle, est semblable à celle que cause l'alcool.

Sulfure de carbone. — Le nerf optique est frappé dans les 2/5 des cas d'intoxication générale qu'il produit. Le tableau clinique est à peu près celui de la névrite alcoolique, mais l'acuité visuelle est plus atteinte et le champ visuel est rétréci. Les altérations du fond de l'œil sont nulles au début; plus tard on constate une décoloration, particlle ou complète, de la papille (Offret). La lésion du nerf optique est toujours précédée de symptômes de dépression nerveuse (vertiges, crampes, céphalée, faiblesse, etc.).

Plomb. — Il retentit sur l'œil de façons multiples. Les *paralysies extrinsèques* se voient quelquefois; elles portent surtout sur la VIᵉ paire. — Pendant la colique saturnine, les pupilles sont en *mydriase* (Berger). — On a décrit une névrite rétro-bulbaire à marche aiguë, dont l'existence est encore discutée. La *névrite rétro-bulbaire chronique* est, par contre, assez fréquente; elle ressemble à celle que produit l'alcool. — D'autres fois, on constate à l'ophtalmoscope une *rétinite*, à la fois hémorrhagique et exsudative, ayant de grandes analogies avec la rétinite néphritique; il importerait de s'assurer que le saturnisme n'a pas provoqué au préalable une lésion rénale. — Enfin, dans certains cas, on observe des phénomènes corticaux : *hémianopsies* et surtout amaurose.

L'amaurose saturnine est toujours bilatérale; elle survient sans aucun prodrome, ou est précédée de troubles visuels ou cérébraux. Elle peut faire partie du tableau de l'encéphalopathie saturnine, quelle que soit sa forme, délirante, convulsive ou comateuse. Dans certains cas, elle ne s'accompagne d'aucune lésion ophtalmoscopique et les pupilles ont conservé leur réflexe photo-moteur; ou bien, on peut observer de la papillite ou de la rétinite. L'amaurose saturnine doit être séparée complètement des amauroses urémique et hystérique, survenant chez les saturnins. Sa durée n'est en général que de quelques heures.

Atoxyl. — La perte de la vision est fréquente; les troubles visuels commencent par une baisse de la vue, qui peut arriver à la cécité très rapidement, en quelques jours à peine (Morax). La baisse de la vision est ordinairement plus lente et on observe un rétrécissement du champ visuel; d'assez nombreuses observations indiquent que ce rétrécissement prédomine du côté nasal. L'examen ophtalmoscopique montre, tardivement, l'atrophie papillaire, qui n'existe pas au moment où commence le trouble de la vision.

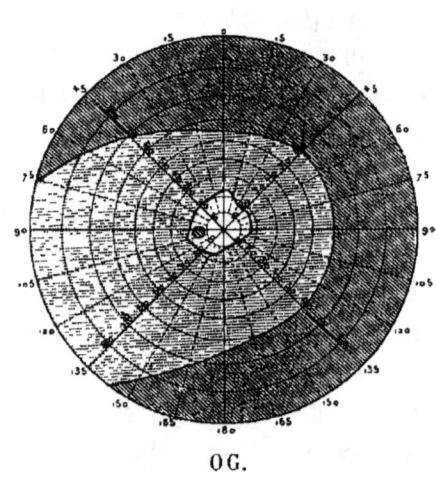

o G.

Fig. 106. — Amblyopie quininique.

L'amélioration se voit quelquefois; le plus souvent, l'amblyopie ou l'amaurose restent stationnaires.

Alcool méthylique. — L'amblyopie est aiguë et entraîne parfois l'amaurose en quelques jours; la guérison ou l'amélioration se voient assez souvent.

Quinine. — On observe des troubles céphaliques, au milieu desquels apparaissent une surdité et une cécité bilatérales et absolues. En général, la vision et l'ouïe reviennent, en partie, quelques jours après. Il est rare que la vision redevienne tout à fait normale; le champ visuel reste rétréci (fig. 106) et l'ophtalmoscope montre une pâleur marquée de la papille, persistant même lorsque l'acuité visuelle est redevenue assez bonne.

Fougère mâle. — Sur 78 cas d'intoxication filicique, Sidler-Huguenin a noté 44 fois du trouble de la vision; 6 fois la guérison fut complète, 5 fois elle fut incomplète, 15 fois il persista une cécité unilatérale et 18 fois la cécité bilatérale.

Écorce de grenadier. — La pelletiérine produit des troubles analogues.

Iodoforme. — La névrite rétro-bulbaire avec scotome central est relativement fréquente.

Une quantité d'*autres poisons* retentissent sur l'appareil oculaire. Nous citerons : le *haschisch* (scotome central), le *maïs avarié*, le *salicylate de soude*, l'*antipyrine* (troubles visuels passagers), la *strychnine* (exophtalmie et mydriase), le *chloral*, le *chloroforme*, le *chlorure d'éthyle*, l'*oxyde d'azote*, la *ciguë* (mydriase, puis myosis), la *morphine* (myosis et spasme de l'accommodation), l'*acide phénique* (amblyopie et mydriase), le *phosphore* (hémorrhagies rétiniennes et névrite optique), l'*oxyde de carbone* (paralysies extrinsèques), la *cocaïne en injection intra-rachidienne* (paralysie fugace de la VIe paire, ne survenant parfois que du 5e au 10e jour après l'injection), le *botulisme* (paralysie accommodative, avec ou sans coexistence de mydriase, survenant du 2e au 10e jour après l'intoxication), les *champignons vénéneux* (parésie accommodative et mydriase), l'*agaricus muscarius* (myosis et spasme accommodatif), la *digitaline* et la *santonine* (vision violette ou jaune), l'*acide picrique* (vision jaune), etc.

CHAPITRE X

MALADIES INFECTIEUSES

Septico-pyohémie. — Quelle que soit son origine, elle donne lieu à des foyers infectieux métastatiques dans les diverses parties des appareils nerveux de l'œil ; une de ces localisations se fait au niveau de la rétine (rétinite métastatique de Roth) ; nous l'avons déjà décrite (p. 221).

Tétanos. — Il peut se manifester en premier lieu au niveau de la face (tétanos céphalique de Rose) ; il y a des contractions toniques ou cloniques des muscles de la face, du blépharospasme, du spasme des muscles extrinsèques, du myosis, du spasme de l'accommodation. La paralysie peut leur succéder ; Berger signale qu'on a pu voir les deux muscles orbiculaires atteints, l'un de spasme, l'autre de paralysie ; le malade tenait un œil fermé, l'autre grand ouvert. — Quelquefois, le tétanos céphalique s'accompagne d'ophtalmoplégie (tétanos bulbo-paralytique, Worms). — On a observé l'amblyopie ou la névrite optique.

Influenza. — On y rencontre des paralysies, extrinsèques ou intrinsèques, de la papillite et surtout la névrite rétro-bulbaire aiguë, qui peut guérir complètement ou entraîner une atrophie post-névritique. Les névralgies du trijumeau sont fréquentes.

Fièvre typhoïde. — Les muscles extrinsèques sont moins souvent atteints que les intrinsèques ; il y a plutôt parésie que paralysie complète. — Sur le nerf optique, la typhoïde provoque une névrite, dont les observations dépassent une vingtaine (Antonelli) ; c'est ordinairement une papillite, quelquefois une névrite rétro-bulbaire ; la terminaison par atrophie optique est fréquente.

On a signalé un cas d'amaurose brusque due à une stase papillaire par hypertension du liquide céphalo-rachidien (Widal, Joltrain et Weill) ; la ponction lombaire produisit une guérison rapide.

Paludisme. — Les troubles visuels existent, d'après Sulzer, dans 20 % des cas : accès d'amblyopie ou d'amaurose passagères,

altérations plus graves du nerf optique. Toutes les formes de névrite
optique ont été signalées ; la plupart des observateurs insistent sur la
teinte ardoisée ou noirâtre que présente la papille. Le pronostic
est assez favorable.

Diphtérie. — Les paralysies oculaires apparaissent, en général,
5 à 6 semaines après le début de la maladie et atteignent surtout le
muscle accommodateur (19 cas sur 65, d'après Aubertin) ; la paralysie est ordinairement bilatérale et peut coexister avec celle du
voile du palais ou la mydriase. Les paralysies des muscles extrinsèques sont plus rares (7 fois sur 65) ; la VI° paire est la plus atteinte ;
rarement plusieurs muscles sont pris à la fois. Le pronostic des
paralysies oculaires diphtériques est favorable lorsqu'elles sont tardives. — Il existe environ une dizaine de cas de névro-rétinite due
à la diphtérie (Antonelli).

Érysipèle. — On observe parfois des paralysies oculaires ; plus
fréquemment, il donne lieu à une névrite optique, qui peut revêtir
le type de la névrite rétro-bulbaire infectieuse aiguë de Parinaud ;
l'atrophie optique n'est pas rare.

Oreillons. — Ils s'accompagnent quelquefois de paralysie de
l'accommodation. Le nerf optique peut être atteint de papillite légère
et rapidement curable ; parfois cependant, l'infection est assez grave
pour aboutir à l'atrophie optique.

Rhumatisme articulaire aigu. — Les appareils nerveux de
l'œil sont rarement touchés.

Fièvres éruptives. — Très exceptionnellement, on observe
des paralysies ; Marfan a signalé une ophtalmoplégie extrinsèque
dans la varicelle ; la paralysie accommodative est plus fréquente.
— Les manifestations de papillite et de névro-rétinite sont exceptionnelles, puisqu'on n'en connaît guère que 17 cas après la rougeole
(Groenouw), 7 ou 8 au cours de la variole et 2 ou 3 dans la scarlatine.

Des **infections diverses** atteignent les appareils oculaires nerveux. Ce sont : le *typhus exanthématique* (névrite optique), la *fièvre
récurrente* (névrite optique, mydriase, paralysie accommodative), la
fièvre jaune (parésie accommodative), le *béri-béri* (paralysies extrinsèques ou intrinsèques, névrite optique), la *dysenterie* (parésie accommodative), le *choléra* (cyanose des paupières, ischémie rétinienne.

mydriase, hypotonie, hypoesthésie cornéenne et conjonctivale), la *lèpre* (les altérations du nerf optique y sont rares, malgré la fréquence des lésions oculaires dont 65 à 75 % des lépreux sont atteints ; ces lésions portent presque toujours au niveau du segment antérieur). La *maladie de Werlhof*, le *purpura*, le *scorbut*, la *maladie de Barlow* provoquent très souvent des hémorrhagies rétiniennes, entraînant des troubles visuels assez peu marqués ; la névrite optique est rare.

Quant à la **tuberculose** et surtout à la **syphilis**, nous n'insisterons pas à nouveau sur leurs manifestations. Ce que nous avons dit au cours de cette étude nous dispensera de rappeler toutes les localisations oculaires, musculaires, osseuses, nerveuses, méningées, vasculaires et cérébro-spinales de ces deux grandes infections, auxquelles il faudra toujours penser en présence d'une altération des appareils nerveux de l'œil ; la syphilis surtout doit être soupçonnée dans un nombre extrêmement élevé de cas. Il y a longtemps que nous avons montré la valeur diagnostique considérable de l'examen du liquide céphalo-rachidien, retiré par ponction lombaire, dans les manifestations oculaires de la syphilis.

INDEX ALPHABÉTIQUE

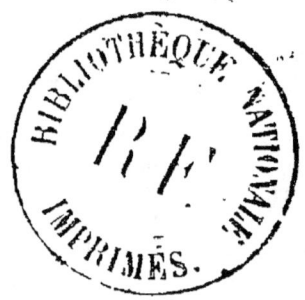

65011 — Imprimerie Lahure, 9, rue de Fleurus, à Paris.

MASSON ET Cⁱᵉ, ÉDITEURS

LIBRAIRES DE L'ACADÉMIE DE MÉDECINE

120, BOULEVARD SAINT-GERMAIN, PARIS — VIᵉ ARR.

N° 611.   Juin 1909.

RÉCENTES PUBLICATIONS MÉDICALES

COLLECTION DE PRÉCIS MÉDICAUX

Cette nouvelle collection s'adresse aux étudiants, pour la préparation aux examens, et à tous les praticiens qui, à côté des grands Traités, ont besoin d'ouvrages concis, mais vraiment scientifiques, qui les tiennent au courant. D'un format maniable, ces livres sont abondamment illustrés, ainsi qu'il convient à des livres d'enseignement.

Vient de paraître :

Introduction à l'étude ✧✧✧✧ ✧✧✧✧✧✧✧✧✧ de la Médecine

Par G.-H. ROGER

Professeur à la Faculté de Médecine de Paris,
Médecin de l'Hôpital de la Charité.

QUATRIÈME ÉDITION, REVUE ET CORRIGÉE

I *vol. petit in-8° de* XIV-780 *pages, cartonné toile souple.* . . . **10** *fr.*

Précis de Physique Biologique

Par G. WEISS

Professeur agrégé à la Faculté de Médecine de Paris,
Ingénieur des Ponts et Chaussées.

I *vol. petit in-8° de* VIII-528 *pages, avec* 543 *figures, cartonné toile souple* . . . . **7** *fr.*

Précis de ✧✧✧✧✧✧✧✧✧✧✧✧✧✧ ✧✧✧✧ Chimie Physiologique

PAR

Maurice ARTHUS

CINQUIÈME ÉDITION, REVUE ET AUGMENTÉE

I *vol. petit in-8°, de* VI-427 *pages, avec* III *figures dans le texte et* 2 *planches hors texte en couleurs, cartonné toile souple.* **6** *fr.*

Précis de Physiologie

Par Maurice ARTHUS
Professeur de Physiologie à l'Université de Lausanne

TROISIÈME ÉDITION, REVUE ET AUGMENTÉE

1 *vol. petit in-8°, de* XVI-840 *pages, avec* 286 *figures en noir et en couleurs, cartonné toile souple.* . . . . **10** *fr.*

Précis de Diagnostic Médical
et d'Exploration clinique

PAR

P. SPILLMANN
Professeur de clinique médicale
à l'Université de Nancy

P. HAUSHALTER
Professeur de clinique infantile
à l'Université de Nancy

L. SPILLMANN
Professeur agrégé à l'Université de Nancy

1 *vol. petit in-8° de* XII-532 *pages, avec* 153 *figures dans le texte en noir et en couleurs, cartonné toile souple.* **7** *fr.*

Précis des Examens ❦ ❦ ❦ ❦ ❦
❦ ❦ ❦ ❦ ❦ ❦ ❦ ❦ de Laboratoire
Employés en Clinique

Par L. BARD
Professeur de Clinique médicale à l'Université de Genève

AVEC LA COLLABORATION DE

G. HUMBERT et H. MALLET
Médecins adjoints de l'Hôpital cantonal de Genève

1 *vol. petit in-8° de* XX-627 *pages, avec* 138 *figures en noir et en couleurs, cartonné toile souple.* . . . . **9** *fr.*

Précis d'Ophtalmologie

PAR

V. MORAX
Ophtalmologiste de l'hôpital Lariboisière.

1 *volume petit in-8° de* XX-640 *pages, avec* 339 *figures en noir et en couleurs et* 3 *planches hors texte en couleurs, cartonné toile souple.* **12** *fr.*

Vient de paraître :

Précis de Dissection

PAR

Paul POIRIER | **Amédée BAUMGARTNER**

Professeur d'Anatomie à la Faculté de Médecine de Paris, Membre de l'Académie de Médecine. | Ancien Prosecteur à la Faculté de Médecine de Paris, Chirurgien des Hôpitaux.

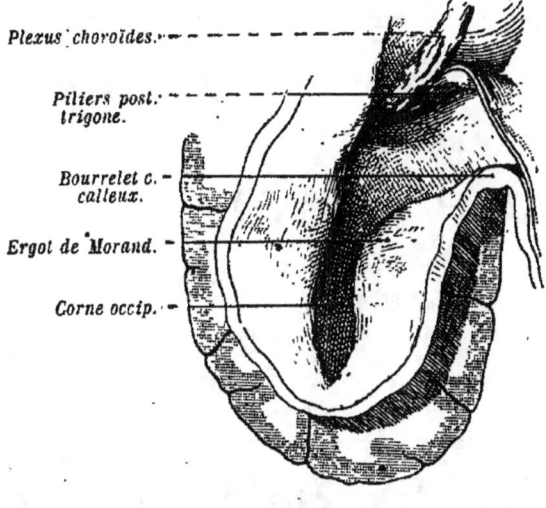

Plexus choroïdes.

Piliers post. trigone.

Bourrelet c. calleux.

Ergot de Morand.

Corne occip.

Fig. 207. — Corne occipitale du ventricule latéral.
(Côté gauche)

DEUXIÈME ÉDITION, ENTIÈREMENT REVUE ET AUGMENTÉE

1 *vol. petit in-8°, de* XXIV-360 *pages, avec* 241 *fig. dans le texte, cartonné toile souple..* . **8 *fr.***

Dans cette seconde édition, les chapitres existants ont été retouchés et complétés, un certain nombre de figures ont été ajoutées. Dans une cinquième et nouvelle partie l'auteur a exposé l'étude des viscères.

Vient de paraître :

Précis

de

Médecine légale

PAR

A. LACASSAGNE

Professeur de Médecine légale à la Faculté de Médecine de Lyon.

DEUXIEME ÉDITION, ENTIÈREMENT REVUE

Avec la collaboration du
Dr **Étienne MARTIN**

1 *volume petit in-8°, de* XXIV-866 *pages, avec* 112 *figures dans le texte, en noir et en couleurs et* 2 *planches hors texte en couleurs, cartonné toile souple.* **10 *fr.***

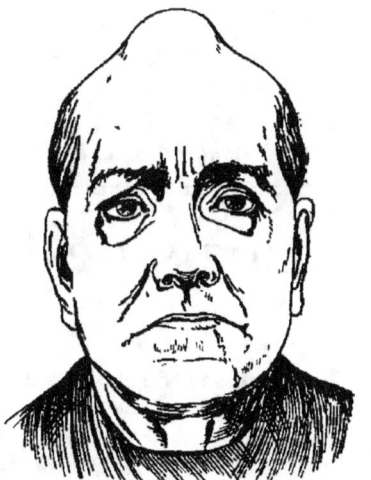

Fig. 9. — Scaphocéphalie
ou tête en carène

Précis de ❧ ❧ ❧ ❧ ❧ ❧ ❧ ❧ ❧ ❧
❧ ❧ ❧ Microbiologie Clinique

PAR

Fernand BEZANÇON
Professeur agrégé à la Faculté de Paris, Médecin des Hôpitaux.

DEUXIÈME ÉDITION, REVUE ET AUGMENTÉE (*Sous presse*).

Précis de Thérapeutique
ET DE
Pharmacologie

PAR

A. RICHAUD
Professeur agrégé à la Faculté de Médecine de Paris, Docteur ès sciences.

1 *vol. petit in-8° de* xxx-938 *pages, avec figures, cartonné toile souple* . . . . **12** *fr.*

Précis de Médecine Infantile

PAR

P. NOBÉCOURT
Professeur agrégé à la Faculté de Médecine de Paris
Médecin des Hôpitaux.

1 *volume petit in-8°, de* x-744 *pages, avec* 77 *figures dans le texte et planche hors texte en couleurs, cartonné toile souple* . . . **9** *fr.*

Précis de Chirurgie Infantile

PAR

E. KIRMISSON
Professeur de clinique chirurgicale infantile à la Faculté de Médecine,
Chirurgien de l'Hôpital des Enfants-Malades,
Membre de l'Académie de Médecine.

1 *volume petit in-8°, de* x-802 *pages, avec* 462 *figures dans le texte, cartonné toile souple* . . . . **12** *fr.*

Vient de paraître :

Précis de Dermatologie

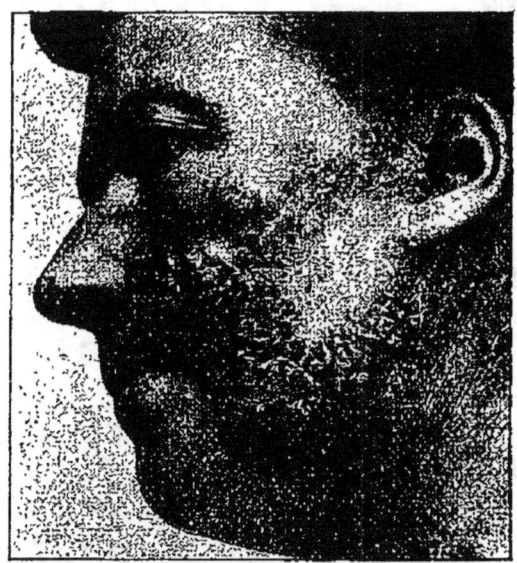

Fig. 105. — **Lupus vulgaire**, *agminé, tumidus, excentrique, non exedens*, a centre sclérosé.

Par J. DARIER

Médecin de l'hôpital Broca

1 *vol. petit in-8° de* XVI-708 *pages, avec* 122 *fig. dans le texte, cartonné toile souple. .* **12 fr.**

Dans la première partie, — *morphologie,* — sont minutieusement décrites les formes dermatologiques élémentaires. L'auteur explique leur apparence clinique par leur anatomie pathologique. La seconde partie, — *nosographie,* — est consacrée aux entités morbides étiologiquement définies. Un *mémento thérapeutique* termine le volume et rendra les plus grands services aux praticiens.

Vient de paraître :

Précis de Pathologie exotique

PAR

E. JEANSELME
Agrégé
à la Faculté de Paris
Médecin des hôpitaux

E. RIST
Médecin des hôpitaux de Paris
Ancien inspecteur général des services
sanitaires marit. et quarantenaires d'Egypte.

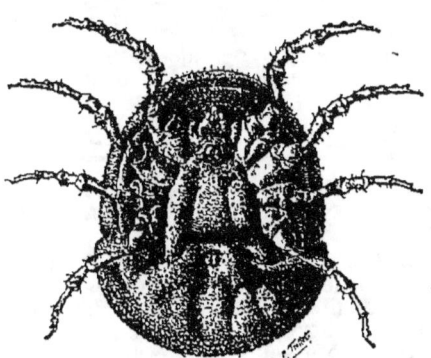

Fig. 33. — *Ornithodorus moubata* mâle (Brumpt).

1 *vol. petit in-8° de* XII-810 *pages, avec* 160 *figures dans le texte et* 2 *planches hors texte en couleurs, cartonné toile souple .* **12 fr.**

L'importance des questions coloniales, la surprenante nouveauté et le haut intérêt des résultats obtenus dans le domaine de la pathologie exotique, font de l'étude de cette science presque nouvelle une nécessité d'utilité publique en même temps que scientifique. Ce précis clair, abondamment illustré, s'adresse donc aux médecins qui se préparent à exercer en pays exotique, comme à tous ceux qui s'intéressent à la pathologie.

Vient de paraître :

Précis de
Pathologie Chirurgicale

PAR MM.

BÉGOUIN, BOURGEOIS, PIERRE DUVAL, GOSSET, JEANBRAU, LECÈNE, LENORMANT, R. PROUST, TIXIER

4 volumes in-8°, cartonnés toile anglaise

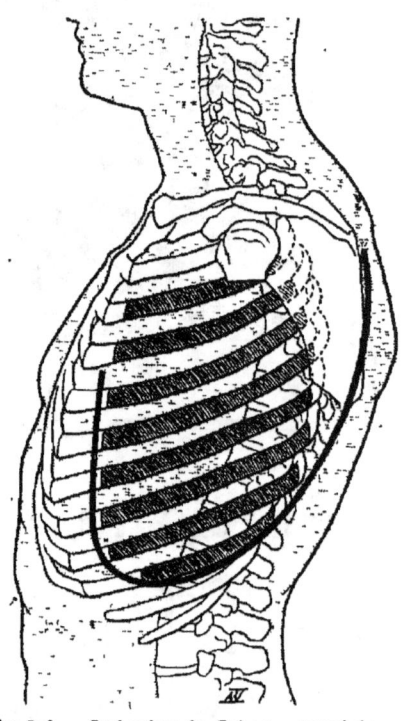

TOME I

PATHOLOGIE CHIRURGICALE GÉNÉRALE
MALADIES GÉNÉRALES DES TISSUS
CRÂNE ET RACHIS

Par **P. Lecène, R. Proust,** Professeurs agrégés à la Faculté de Paris, chirurgiens des Hôpitaux, et **L. Tixier,** Professeur agrégé à la Faculté de Lyon, chirurgien des Hôpitaux.

I *volume in-8° de* XVI-1028 *pages, avec* 349 *figures, cartonné toile souple.*
10 fr.

TOME II

TÊTE, COU, THORAX

Par **H. Bourgeois,** Oto-rhino-laryngologiste des Hôpitaux de Paris et **Ch. Lenormant,** Professeur agrégé à la Faculté de Paris, chirurgien des Hôpitaux.

I *volume in-8° de* XII-984 *pages, avec* 312 *figures, cartonné toile souple.*
10 fr.

Fig. 306. — Opération de Schede : tracé de l'incision et résection costale (en ombré).

Pour paraître en 1909 :

TOME III. — **GLANDES MAMMAIRES, ABDOMEN,** par MM. Pierre Duval, A. Gosset, P. Lecène, Ch. Lenormant, professeurs agrégés à la Faculté de Paris, chirurgiens des hôpitaux.

TOME IV. — **ORGANES, GÉNITO-URINAIRES, MEMBRES,** par MM. P. Bégouin, professeur agrégé à la Faculté de Bordeaux, chirurgien des hôpitaux, E. Jeanbrau, professeur agrégé à la Faculté de Montpellier, chirurgien de l'Hôpital général, R. Proust, professeur agrégé à la Faculté de Paris, chirurgien des hôpitaux, L. Tixier, professeur agrégé à la Faculté de Lyon, chirurgien des hôpitaux, chef des travaux de Médecine opératoire.

G.-M. DEBOVE
Doyen de la Faculté de Médecine, Membre de l'Académie de Médecine.

Ch. ACHARD
Professeur agrégé à la Faculté,
Médecin des Hôpitaux.

J. CASTAIGNE
Professeur agrégé à la Faculté,
Médecin des Hôpitaux.

DIRECTEURS

Manuel
des
Maladies du Tube digestif
Tome I
BOUCHE, PHARYNX, OESOPHAGE, ESTOMAC
PAR
G. PAISSEAU, F. RATHERY, J.-Ch. ROUX
1 *vol. grand in-8° de 725 pages, avec figures dans le texte.* . **14 fr.**

Tome II
INTESTIN, PÉRITOINE, GLANDES SALIVAIRES,
PANCRÉAS
PAR
M. LOEPER, Ch. ESMONET, X. GOURAUD, L.-G. SIMON,
L. BOIDIN et F. RATHERY
1 *vol. grand in-8° de 810 pages avec 116 figures dans le texte.* **14 fr.**

Manuel
des
Maladies des Reins
et des Capsules surrénales
PAR MM.
J. CASTAIGNE, E. FEUILLIÉ, A. LAVENANT, M. LOEPER,
R. OPPENHEIM, F. RATHERY
1 *vol. grand in-8°, de VI-792 pages, avec figures dans le texte.* **14 fr.**

Sous presse :

Manuel des Maladies du Foie
Par MM. J. CASTAIGNE et CHIRAY
1 *vol. grand in-8°, avec figures dans le texte.*

MÉDECINE

CHARCOT — BOUCHARD — BRISSAUD

BABINSKI — BALLET — P. BLOCQ — BOIX — BRAULT — CHANTEMESSE — CHARRIN CHAUFFARD — COURTOIS-SUFFIT — CROUZON — DUTIL — GILBERT — GRENET GUIGNARD — GEORGES GUILLAIN — L. GUINON — GEORGES GUINON — HALLION — LAMY CH. LAUBRY — LE GENDRE — A. LÉRI — P. LONDE — MARFAN — MARIE MATHIEU — H. MEIGE — NETTER — ŒTTINGER — ANDRÉ PETIT — RICHARDIÈRE H. ROGER — ROGUES DE FURSAC — RUAULT — SOUQUES — THOINOT THIBIERGE — TOLLEMER — FERNAND WIDAL

OUVRAGE COMPLET

TRAITÉ DE MÉDECINE

DEUXIÈME ÉDITION (ENTIÈREMENT REFONDUE)

PUBLIÉE SOUS LA DIRECTION DE MM.

BOUCHARD	BRISSAUD
Professeur à la Faculté de médecine de Paris, Membre de l'Institut.	Professeur à la Faculté de médecine de Paris, Médecin de l'Hôtel-Dieu.

10 volumes grand in-8°, avec figures dans le texte . . . . . 160 fr.
Chaque volume est vendu séparément.

TOME Iᵉʳ. — 1 vol. grand in-8° de 845 pages, avec figures. . . . . **16 fr.**
TOME II. — 1 vol. grand in-8° de 896 pages, avec figures . . . . . . **16 fr.**
TOME III. — 1 vol. grand in-8° de 702 pages, avec figures. . . . . . **16 fr.**
TOME IV. — 1 vol. grand in-8° de 680 pages, avec figures. . . . . . . **16 fr.**
TOME V. — 1 vol. grand in-8° de 943 pages, avec figures en noir et en couleurs . . . . **18 fr.**
TOME VI. — 1 vol. gr. in-8° de 612 pages, avec figures. . . . . **14 fr.**
TOME VII. — 1 vol. gr. in-8° de 550 pages, avec figures. . . . . **14 fr.**
TOME VIII. — 1 vol. gr. in-8° de 580 pages, avec figures. . . . . . . **14 fr.**
TOME IX. — 1 vol. gr. in-8° de 1092 pages, avec figures. . . . . **18 fr.**
TOME X ET DERNIER. — 1 vol. grand in-8° de 1048 pages, avec figures en noir et en couleurs et 3 planches hors texte en couleurs et **Table analytique des 10 volumes**. **18 fr.**

Vient de paraître :

Traitement rationnel ✦ ✦ ✦ ✦ ✦
✦ ✦ ✦ ✦ ✦ ✦ ✦ ✦ ✦ de la Phtisie

Par le Dʳ Ch. SABOURIN
Directeur du Sanatorium de Durtol

TROISIÈME ÉDITION, REVUE ET AUGMENTÉE
1 *vol. in-16 de* VIII-328 *pages, relié toile souple.* **4 fr.**

MÉDECINE

MANUEL
de
Pathologie Interne

PAR

G. DIEULAFOY

Professeur de clinique médicale à la Faculté de médecine de Paris,
Médecin de l'Hôtel-Dieu, Membre de l'Académie de médecine.

QUINZIÈME ÉDITION, ENTIÈREMENT REFONDUE

*4 vol. in-16 avec figures en noir et en couleurs,
cartonnés à l'anglaise.* **32 fr.**

Clinique Médicale
de l'Hôtel-Dieu de Paris

PAR **G. DIEULAFOY**

I. — 1896-1897, 1 *volume in-8°, avec figures* . . . . **10 fr.**
II. — 1897-1898, 1 *volume in-8°, avec figures* . . . . **10 fr.**
III. — 1898-1899, 1 *volume in-8°, avec figures* . . . . **10 fr.**
IV. — 1901-1902, 1 *volume in-8°, avec figures* . . . . **10 fr.**
V. — 1905-1906, 1 *volume in-8°, avec figures et* 14 *planches.* **10 fr.**

Traité des
Maladies de l'Enfance

DEUXIÈME ÉDITION, REVUE ET AUGMENTÉE

PUBLIÉE SOUS LA DIRECTION DE MM.

J. GRANCHER | **J. COMBY**
Professeur à la Faculté de Paris, | Médecin
Membre de l'Académie de médecine. | de l'Hôpital des Enfants-Malades

5 volumes grand in-8° avec figures dans le texte. **112 fr.**

TOME I — 1 vol. grand in-8° de 1060 pages, avec fig. . . . **22 fr.**
TOME II — 1 vol. grand in-8° de 964 pages, avec fig. . . . **22 fr.**
TOME III — 1 vol. grand in-8° de 994 pages, avec fig. . . **22 fr.**
TOME IV — 1 vol. grand in-8° de 1076 pages, avec fig. . . . **22 fr.**
TOME V — 1 vol. grand in-8° de 1224 pages, avec fig. . . . **24 fr.**

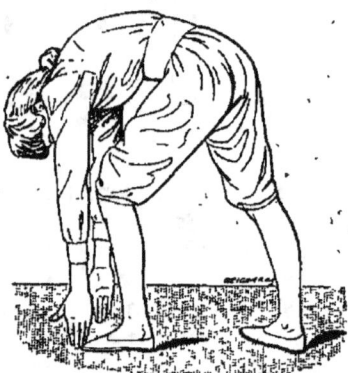

Aide=Mémoire
de Thérapeutique

PAR MM.

G.-M. DEBOVE
Doyen honoraire de la Faculté de Médecine
Professeur de Clinique
Membre de l'Académie de Médecine

G. POUCHET
Professeur de Pharmacologie et Matière
médicale à la Faculté de Médecine
Membre de l'Académie de Médecine

A. SALLARD
Ancien interne des Hôpitaux de Paris

1 vol. in-8° de 790 pages, imprimé sur 2 colonnes, cartonné toile. **16 fr.**

TRAITÉ ÉLÉMENTAIRE
de
Clinique Médicale

PAR

G.-M. DEBOVE
Doyen de la Faculté de Médecine de Paris,
Professeur de Clinique médicale,
Médecin des hôpitaux,
Membre de l'Académie de Médecine.

ET

A. SALLARD
Ancien interne des hôpitaux.

1 volume grand in-8° de 1296 pages, avec 275 figures, relié toile. . . **25 fr.**

Vient de paraître :

Parenchyme hépatique
et
Bourgeon biliaire

PAR

Émile GÉRAUDEL
Chef de laboratoire à l'hôpital de la Pitié

1 volume in-8° de x-528 pages, avec 89 figures dans le texte. **15 fr.**

Traité

de

Microscopie Clinique

PAR

M. DEGUY | **A. GUILLAUMIN**
Ancien Interne des Hôpitaux de Paris | Docteur en Pharmacie
Ancien Chef de Laboratoire | Ancien Interne des Hôpitaux de Paris
à l'Hôpital des Enfants-Malades |

1 vol. grand in-8° de 428 pages, avec 38 figures dans le texte,
93 planches en couleurs, relié toile anglaise. **50 fr.**

Pathologie générale expérimentale

Les Processus généraux

PAR LES D'˥

CHANTEMESSE | **PODWYSSOTZKY**
Professeur à la Faculté de Paris. | Professeur à l'Université d'Odessa.

TOME I. — 1 *vol. grand in-8°, avec* 162 *figures.* . . . . . **22** *fr.*
TOME II. — 1 *vol. grand in-8°, avec* 94 *figures.* . . . . **22** *fr.*

Traité de Physiologie

PAR

J.-P. MORAT | **Maurice DOYON**
Professeur à l'Université de Lyon. | Professeur adjoint à la Faculté
| de Médecine de Lyon.

5 *volumes gr. in-8°, avec figures en noir et en couleurs dans le texte.*
En souscription : **60** *fr.*

TOME I. Fonctions élémentaires. — Prolégomènes, contraction.
— Sécrétion, milieu intérieur, avec 194 figures. . . . . **15 fr.**
TOME II. Fonctions d'innervation, avec 263 figures. . . . . **15 fr.**
TOME III. Fonctions de nutrition. — Circulation. — Calorification,
avec 173 figures . . . . **12 fr.**
TOME IV. Fonctions de nutrition (*suite et fin*). — Respiration,
excrétion. — Digestion, absorption, avec 167 figures. . . . . **12 fr.**

Sous presse : TOME V ET DERNIER
Fonctions de relation et de reproduction.

BIBLIOTHÈQUE
d'Hygiène thérapeutique

FONDÉE PAR

le professeur PROUST

Membre de l'Académie de Médecine, Inspecteur général des Services sanitaires

*Chaque ouvrage forme un volume cartonné toile
et est vendu séparément : 4 francs.*

VOLUMES PUBLIÉS

L'Hygiène du Goutteux (2ᵉ *édition*), par le Dʳ A. MATHIEU.
L'Hygiène de l'Obèse (2ᵉ *édition*), par le Dʳ A. MATHIEU.
L'Hygiène des Asthmatiques, par le Pʳ E. BRISSAUD.
Hygiène et Thérapeutique thermales, par G. DELFAU.
Les Cures thermales, par G. DELFAU.
L'Hygiène du Neurasthénique (3ᵉ *édition*), par le Pʳ G. BALLET
L'Hygiène des Albuminuriques, par le Dʳ SPRINGER.
L'Hygiène du Tuberculeux (2ᵉ *édition*), par le Dʳ CHUQUET.
Hygiène et Thérapeutique des Maladies de la bouche (2ᵉ *édition*),
  par le Dʳ CRUET.
L'Hygiène des Diabétiques, par le Pʳ PROUST et le Dʳ A. MATHIEU.
L'Hygiène des Maladies du cœur, par le Dʳ VAQUEZ.
L'Hygiène du Dyspeptique (2ᵉ *édition*), par le Dʳ LINOSSIER.
Hygiène thérapeutique des Maladies des Fosses nasales, par
  les Dʳˢ LUBET-BARBON et R. SARREMONE.
Hygiène des Maladies de la Femme, par le Dʳ A. SIREDEY.
Hygiène du Syphilitique (2ᵉ *édition*), par le Dʳ H. BOURGES.

L'Alimentation et les Régimes
chez l'homme sain ou malade
Par Armand GAUTIER
Professeur à la Faculté de Médecine, Membre de l'Institut.

TROISIÈME ÉDITION, REVUE ET CORRIGÉE

1 *volume in-8° de* VIII-756 *pages, avec figures*........ **12 fr.**

Vient de paraître :

Ce qu'il faut savoir d'Hygiène

PAR

R. WURTZ	**H. BOURGES**
Professeur agrégé à la Faculté de Médecine de Paris Médecin des Hôpitaux.	Ancien chef du Laboratoire d'hygiène de la Faculté de Médecine de Paris.

1 *vol. petit in-8°, de* VI-333 *pages, avec figures dans le texte*.. . **4 fr.**

La Pratique ❧❧❧❧❧❧❧❧❧

❧❧❧❧❧❧ Dermatologique

Traité de Dermatologie appliquée

PUBLIÉ SOUS LA DIRECTION DE MM.

ERNEST BESNIER, L. BROCQ, L. JACQUET

PAR MM.

AUDRY, BALZER, BARBE, BAROZZI, BARTHÉLEMY, BÉNARD, ERNEST BESNIER
BODIN, BRAULT, BROCQ, DE BRUN, COURTOIS-SUFFIT,
DU CASTEL, A. CASTEX, J. DARIER, DEHU, DOMINICI, W. DUBREUILH, HUDELO
L. JACQUET, JEANSELME, J.-B. LAFFITTE, LENGLET, LEREDDE,
MERKLEN, PERRIN, RAYNAUD, RIST, SABOURAUD, MARCEL SÉE, GEORGES
THIBIERGE, TRÉMOLIÈRES, VEYRIÈRES.

4 volumes reliés toile formant ensemble 3870 *pages, et illustrés de* 823 *figures en noir et de* 89 *planches en couleurs.* **156** *fr.*
Chaque volume est vendu séparément.

Tome I. **36** fr.; Tomes II, III, IV, chacun . . . . **40** fr.

Depuis la publication de la *PRATIQUE DERMATOLOGIQUE*,
les applications électrothérapiques ont acquis une grande importance. Aussi MM. BESNIER, BROCQ et JACQUET ont-ils fait refondre entièrement, en Janvier 1907, l'article **Electricité.**
En outre, à chacune des dermatoses justiciables de ces
méthodes, on trouvera les renvois et indications nécessaires.

MANUEL ÉLÉMENTAIRE

de

Dermatologie topographique

régionale

PAR

R. SABOURAUD

Chef du laboratoire de la Ville de Paris à l'hôpital Saint-Louis.

1 *volume grand in-8° de* XII-736 *pages, avec* 231 *figures dans le texte.*

Broché . . . . **15** fr. | Relié toile . . . . **16** fr.

Guide pratique du Médecin dans les Accidents du travail

et leurs suites médicales et judiciaires

PAR

E. FORGUE | **E. JEANBRAU**
Professeur à la Faculté de Montpellier. | Agrégé à la Faculté de Montpellier.

PRÉFACE DE M. JEAN CRUPPI
Ministre du Commerce et de l'Industrie

DEUXIÈME ÉDITION

Augmentée et mise au courant de la jurisprudence, revue par M. MOURRAL,
Conseiller à la Cour de Rouen

1 *vol. in-8° de xx-576 pages avec figures dans le texte,
cartonné toile souple.* **8 fr.**

L'Éducation de soi-même

Par le Dr DUBOIS

professeur de Neuropathologie à l'Université de Berne.

DEUXIÈME ÉDITION. 1 *volume in-8° de 266 pages, broché.* . . . **4 fr.**

Les Psychonévroses

et leur traitement moral

Leçons faites à l'Université de Berne

Par le Dr DUBOIS, professeur de Neuropathologie.

PRÉFACE DU PROFESSEUR DEJERINE

TROISIÈME ÉDITION. 1 *volume in-8° de 560 pages.* . . . . **8 fr.**

Les Affections du Système digestif

en Neuropathologie

Leçons faites à la Faculté de Médecine de Genève

Par le Dr H. ZBINDEN
Privat-docent de Neuropathologie à l'Université

PRÉFACE DU Dr J. AUCLAIR, Médecin des Hôpitaux de Paris.

1 *volume in-8° de xvi-230 pages, broché.* . . . . **3 fr.**

OUVRAGE COMPLET

Abrégé d'Anatomie

PAR

P. POIRIER
Professeur d'Anatomie
à la Faculté de Médecine de Paris.

A. CHARPY
Professeur d'Anatomie
à la Faculté de Médecine de Toulouse.

B. CUNÉO
Professeur agrégé à la Faculté de Médecine de Paris.

TOME I. — EMBRYOLOGIE — OSTÉOLOGIE — ARTHROLOGIE — MYOLOGIE.

TOME II. — CŒUR — AR-TÈRES — VEINES — LYM-PHATIQUES — CENTRES NERVEUX — NERFS CRÂ-NIENS — NERFS RACHI-DIENS.

TOME III. — ORGANES DES SENS — APPAREIL DI-GESTIF ET ANNEXES — APPAREIL RESPIRA-TOIRE — CAPSULES SUR-RÉNALES — APPAREIL URINAIRE — APPAREIL GÉNITAL DE L'HOMME — APPAREIL GÉNITAL DE LA FEMME — PÉRI-NÉE — MAMELLES — PÉRITOINE.

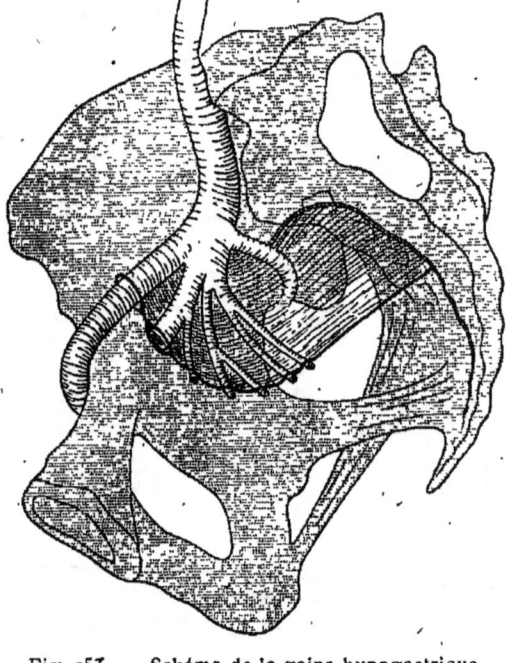

Fig. 953. — Schéma de la gaine hypogastrique
(d'après Marcille).

3 volumes in-8°, formant ensemble 1620 pages avec 976 fi-gures en noir et en couleurs dans le texte, richement re-liés toile. . . . . **50 fr.**

OUVRAGE COMPLET

Traité
d'Anatomie Humaine

PUBLIÉ SOUS LA DIRECTION DE

P. POIRIER ET **A. CHARPY**

Professeur d'anatomie à la Faculté de
médecine de Paris. Chirurgien des hôpitaux.

Professeur d'anatomie à la Faculté
de médecine de Toulouse.

AVEC LA COLLABORATION DE

O. AMOEDO — A. BRANCA — A. CANNIEU — B. CUNÉO — G. DELAMARE — PAUL DELBET
A. DRUAULT — P. FREDET — GLANTENAY
A. GOSSET — M. GUIBÉ — P. JACQUES — TH. JONNESCO — E. LAGUESSE
L. MANOUVRIER — M. MOTAIS — A. NICOLAS — P. NOBÉCOURT — O. PASTEAU — M. PICOU
A. PRENANT — H. RIEFFEL — CH. SIMON — A. SOULIÉ

5 volumes grand in-8°, avec figures noires et en couleurs. **160 fr.**

Petite Chirurgie Pratique

PAR

TH. TUFFIER | **P. DESFOSSES**
Professeur agrégé à la Faculté de Médecine de Paris, Chirurgien de l'hôpital Beaujon. | Ancien interne des hôpitaux de Paris Chirurgien du Dispensaire de la Cité du Midi.

DEUXIÈME ÉDITION, REVUE ET AUGMENTÉE

1 *vol. petit in-8° de* VIII-568 *pages, avec* 353 *fig., cart. à l'anglaise.* **10** *fr.*

Le but de ce livre est d'exposer aussi clairement que possible les éléments de petite chirurgie indispensables à l'infirmière, à l'étudiant, au praticien.

Les additions de cette nouvelle édition comprennent le *pansement des brûlures*, les *greffes dermo-épidermiques*, l'*anesthésie par la stovaïne*, la *méthode de Bier*, la *gymnastique de la respiration et du maintien*, etc. ; enfin, le Dʳ Neveu a écrit pour eux un chapitre très substantiel sur les *extractions dentaires* et l'*hygiène de la bouche et des dents.*

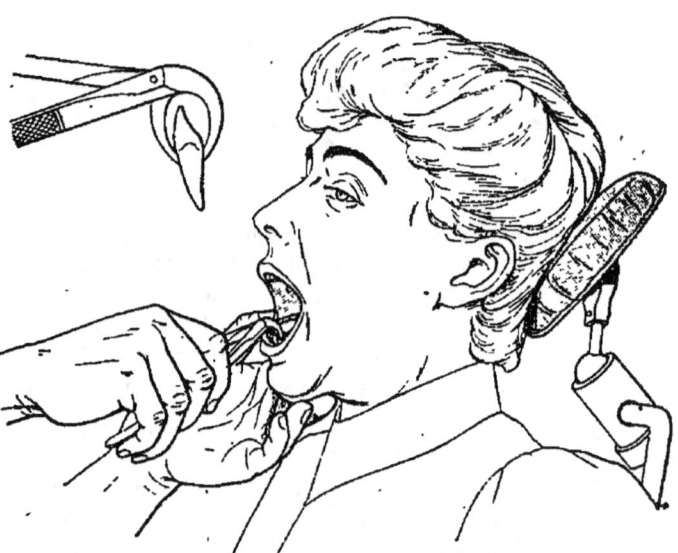

Fig. 346. — Extraction d'une incisive inférieure.

Précis de Manuel Opératoire

Par L.-H. FARABEUF

Professeur à la Faculté de Médecine de Paris

**NOUVELLE ÉDITION, COMPLÈTEMENT REVUE ET AUGMENTÉE
DE FIGURES NOUVELLES**

LIGATURES DES ARTÈRES — AMPUTATIONS
RÉSECTIONS — APPENDICE

1 *vol. in-8° de* XVIII-1092 *pages, avec* 862 *fig. dans le texte.* **16** *fr.*

OUVRAGE COMPLET

Traité de
Technique Opératoire

PAR

CH. MONOD
Professeur agrégé à la Faculté de Médecine
de Paris,
Chirurgien honoraire des hôpitaux
Membre de l'Académie de Médecine.

J. VANVERTS
Chirurgien des hôpitaux de Lille.
Ancien interne lauréat des hôpitaux
de Paris, Membre correspondant
de la Société de Chirurgie.

DEUXIÈME ÉDITION

ENTIÈREMENT

REFONDUE

ᴪ ᴪ ᴪ

2 volumes grand in-8°, for-
mant ensemble XII-2016
pages avec 233 figures
dans le texte . . . **40** fr.

*Le tome I n'est plus vendu
séparément. Le tome II est
vendu aux acheteurs du
tome I . . . .* **18** fr.

Condenser les descriptions sans
rien sacrifier de la clarté, suppri-
mer tout ce qui semblait tombé en
désuétude, et cela pour pouvoir
donner place à certaines opérations
nouvelles ou à d'autres intention-
nellement omises dans la première
édition parce que non encore con-
sacrées par l'usage, tel est le travail considérable qu'ont poursuivi
les auteurs dans cette deuxième
édition. La plupart des chapitres
anciens ont été remaniés, quelques-
uns même complètement trans-

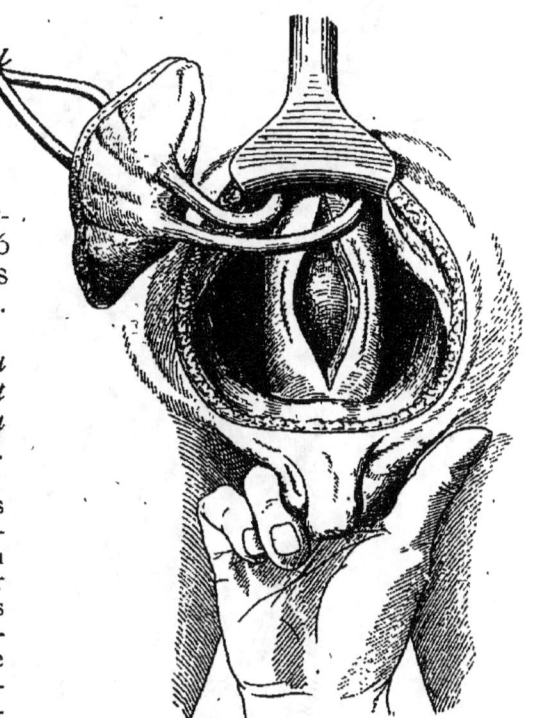

Fig. 695. — *Cysto-entérostomie extra-péritonéale
pour exstrophie vésicale. Abouchement rectal
des uretères* (Peters). — Les uretères sont
libérés. — La paroi antérieure sous-péritonéale
du rectum est ouverte.

formés. Les index bibliographiques ont été intégralement mis au courant
en même temps que nombre d'indications anciennes, et aujourd'hui sans
intérêt pratique, étaient supprimées.

Enfin l'illustration a été à la fois augmentée et entièrement révisée :
nombre de clichés de la première édition ont fait place à des figures nouvelles.

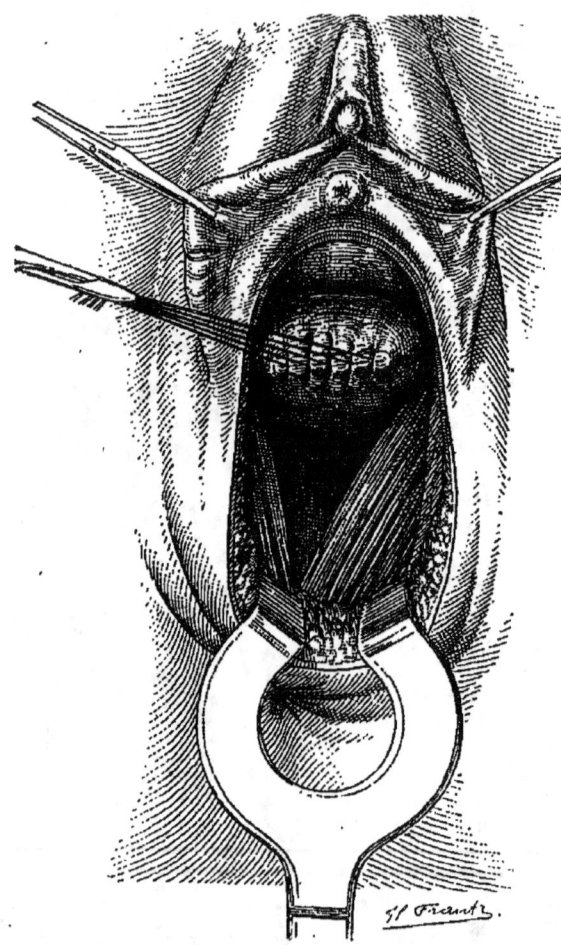

Vient de paraître :

SIXIÈME ÉDITION, REVUE ET AUGMENTÉE DU

Traité de
Chirurgie d'urgence

PAR

Félix LEJARS

Professeur agrégé à la Faculté de Médecine de Paris,
Chirurgien de l'hôpital Saint-Antoine, Membre de la Société de chirurgie.

1 *vol. grand in-8° de* VIII-1185 *pages, avec* 994 *figures, et* 20 *planches hors texte, relié toile.* . . . . **30 fr.**

Fig. 910.— Désarticulation tibio-tarsienne, procédé de Syme.
3ᵉ temps.— Dénudation de la face postéro-inférieure du calcanéum.

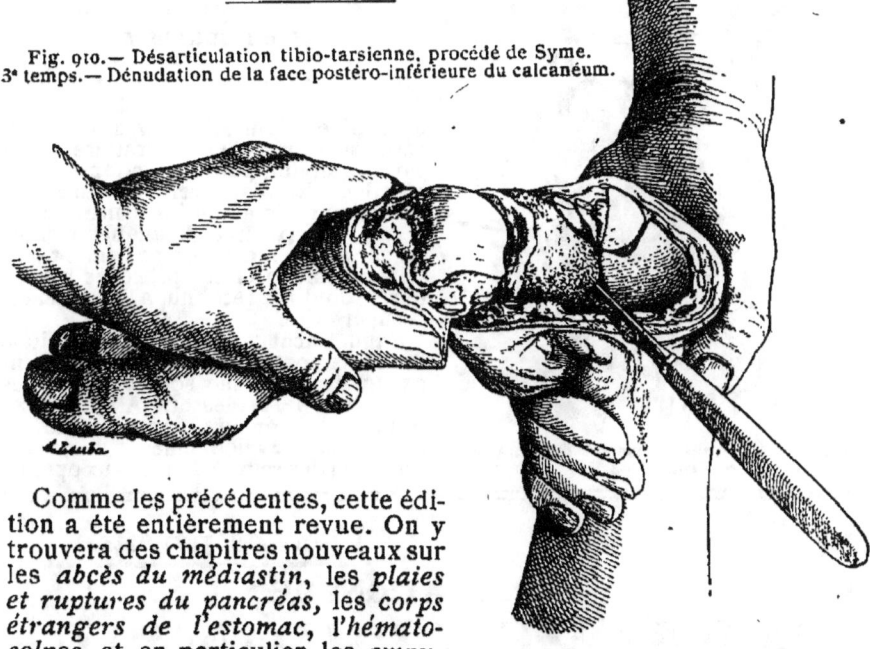

Comme les précédentes, cette édition a été entièrement revue. On y trouvera des chapitres nouveaux sur les *abcès du médiastin*, les *plaies et ruptures du pancréas*, les *corps étrangers de l'estomac*, l'*hématocolpos*, et, en particulier, les *amputations d'urgence*. De nombreux chapitres ont été singulièrement étendus ou remaniés, spécialement ceux qui ont trait aux *coups de feu de l'oreille*, à la *mastoïdite* (*thrombose du sinus*), aux *plaies de poitrine*, aux *plaies de l'uretère* et aux *modes de réunion ou d'anastomose de l'uretère divisé*, aux *luxations et fractures du carpe*. Du reste le chapitre des *fractures, de leurs divers types, de leurs modes de réduction et de traitement* a été l'objet cette fois encore d'additions nombreuses et d'une revision détaillée.

90 figures nouvelles portent à 994 le nombre total des illustrations, auxquelles s'ajoutent 20 planches hors texte.

Vient de paraître :

MÉDECINE OPÉRATOIRE
DES
VOIES URINAIRES
Anatomie Normale et
Anatomie Pathologique Chirurgicale
Par J. ALBARRAN
Professeur de clinique des Maladies des Voies urinaires
à la Faculté de Médecine de Paris, Chirurgien de l'Hôpital Necker.

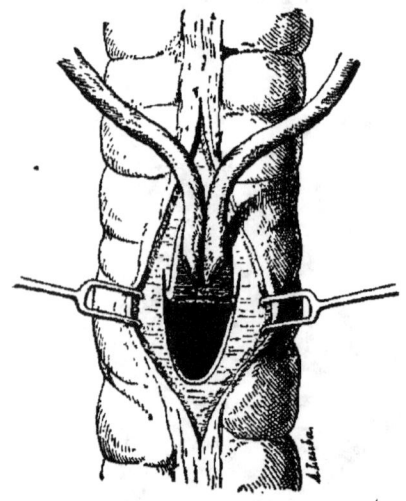

*Un volume grand in-8°
de XII-992 pages, avec 561 figures
dans le texte en noir
et en couleurs*

Relié toile . . . . . . **35** fr.

Dans ce volume, l'auteur a voulu exposer les procédés opératoires employés par lui, pour le traitement des maladies de l'appareil urinaire qui nécessitent l'intervention chirurgicale ; il n'a pas cru utile d'indiquer toutes les variantes, il a voulu seulement, par sélection, exposer les procédés opératoires, dont il a reconnu, à l'expérience, la supériorité.

Enfin, sachant l'importance capitale des soins post-opératoires et n'ignorant pas qu'il y a là une source de graves difficultés, le professeur Albarran n'a pas hésité à donner un grand et parfois minutieux développement à la description des soins à donner aux opérés.

Fig. 200. — Anastomose de l'uretère à l'intestin (Procédé de Fowler).

Vient de paraître :

EXPLORATION DE
L'APPAREIL URINAIRE
(Ouvrage couronné par l'Académie de Médecine de Paris. Prix Laborie, 1907)
Par le Dr Georges LUYS
Lauréat de la Faculté et de l'Académie de Médecine de Paris
DEUXIÈME ÉDITION, REVUE ET AUGMENTÉE
Avec 226 figures dans le texte et 6 planches hors texte en couleurs

1 *volume in-8° de* XII-610 *pages, relié toile anglaise.* **20** *fr.*

TRAITÉ
de
GYNÉCOLOGIE
Clinique et Opératoire
PAR Samuel POZZI

Professeur de Clinique gynécologique à la Faculté de Médecine de Paris,
Membre de l'Académie de Médecine, Chirurgien de l'hôpital Broca.

QUATRIÈME ÉDITION, ENTIÈREMENT REFONDUE
AVEC LA COLLABORATION DE F. JAYLE

*2 vol. grand in-8° formant ensemble 1500 pages avec 894 figures
dans le texte. Reliés toile.* . . . . **40** fr.

Cette édition est profondément remaniée. Les derniers progrès de la technique chirurgicale ont été tels qu'il a paru nécessaire de refondre presque entièrement les chapitres relatifs au traitement. Le Professeur Pozzi s'est aussi attaché à formuler plus nettement les indications opératoires et à conseiller tel ou tel procédé dont l'expérience lui a démontré la supériorité. L'anatomie pathologique a également dû être complètement mise à la hauteur de nos connaissances actuelles. Le texte a été sensiblement augmenté; le nombre des figures a été notablement accru.

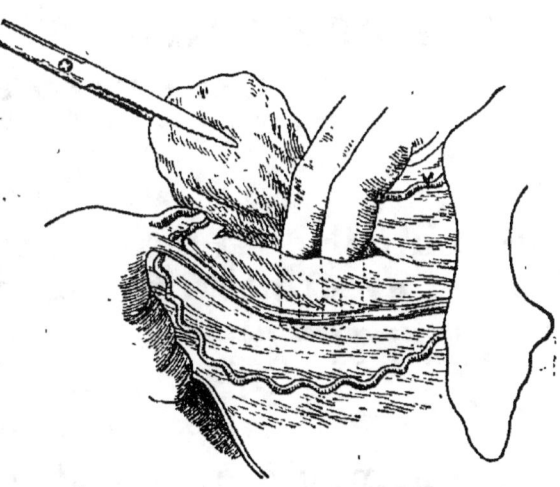

Fig. 633. — Énucléation aux doigts d'un kyste préalablement ponctionné ou rompu (Ahston).

Vient de paraître :
Cliniques de " la Charité "
sur la
Chirurgie journalière
Par Paul RECLUS

Professeur de Clinique chirurgicale à la Faculté de Médecine de Paris,
Chirurgien de la Charité, Membre de l'Académie de Médecine.

I *vol. in-8° de* VIII-614 *pages, avec figures* . . . . **10** fr.

Précis ✹ ✹ ✹ ✹ ✹ ✹ ✹ ✹ ✹
✹ ✹ ✹ d'Obstétrique

PAR MM.

A. RIBEMONT-DESSAIGNES
Professeur à la Faculté de médecine -
Accoucheur de l'hôpital Beaujon
Membre de l'Académie de médecine

G. LEPAGE
Professeur agrégé à la Faculté de médecine
de Paris
Accoucheur de l'hôpital de la Pitié

SIXIÈME ÉDITION

AVEC 568 FIGURES DANS LE TEXTE, DONT 400 DESSINÉES PAR M. RIBEMONT-DESSAIGNES

1 *vol. grand in-8° de* 1420 *pages, relié toile.* **30 fr.**

Iconographie Obstétricale

Par A. RIBEMONT-DESSAIGNES
Professeur à la Faculté de Médecine de Paris

FASCICULE I

Rétention du Fœtus mort dans l'Utérus avec intégrité des membranes

12 *planches en couleurs gr. in-8°, avec texte explicatif et observations* . . . . **12 fr.**

FASCICULE II

Anomalies et Monstruosités fœtales

12 *planches en couleurs gr. in-8°, avec texte explicatif et observations* . . . . **12 fr.**

Vient de paraître :

FASCICULE III

Anomalies et Monstruosités fœtales
Anomalies de la colonne vertébrale

12 *planches en couleurs gr. in-8°, avec texte explicatif et observations* . . . . **12 fr.**

====== COLLECTIONS ======

L'ŒUVRE MÉDICO-CHIRURGICAL (Dʳ CRITZMAN, Directeur)

Suite de Monographies Cliniques

SUR LES QUESTIONS NOUVELLES

EN MÉDECINE, EN CHIRURGIE ET EN BIOLOGIE

Chaque Monographie est vendue séparément. . . . . **1 fr. 25**

Il est accepté des Abonnements pour une série de 10 Monographies consécutives, au prix à forfait et payable d'avance de 10 francs pour la France et
12 francs pour l'Etranger (port compris).

DERNIÈRES MONOGRAPHIES PUBLIÉES :

37. **Pathogénie et traitement des névroses intestinales,** par le
    Dʳ GASTON LYON.
38. **De l'Enucléation des fibromes utérins,** par Th. TUFFIER, pro-
    fesseur agrégé, chirurgien de l'hôpital Beaujon.
39. **Le Rôle du sel en pathologie,** par Ch. ACHARD, professeur agrégé.
40. **Le Rôle du sel en thérapeutique,** par Ch. ACHARD.
41. **Le Traitement de la Syphilis,** par le professeur E. GAUCHER.
42. **Tics,** par le Dʳ HENRY MEIGE.
43. **Diagnostic de la Tuberculose par les nouveaux procédés
    de laboratoire,** par le Dʳ NATTAN-LARRIER.
44. **Traitement de l'hypertrophie prostatique par la prostatecto-
    mie,** par R. PROUST, professeur agrégé à la Faculté de Paris.
45. **De la Lactosurie** (*Études urologiques de médecine comparée sur
    les états de grossesse, de puerpéralité et de lactation chez la
    femme et les femelles domestiques*), par M. CH. PORCHER, pro-
    fesseur à l'Ecole vétérinaire de Lyon.
46. **Les Gastro-entérites des nourrissons,** par A. LESAGE, méde-
    cin de l'Hôpital des Enfants (Hérold).
47. **Le Traitement des Gastro-entérites des nourrissons et du
    Choléra infantile,** par A. LESAGE.
48. **Les Ions et les médications ioniques** par S. LEDUC, profes-
    seur à l'Ecole de médecine de Nantes. (*Epuisé*).
49. **Physiologie de l'acide urique,** par P. FAUVEL, docteur ès
    sciences, professeur à l'Université catholique d'Angers.
50. **Le Diagnostic fonctionnel du cœur,** par W. JANOWSKI, profes-
    seur agrégé à l'Académie médicale de Saint-Pétersbourg.
51. **Les Arriérés scolaires,** par R. CRUCHET, professeur agrégé à la
    Faculté de Médecine de Bordeaux.
52. **Artério-Sclérose et Athéromasie,** par J. TEISSIER, professeur
    à l'Université de Lyon.
53. **Les Sulfo-éthers urinaires** (*physiologie et valeur clinique dans
    l'auto-intoxication intestinale*) par H. LABBÉ, chef de labora-
    toire et G. VITRY, chef de clinique à la Faculté de Paris.
54. **Les Injections mercurielles intra-musculaires dans le trai-
    tement de la Syphilis,** par le Dʳ A. LEVY-BING.
55. **Anticorps antigènes et Méthode de déviation du Complé-
    ment** (*Le Mécanisme de l'Immunité*) par le Dʳ P.-F. ARMAND-
    DELILLE.

COLLECTIONS

Encyclopédie Scientifique ✢ ✢ ✢ ✢ ✢ ✢
✢ ✢ ✢ ✢ des Aide-Mémoire

Publiée sous la direction de **H. LÉAUTÉ**, Membre de l'Institut

Au 15 Juin 1909, 402 VOLUMES publiés

Chaque ouvrage forme un volume petit in-8°, vendu : Broché, **2 fr. 50**

Cartonné toile, **3 fr.**

DERNIERS VOLUMES PUBLIÉS DANS LA SECTION DU BIOLOGISTE

MALADIES DES VOIES URINAIRES, URÈTRE, VESSIE, par le Dr BAZY, chirurgien des hôpitaux, membre de la Société de chirurgie, 4 vol.
> I. *Moyens d'exploration et traitement.* 2ᵉ édition. II. *Sémiologie.* III. *Thérapeutique générale. Médecine opératoire.* IV. *Thérapeutique spéciale.*

BIOLOGIE GÉNÉRALE DES BACTÉRIES, par le Dr E. BODIN, professeur de Bactériologie à l'Université de Rennes.

LES BACTÉRIES DE L'AIR, DE L'EAU ET DU SOL, par E. BODIN.

LES CONDITIONS DE L'INFECTION MICROBIENNE ET L'IMMUNITÉ, par E. BODIN.

L'OREILLE, par PIERRE BONNIER, 5 vol.
> I. *Anatomie de l'oreille.* II. *Pathogénie et mécanisme.* III. *Physiologie : Les Fonctions.* IV. *Symptomatologie de l'oreille.* V. *Pathologie de l'oreille.*

TECHNIQUE RADIOTHÉRAPIQUE par le Dr H. BORDIER, professeur agrégé à la Faculté de Médecine de Lyon.

PRÉCIS ÉLÉMENTAIRE DE DERMATOLOGIE, par MM. BROCQ et JACQUET, médecins des hôpitaux de Paris. 2ᵉ édition, entièrement revue. 5 vol.
> I. *Pathologie générale cutanée.* II. *Difformités cutanées, éruptions artificielles, dermatoses parasitaires.* III. *Dermatoses microbiennes et néoplasies.* IV. *Dermatoses inflammatoires.* V. *Dermatoses d'origine nerveuse. Formulaire.*

LA PELADE, par A. CHATIN, membre de la Société de Dermatologie, et F. TRÉMOLIÈRES, ancien interne à l'hôpital Saint-Louis.

LA CHIRURGIE DU CHAMP DE BATAILLE. Méthodes de pansement et interventions d'urgence d'après les enseignements modernes, par le Dr DEMMLER, membre correspondant de la Société de Chirurgie de Paris.

TRAITEMENT DE LA SYPHILIS, par L. JACQUET, médecin de l'hôpital Saint-Antoine, et M. FERRAND, interne à l'hôpital Broca.

LA PSYCHOLOGIE MORBIDE COLLECTIVE, par le Dr A. MARIE, médecin des Asiles de Villejuif.

LA LEUCÉMIE MYÉLOÏDE, par P. MENETRIER, professeur agrégé, médecin de l'hôpital Tenon, et Ch. AUBERTIN, ancien interne des hôpitaux de Paris.

EXAMEN ET SÉMÉIOTIQUE DU CŒUR, par les Drs PIERRE MERKLEN, médecin de l'hôpital Laënnec et Jean HEITZ. 2 vol.
> I. *Inspection, palpation, percussion, auscultation.*
> II. *Le Rythme du cœur et ses modifications.*

LES APPLICATIONS THÉRAPEUTIQUES DE L'EAU DE MER par le Dr ROBERT-SIMON.

LA MÉNOPAUSE par Ch. VINAY, professeur agrégé à la Faculté de Médecine de Lyon.

Revue Générale d'Histologie

Comprenant l'exposé successif des principales questions d'anatomie générale, de structure, de cytologie, d'histogenèse, d'histophysiologie, et de technique histologique.

PUBLIÉE PAR LES SOINS DE

J. RENAUT	**CL. REGAUD**
Professeur à la Faculté de Lyon.	Agrégé à la Faculté de Lyon.

Paraît sans périodicité rigoureuse par fascicules autant que possible monographiques. Un nombre de fascicules successifs, variable suivant l'importance de chacun d'eux, mais formant un total d'environ 800 pages, avec de nombreuses figures, constitue un volume. Il paraît un volume par année, en moyenne.

L'abonnement est de 35 fr. par volume.

Chaque fascicule est vendu séparément.

Archives

DE

MÉDECINE DES ENFANTS

PUBLIÉES TOUS LES MOIS PAR MM.

V. HUTINEL — O. LANNELONGUE — A. BROCA — J. COMBY — L. GUINON
A.-B. MARFAN — P. MOIZARD — P. NOBÉCOURT

Dᵣ **J. COMBY**,	Dᵣ **R. ROMME**,
Directeur de la Publication.	Secrétaire de la Rédaction

ABONNEMENT ANNUEL : Paris et Départements, 16 fr. Union postale, 18 fr.

Les Archives sont le plus important des recueils français de pédiatrie. Elles forment chaque année un volume d'environ 960 pages contenant des mémoires, des recueils de faits, des revues générales et près de 300 pages de bibliographie et d'analyses.

Revue d'Hygiène ✤ ✤ ✤ ✤ ✤ ✤ ✤
✤ ✤ ✤ ✤ ✤ et de Police sanitaire

Fondée par E. VALLIN

DIRIGÉE PAR

A.-J. MARTIN	**A. CALMETTE**
Inspecteur général des Services d'Hygiène de la Ville de Paris.	Directeur de l'Institut Pasteur de Lille.

ABONNEMENT ANNUEL : Paris, 20 fr. — Départements, 22 fr. — Étranger, 23 fr.

REVUE NEUROLOGIQUE

Organe officiel de la Société de Neurologie de Paris

Publiée le 15 et le 30 de chaque mois

Direction : **E. BRISSAUD et P. MARIE**

Rédaction : **Henry MEIGE**

ABONNEMENT ANNUEL : Paris et Départements, 30 fr. — Union postale, 32 fr.
Le N° : 1 fr. 50

Forme 1 volume in-8° d'environ 1000 pages, avec de nombreuses figures et contenant environ 70 mémoires, plus de 1600 analyses et environ 3500 indications bibliographiques sur fiches détachables.

Nouvelle Iconographie de la Salpêtrière

J.-M. CHARCOT

GILLES DE LA TOURETTE, PAUL RICHER, ALBERT LONDE

FONDATEURS

ICONOGRAPHIE MÉDICALE ET ARTISTIQUE

Patronage scientifique :

J. Babinski, G. Ballet, E. Brissaud, Dejerine, E. Dupré, A. Fournier, Grasset, Pierre Marie, Pitres, Raymond, Régis, Séglas, et Société de Neurologie de Paris

Direction : Paul RICHER. *Rédaction* : Henry MEIGE

ABONNEMENT ANNUEL : Paris, 30 fr. Départ., 32 fr. Union post., 33 fr. Le numéro, 6 fr.

REVUE D'ORTHOPÉDIE

Paraissant tous les deux mois sous la direction de

M. le D' KIRMISSON

PROFESSEUR A LA FACULTÉ DE PARIS
CHIRURGIEN DE L'HÔPITAL DES ENFANTS-MALADES

Avec la collaboration des Professeurs

O. LANNELONGUE — A. PONCET — DENUCÉ — PHOCAS

Secrétaire de la Rédaction : D' GRISEL

Paraît par fascicules grand in-8° d'environ 112 pages, avec figures dans le texte et nombreuses planches hors texte.

ABONNEMENT ANNUEL : Paris, 15 fr. — Départ., 17 fr. — Union postale, 18 fr.

═══ PÉRIODIQUES MÉDICAUX ═══

JOURNAL
DE
CHIRURGIE

Revue critique publiée tous les mois

PAR MM.

B. CUNÉO — A. GOSSET — P. LECÈNE — Ch. LENORMANT — R. PROUST
Professeurs agrégés à la Faculté de médecine de Paris, Chirurgiens des Hôpitaux.

AVEC LA COLLABORATION DE MM :

AMEUILLE — BAROZZI — BASSET — A. BAUMGARTNER — L. BAZY — BENDER
CAPETTE — CARAVEN — CAVAILLON — M. CHEVASSU — CHEVRIER — CHIFOLIAU
DE JONG — DESFOSSES — DESMAREST — DUJARIER — P. FREDET — GRISEL
GUIBÉ — GUYOT — P. HALLOPEAU — IMBERT — JEANBRAU — KENDIRDJY — KÜSS
LABÉY — LANGLOIS — GEORGES LAURENS — LERICHE — LÉTIENNE — LEW
P. LUTAUD — MASCAREÑHAS — P. MATHIEU — MAYER — MERCADÉ — MICHEL
MOCQUOT — MOUCHET — MUNCH — OKINCZYC — PAPIN — PICOT
ROUDINESCO — SAUVÉ — SENCERT — WIART

SECRÉTAIRE GÉNÉRAL
J. DUMONT

Paraît le 15 de chaque mois. Chaque numéro contient : les *Sommaires des principaux Périodiques chirurgicaux* spéciaux et de médecine générale, — les *Sommaires des comptes rendus des Congrès et Sociétés de Chirurgie*, ainsi que des principaux Congrès et Sociétés mixtes de Médecine et de Chirurgie, — l'Index des *Thèses* et des *Livres de Chirurgie* les plus importants, — des *Analyses* très complètes, illustrées au besoin, des principaux articles, communications, ouvrages énumérés dans le Sommaire, — des *Informations* de nature à intéresser le chirurgien, — une *Revue générale* sur une question nouvelle.

En outre, chaque numéro contient une *table analytique et alphabétique*, facilitant toutes les recherches.

ABONNEMENT ANNUEL : Paris, **30** fr. — Départements, **32** fr. — Étranger, **34** fr.
Le Numéro, **3** fr.

Prix du tome premier (1908) : **30** *fr.*

Revue de Gynécologie
ET DE
Chirurgie Abdominale

paraissant tous les deux mois sous la direction de
S. POZZI

PROFESSEUR DE CLINIQUE GYNÉCOLOGIQUE A LA FACULTÉ DE MÉDECINE DE PARIS

Secrétaire de la Rédaction : **F. JAYLE**
Secrétaire adjoint : **X. BENDER**

ABONNEMENT ANNUEL : FRANCE, **28** fr. UNION POSTALE, **30** fr.

64427. — Imprimerie LAHURE, 9, rue de Fleurus, à Paris